妇科经自然腔道内镜手术

Gynecologic Natural Orifice Transluminal Endoscopic Surgery

主　　编　关小明　刘　娟

副 主 编　冯力民　孙　静　乔　静　童宝玲

编　　者（按姓氏笔画排序）

马迎春　马彩虹　王文艳　王倩青　付　熙
冯力民　乔　静　刘　青　刘　畅　刘　娟
刘海元　关小明　孙　静　孙大为　孙秀丽
苏　轩　杨晓清　吴桂珠　沈　杨　宋　磊
张　健　张宗峰　张意茗　范晓东　林琼燕
罗光楠　周星楠　郑　莹　孟元光　徐大宝
黄　懿　黄晓斌　童宝玲　楼微华　訾　聘
熊　樱

特邀编者　王锡山　朱清毅
图像编辑　刘启煌　吴纯华
视频剪辑　关振堃

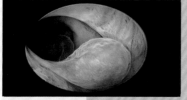
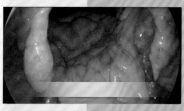
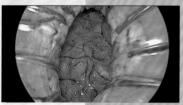

人民卫生出版社
·北京·

图书在版编目（CIP）数据

妇科经自然腔道内镜手术 / 关小明，刘娟主编 . —
北京：人民卫生出版社，2021.1
ISBN 978-7-117-30973-8

Ⅰ.①妇… Ⅱ.①关…②刘… Ⅲ.①腹腔镜检 —妇
科外科手术 Ⅳ.①R713

中国版本图书馆 CIP 数据核字（2020）第 263385 号

人卫智网	www.ipmph.com	医学教育、学术、考试、健康，
		购书智慧智能综合服务平台
人卫官网	www.pmph.com	人卫官方资讯发布平台

妇科经自然腔道内镜手术

Fuke Jing Ziran Qiangdao Neijingshoushu

主　　编：关小明　刘　娟
出版发行：人民卫生出版社（中继线 010-59780011）
地　　址：北京市朝阳区潘家园南里 19 号
邮　　编：100021
E - mail：pmph @ pmph.com
购书热线：010-59787592　010-59787584　010-65264830
印　　刷：北京盛通印刷股份有限公司
经　　销：新华书店
开　　本：889×1194　1/16　　印张：19
字　　数：562 千字
版　　次：2021 年 1 月第 1 版
印　　次：2021 年 1 月第 1 次印刷
标准书号：ISBN 978-7-117-30973-8
定　　价：198.00 元

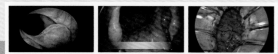

这是一部关于妇科内镜技术的新书。近年，经自然腔道内镜手术（NOTES）开展得方兴未艾，如火如荼。本书之出版，可谓恰逢其时，既有雪中送炭之功，亦有锦上添花之力。可喜可贺！

内镜技术是医生视觉之扩展，手臂之延伸，符合创伤小、恢复快之微创原则，受到医生和患者的青睐，已成为妇科的主流手术方式。

NOTES，无论是经脐部（LESS），或是经阴道（V-NOTES），或是宫腔镜手术，皆为内镜手术增添了美学光彩，应该是外科技术与美学观念的合拍节律，它改变了我们的思维方式、技术路线、价值企望，极有发展前途。

本书是以美国贝勒医学院贝勒医院关小明教授、广州医科大学附属第三医院刘娟教授为主编，联合国内众多妇科内镜技术专家编撰的一部专著。内容全面充实，图文并茂，突出实用、突出规范、突出先进，可以说是中西合璧、四方联手的美轮美奂的技术工程，人性仁爱的医疗关怀。

感谢著作者的良苦用心，辛勤劳作。

对于我个人，又是学习，也是推助。

奉上赘言，权作为序。

郎景和

2020 年 8 月 19 日　中国医师节

Preface Two

Over the past three decades, gynecologists worldwide have witnessed a major shift in gynecological surgery. The traditional open surgery has been widely replaced with the minimally invasive approach. Large abdominal incisions for gynecological surgery have almost become obsolete in the western world. This surgical evolution in gynecology has benefited patients in significant ways, including rapid recovery after surgery, minimal post-operative pain and discomfort from somatic muscle and fascial disruption, and improved cosmetic appearance without unsightly incisional scars.

The pioneers of laparoscopic surgery in France, Germany, and the United States began using the laparoscope therapeutically in the late 1970s and early 1980s. The laparoscope was used to lyse adhesions, remove ectopic pregnancies, and treat ovarian cysts and endometriosis. Also in the late 1970s, the laparoscope was innovatively used to evacuate and drain antibiotic resistant pelvic abscesses with remarkable results. Then in the late 1980s, the use of operative laparoscopy increased exponentially after the first hysterectomies and cholecystectomies were successfully performed.

This rapid foray of laparoscopic surgery into the mainstream of surgical practice was phenomenal. First, the increased sophistication in surgical electronic videography, especially the development of light weight chip video cameras, permitted unparalleled magnification of intra-peritoneal structures.

The deep pelvis and various fascial planes, which previously eluded visualization in traditional open laparotomy, could now be viewed in minute detail through the laparoscope. Then as laparoscopic operative skills improved, the technology continued to evolve and progress, with pelvic anatomy clearer on the HD or 3 D monitor, which in turn allowed the gynecologist to enter the surgical planes much more easily and develop increased proficiency in operations. Many of the important operative techniques used in laparoscopy, such as aqua-dissection, laparoscopic use of various energy source, and suturing with curved needles, owe their existence to our pioneers, who, despite cynicism and backlash, persevered in developing and perfecting these techniques. We are indeed indebted to these individuals for their determination, without which we would not be where we are today. We now can perform laparoscopically practically everything that heretofore required open surgery.

The discipline of gynecological endoscopy is dynamic and continues to evolve. Modifications of standard surgical procedures performed at routine gynecological endoscopy have historically been introduced into clinical practice as a gradual process that seldom required special training. However, recent modifications of intra-peritoneal access in laparoscopy (e. g. LESS and NOTES) and its specific instrumentations require specialized

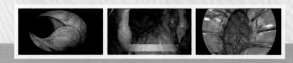

training. Such specific surgical orientation, techniques, and procedures are new and, as such, require the individual surgeon to undergo additional training. The primary purpose of this additional surgical education is to ensure safe, effective, and high quality outcomes for the patient.

As a pioneer in advanced laparoscopy, I am pleased to see a textbook in Chinese on LESS and NOTES, edited by my dear friends and colleagues, Professors Guan Xiaoming and Liu Juan. This comprehensive guide on LESS and NOTES includes a historical perspective of LESS and NOTES, outline of surgical anatomy, specific instrumentation and equipment for the procedure, entry techniques, controversial procedures, and contra-indications, as well as complications and management of the complications. The editors'goal was to provide a resource for Chinese gynecologists to learn current LESS and NOTES procedures that they may integrate these techniques into their practice in minimally invasive gynecology. The authors have admirably achieved their goal.

C. Y. Liu, M.D., F.A.C.O.G.

December 2020

序 二

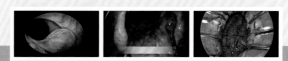

在过去的三十年,全世界的妇科医生共同见证了妇科手术的巨大变迁,即微创手术广泛代替传统开腹手术。在西方国家,传统开腹手术巨大的腹部瘢痕让它几乎被妇科手术医生淘汰。妇科手术方式的演变为患者带来显著益处,包括术后快速康复,术后疼痛减轻,肌肉、筋膜损伤带来的不适感大大缓解,以及美观的切口带来美容效果的改善。

从 20 世纪 70 年代末到 80 年代初,来自法国、德国和美国的腹腔镜手术先锋开始应用腹腔镜进行疾病治疗。起初,腹腔镜用于分离粘连、异位妊娠病灶清除、卵巢囊肿剥除以及治疗子宫内膜异位症。在 70 年代末,人们还创造性地将腹腔镜应用于耐药性盆腔脓肿的清除和引流,效果显著。随后,在 80 年代末,随着第一台腹腔镜全子宫切除术和胆囊切除术成功实施,腹腔镜手术数量呈爆发性上涨。

腹腔镜手术快速崛起,并进入主流手术领域,取得了非凡成就。首先,手术电子成像技术精细程度上升,尤其是轻质芯片摄像镜头的发展,使腹腔内结构得到前所未有的放大。过去在开腹手术中看不到的盆腔深处和各筋膜层,通过腹腔镜可以详尽地观察到细节。随后,随着手术医生腹腔镜手术技能的提升,这项技术继续得到进化和发展,高清和 3D 电子镜头让盆腔解剖更加清晰,使妇科手术医生更快地熟悉手术野,更好地提升手术技能。许多腹腔镜手术中的重要手术技巧,例如水分离、不同能量器械的使用、利用弯针进行缝合等,都来源于先锋者的创造。他们不畏怀疑和反对,坚持不懈研究和改进手术技巧。我们由衷感激这些先锋者,没有他们的决心就没有现在这个腹腔镜技术蓬勃发展的时代,如今我们已经几乎可以用腹腔镜完成所有以往需要开腹的手术。

妇科内镜手术一直在动态发展并持续改进。在常规妇科内镜手术中,标准手术步骤改进是一个在临床实践中逐渐改进的过程,极少需要特殊培训。然而,近期出现腹腔镜入路的改进,如单孔腹腔镜(LESS)和经自然腔道内镜(NOTES)手术,这些改进需要特定的器械以及特殊培训,原因是这些新兴内镜手术具有特定手术视角和技巧,因此需要手术医生进行额外的培训,主要目的是确保安全、有效、高质量地完成手术,保证患者手术结局。

作为复杂腹腔镜手术开创者的一员,我十分高兴看到这本关于 LESS 和 NOTES 的中文图书,本书的主编关小明教授和刘娟教授,都是我亲密的朋友和同道。本书涵盖了 LESS 和 NOTES 的历史发展、手术解剖概述、特定手术器械和装备、入路技巧、有争议性的手术、适应证、禁忌证以及并发症及其处理,是一本妇科 LESS 和 NOTES 手术的综合指南。本书编者的目标是为中国妇科医师学习 LESS 和 NOTES 提供资源,使读者将所学应用于妇科微创手术实践,我想他们一定会实现这个目标,并对他们的工作感到由衷地敬佩。

刘宗元

2020 年 12 月

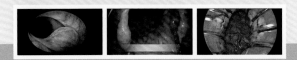
　　陆游的诗句"山重水复疑无路,柳暗花明又一村"似乎是微创治疗的写照。从开腹、腔镜、单孔再至机器人手臂,微创似乎已达治疗之极限,但在以病人为中心的理念下,医者不断探索,微创领域又屡见创新。

　　历经妇科器械的改进,设备的升级,经自然腔道内镜手术(NOTES)已然成为妇科手术中的新焦点。会不会成为明日之星,就端赖有志之士的努力推广及相关设备的不断完善。

　　本人较早涉猎于微创治疗中,因此被敬称"亚太微创之父",在亚洲十余国家推展微创的观念及技术。而关小明教授与刘娟教授皆是亚太妇产科内视镜及微创治疗医学会(APAGE)单孔及自然孔道治疗之指导讲师,将许多精力投身于教育上。关教授与刘教授合作在中国创立妇科单孔腹腔镜技术培训班,成果丰硕。关教授任世界华人妇产科医师协会NOTES微创委员会首届主任委员,在发展单孔腹腔镜技术之余,又对无数国内外医师进行单孔手术培训,减轻了许多患者的身心负担,造福了无数的病患。微创治疗(MIT)其精髓不在于伤口的大小或多少,而是在于能否让患者得到最好的愈后,所以MIT是一个观念(Concept),而不是技术(Technique)。而大家都有一致的观念,自然共同为微创努力。

　　关教授与刘教授共同撰写的《妇科经自然腔道内镜手术》,内容丰富、图文并茂,其中详细分析NOTES之操作技巧及广泛运用。有幸受关教授之邀作序,期盼妇科经自然腔道内镜手术推广之路能够扎实稳定!

李奇龙

2020年12月

前　言

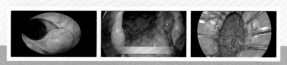

　　随着微创理念的推进及微创技术的创新,经自然腔道内镜手术(natural orifice transluminal endoscopic surgery,NOTES)近年来方兴未艾。目前手术入路的自然腔道多为口、肛门、尿道、阴道等。脐部为胚胎期自然腔道,亦是腔镜手术入路之一,也被称为经脐(胚胎自然腔道)的内镜手术(embryonic natural orifice transumbilical endoscopic surgery,E-NOTES);2008 年美国成立腹腔镜内镜单一部位入路手术研究与评估协会(LESSCAR),命名单孔腹腔镜手术为 LESS(laparoendoscopic single-site surgery);NOTES 具有无腹壁切口瘢痕、术后疼痛较轻、康复快速等优势,在妇科微创领域中越来越受到重视。在妇科手术中,根据入路的不同,目前主要为经脐单孔腹腔镜手术(LESS,E-NOTES)和经阴道自然腔道内镜手术(vaginal natural orifice transluminal endoscopic surgery,v-NOTES)。

　　近年文献及报道中,经自然腔道内镜手术逐渐增多,在妇科微创技术上国内与国际同步,某些领域甚至已经领先。微创外科手术技术的发展,得益于医生群体对手术技术的探索、尝试及推广。本书涵盖了经脐单孔腹腔镜手术、经阴道自然腔道内镜手术及宫腔镜手术等经自然腔道内镜手术内容,作者均是国际、国内此技术的开拓者,在完成了大量经自然腔道内镜手术后,总结文献及经验,汇编成此书,就经自然腔道内镜手术步骤、手术技巧及难点、手术经验荟萃分析等内容进行分享,为同行开展此类手术提供借鉴,以期盼更多同道进行探讨。

　　在本书的汇编修订过程中,得到了全体编者及其所在单位的大力支持,在此谨表示诚挚的感谢! 感谢为此书撰序的国内外微创先驱者! 对为本书编写提供帮助的李昂先生、钟鸣先生表示由衷的感谢! 十分感谢提供手术器械、仪器设备、场所等帮助的 Kangji、LaGiport、Olympus、STORZ! 特别鸣谢在此领域上打下良好基础的广大医务工作者们,对各位刻苦钻研、严谨勤奋、勇于创新的精神及贡献致以崇高的敬意!

　　本书出版之际,恳切希望广大读者在阅读过程中不吝赐教,欢迎发送邮件至邮箱 renweifuer@pmph. com,或扫描封底二维码,关注"人卫妇产科学",对我们的工作予以批评指正,以期再版修订时进一步完善,更好地为大家服务。

编　者

2020 年 12 月

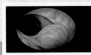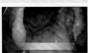

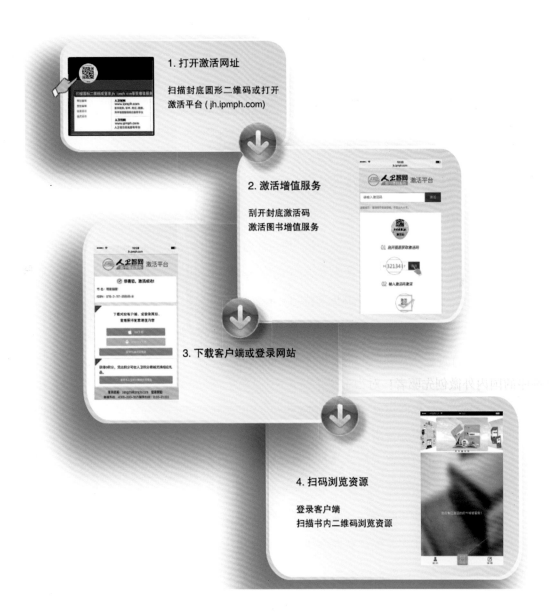

1. 打开激活网址

扫描封底圆形二维码或打开
激活平台（jh.ipmph.com）

2. 激活增值服务

刮开封底激活码
激活图书增值服务

3. 下载客户端或登录网站

4. 扫码浏览资源

登录客户端
扫描书内二维码浏览资源

目 录

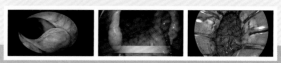

第二篇　经阴道腹腔镜手术

第三篇　宫腔镜技术

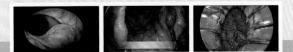

二维码资源目录

（以下视频需下载"人卫图书增值"客服端，扫码方法见说明）

第一篇

经脐单孔腹腔镜手术

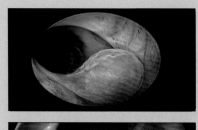

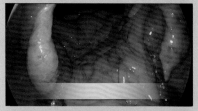

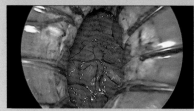

第一章

妇科经脐单孔腹腔镜手术进展

一、国外单孔腹腔镜的发展现状

单孔腹腔镜手术(laparoendoscopic single-site surgery,LESS)最早应用于妇科,1969年Wheeless使用一个通道进行了输卵管绝育手术,开创了单孔腹腔镜手术的先河。1981年,Tarasconi首次报道经脐单孔腹腔镜输卵管切除,1991年Pelosi等通过单孔腹腔镜行全子宫和附件的切除,首次实施了妇科联合器官切除手术,使得单孔腹腔镜在妇科手术的应用领域逐渐扩大。但是由于器械和技术等原因,该术式并没有在妇科迅速发展。在此期间,外科单孔腹腔镜技术蓬勃发展,逐渐扩大至阑尾、胆囊和肾脏等器官的切除。2009年,韩国Lee等报道了24例利用外科切口保护器和手套自制入路平台行腹腔镜辅助阴式子宫全切术。在同年的美国妇科腹腔镜医师协会(American Association of Gynecologic Laparoscopists,AAGL)年会上,挪威学者Langebrekke就报道了首例利用成品多通道操作平台以及预弯的手术器械,顺利完成了完全在单孔腹腔镜下的子宫全切术(total laparoscopic hysterectomy,TLH)。

在妇科恶性肿瘤方面,2009年美国Fader等首次报道了LESS在妇科肿瘤中的应用,13例妇科肿瘤患者进行了包括子宫内膜癌分期手术、卵巢癌分期手术、盆腔淋巴结切除术在内的各种妇科肿瘤手术,其中4例为机器人单孔腹腔镜手术。2012年Fogatti等报道了LESS对子宫内膜癌进行手术病理分期的多中心临床研究结果,该研究共收集了100例子宫内膜癌患者的临床资料,其中27例行LESS腹主动脉旁淋巴结切除术。2012年,哈佛大学的Garrett报道了世界上第一例单孔腹腔镜下的子宫根治术和盆腔淋巴结切除术,随后

在2014年,Boruta等报道了经脐单孔腹腔镜手术(transumbilical laparoendoscopic single-site surgery,TU-LESS)行广泛子宫和盆腔淋巴结切除术研究。2018年Yoo等报道机器人辅助单孔腹腔镜手术(robotic assisted laparoendoscopic single-site surgery,R-LESS)对1例早期卵巢癌患者进行了包括横结肠系膜下缘的大网膜切除和肠系膜下动脉以下区域的淋巴结切除的全面分期手术,获得成功。至此,LESS手术的范围已经涵盖了妇科肿瘤常见的所有手术方式(肾血管水平腹主动脉淋巴切除尚未见报道)。

2009年,Pedro F报道首例利用传统机器人器械的单孔手术,开启了机器人辅助单孔腹腔镜手术(R-LESS)的先河。2013年3月,美国食品药品监督管理局(Food and Drug Administration,FDA)批准了达·芬奇机器人辅助单孔腹腔镜手术。在达·芬奇机器人基础上,生产了单孔机器人专用手术器械,可以构建常规腹腔镜手术操作的三角平台,降低了手术难度,使得手术操作更为简便易行。2016—2019年关小明等分别报道了R-LESS子宫内膜异位症手术、阴道骶骨固定术、宫颈环扎术、输卵管吻合术,以及通过R-LESS治疗剖宫产后瘢痕妊娠和瘢痕缺陷等。目前,截至2019年底该团队已完成R-LESS 600多例。2016年,Moukarzel回顾性分析2014—2016年30例R-LESS妇科肿瘤患者的资料,手术方式涵盖了筋膜外子宫切除术、前哨淋巴结切除术、盆腔淋巴结切除术和子宫根治术。近年来欧美等国家借助机器人辅助腹腔镜的优势,在LESS手术方面有了长足进展。

二、中国单孔腹腔镜的发展现状

早在1981年,国内何萃华等就报道了借助单

孔使用带偏移目镜的腹腔镜,用单极式电凝电切进行输卵管绝育手术,虽然起步较晚,但一直在探索中前进。2008年,高树生等报道了应用经脐单孔腹腔镜异位妊娠输卵管切除术。2010年,孟元光等报道了利用单切口三通道普通腹腔镜器械实施的1例畸胎瘤剥除术,1例阴道辅助的子宫全切术。但上述报道并未引起同行的重视和兴趣。2010—2016年,妇科医生技术理论尚不成熟,可弯曲器械使用技巧存在差异,导致手术技术学习曲线不同,许多医生没有达到学习曲线就停止单孔手术。

然而,在此期间,仍有中国大陆、中国台湾团队克服困难推行单孔腹腔镜手术。2011年刘木彪和蔡慧华报道中国首例单孔腹腔镜子宫内膜癌分期手术。中国台湾省的Lee CL团队分别于2012年、2014年报道了经阴道NOTES附件手术和137例经阴道NOTES子宫切除术的短期疗效评价。2014年孙大为团队发表了单孔腹腔镜下子宫内膜癌、异位妊娠、卵巢囊肿、子宫切除等相关手术的一系列文章。2017年王延洲等报道27例单孔腹腔镜下广泛子宫切除加盆腔淋巴结清扫术治疗宫颈癌,后陆续见单孔腹腔镜下高位淋巴结清扫术以及后腹膜入路淋巴结清扫术的报道。2018年刘娟团队报道了LESS在生殖相关手术的安全性及学习曲线,以及R-LESS与后腹膜隧道的建立技术应用于阴道骶骨固定术。综上所述,中国医生在单孔腹腔镜手术的国际舞台上,扮演越来越重要的角色。

近十年,国内外微创技术不断交流,国外专家在中国进行知识传递与手术演示,国内学者进行国际间的学习与交流,尤其是美国贝勒医学院关小明教授对中国中青年妇科医生的培训,使得越来越多中青年学者开始研究并推广此类技术。目前,一大批具有良好的传统腹腔镜基础的中青年医师通过正规的单孔技术的培训,开始在全国各地大力开展LESS,数量逐渐增多,病种逐渐扩大。2014年,国内妇科权威专家首次在动物身上进行妇科单孔腹腔镜手术,大力推动此类手术在临床开展的进程。2016年孙大为等编写了《妇科单孔腹腔镜手术学》,这是此类手术的第一本专著。同年《妇科单孔腹腔镜手术技术的专家意见》公布,证明LESS在我国妇科领域已逐步走向规范化。2017年初,在广州成功召开了由关小明教授、刘娟教授担任大会主席的第一届国际妇科经自然腔道内镜手术大会,此次会议架起广大中外学者共同学习经自然腔道内镜手术的桥梁,大大推动了国内经自然腔道内镜手术的发展。同年6月成立了妇科单孔腹腔镜技术全国科研协作组。值得一提的是,2017—2019年,关小明教授和刘娟教授已举办3届国际妇科经自然腔道内镜手术大会,"NOTES"西点将才培训班11期,为国内培训了大批优秀的妇科经自然腔道内镜手术医师。

虽然国内机器人辅助腹腔镜的普及率不及欧美国家高,但近年也开展了一些R-LESS,2018年孟元光等报道了该院2017—2018年应用机器人辅助腹腔镜及单孔机器人专用器械进行11例妇科手术的病例资料,2018年刘晓军等报道了使用Si级达·芬奇机器人常规器械进行了3例妇科恶性肿瘤手术,此后,2019年该团队报道了使用Si级达·芬奇系统性R-LESS子宫颈浸润癌12例。

中国台湾省单孔腹腔镜的发展,以李奇龙教授团队为开拓者,始于2010年,并在2012年完成经阴道自然腔道内镜手术的初期探索,相比中国大陆,中国台湾省的单孔腹腔镜发展更早。显而易见,单孔腹腔镜手术在中国台湾省也得到了普遍发展。

(关小明　童宝玲　刘青)

参考文献

[1] 刘海元,孙大为,张俊吉,等.《妇科单孔腔镜手术技术专家共识》解读.中华腔镜外科杂志(电子版),2017,10(1):1-6.

[2] GARRETT LA, BOURUTA DM. Laparoendoscopic single-site radical hysterectomy: the first report of LESS type Ⅲ hysterectomy involves a woman with cervical cancer. American Journal of Obstetrics and Gynecology, 2012, 207 (6): 518. e1-518. e5182.

[3] BORUTA DM, FAGOTTI A, BRADFORD LS, et al. Laparoendoscopic single-site radical hysterectomy with pelvic lymphadenectomy: initial multi-institutional experience for treatment of invasive cervical cancer. J Minim Invasive Gynecol, 2014, 21 (3): 394-398.

[4] GUAN XM, NGUYEN MT, WALSH TM, et al. Robotic Single-Site Endometriosis Resection Using Firefly Technology. J Minim Invasive Gynecol, 2016, 23 (1): 10-11.

[5] GUAN XM, LIU J, GISSEMAN J, et al. Robotic Single-Site Sacrocolpopexy Using Barbed Suture Anchoring and Peritoneal Tunneling Technique: Tips and Tricks. J Minim Invasive Gynecol, 2017, 24 (1): 12-13.

［ 6 ］GANDHI M, BIRCHALL C, GUAN XM, et al. Single-incision laparoscopic abdominal cerclage placement: A retrospective study of single-port and robotic single-port versus multiport laparoscopy. Int J Gynaecol Obstet, 2018, 142 (2): 236-238.

［ 7 ］MOUKARZEL LA, FADER AN, TANNER EJ. Feasibility of Robotic-Assisted Laparoendoscopic Single-Site Surgery in the Gynecologic Oncology Setting. J Minim Invasive Gynecol, 2017, 24 (2): 258-263.

［ 8 ］CHEN YS, LI JW, ZHANG Y, et al. Transvaginal Single-port Laparoscopy Sacrocolpopexy. Journal of Minimally Invasive Gynecology, 2018, 25 (4): 585-588.

［ 9 ］王延洲，徐惠成，李宇迪，等 . 单中心经自然腔道腹膜外骶骨子宫固定术临床研究 . 中华腔镜外科杂志 (电子版), 2018, 11 (5): 286-289.

［ 10 ］张颖，孙大为，刘珠凤，等 . 单孔腹腔镜下输卵管异位妊娠手术与传统腹腔镜手术的对比 . 中华腔镜外科杂志 (电子版), 2014, 7 (4): 253-256.

［ 11 ］熊巍，孙大为，张俊吉，等 . 经脐单孔腹腔镜与传统三孔腹腔镜卵巢囊肿剥除术的对比研究 . 中华妇产科杂志 , 2014, 49 (3): 176-178.

［ 12 ］张俊吉，孙大为，熊巍，等 . 单孔腹腔镜子宫全切除术 23 例临床分析 . 中华妇产科杂志 , 2014, 49 (4): 287-289.

［ 13 ］刘木彪，蔡慧华 . 全国首例单孔腹腔镜手术治疗妇科恶性肿瘤 . 南方医科大学学报 , 2011, 31 (9): 1619-1621.

［ 14 ］LEE CL, WU KY, SU H, et al. Transvaginal natural-orifice transluminal endoscopic surgery (NOTES) in adnexal procedures. J Minim Invasive Gynecol, 2012, 19 (4): 509-513.

［ 15 ］LEE CL, WU KY, SU H, et al. Hysterectomy by Transvaginal Natural Orifice Transluminal Endoscopic Surgery (NOTES): A Series of 137 Patients. Journal of Minimally Invasive Gynecology, 2014, 21 (5): 818-824.

［ 16 ］孙大为，张俊吉，熊巍，等 . 单孔腹腔镜下子宫内膜癌分期手术的临床报告 . 中华腔镜外科杂志 (电子版), 2014, 7 (1): 10-13.

［ 17 ］王延洲，陈功立，徐嘉莉，等 . 单孔腹腔镜广泛子宫切除盆腔淋巴结清扫治疗宫颈癌：一项单中心的初步研究 . 第三军医大学学报 , 2017, 39 (13): 1392-1395.

［ 18 ］高京海，金志军，李俊平，等 . 机器人辅助经脐单孔腹腔镜治疗子宫颈浸润癌 12 例临床分析 . 实用妇产科杂志 , 2019, 35 (10): 797-800.

［ 19 ］刘娟，梁彬华，关小明 . 经脐单孔腹腔镜在生殖相关手术的安全性及学习曲线 . 中华腔镜外科杂志 (电子版), 2018, 11 (3): 157-161.

［ 20 ］LIU J, BARDAWIL E, ZURAWIN RK, et al. Robotic Single-Site Sacrocolpopexy with Retroperitoneal Tunneling. Journal of the Society of Laparoendoscopic Surgeons, 2018, 22 (3): e2018. 00009.

附 1：泌尿外科单孔腹腔镜技术的发展（文档 1-1-1）

文档 1-1-1
泌尿外科单孔腹腔镜技术的发展（朱清毅）

附 2：胃肠肿瘤经自然腔道取标本手术的发展（文档 1-1-2）

文档 1-1-2
胃肠肿瘤经自然腔道取标本手术的发展（王锡山）

第二章

女性盆腔器官解剖概要

一、盆腔结构

骨盆由左、右髋骨、骶骨和尾骨组成。骨盆上口为界线，下口由尾骨尖、两侧的骶结节韧带、坐骨结节、坐骨支、耻骨下支和耻骨联合下缘围成，呈菱形，由盆膈封闭。盆膈以下的全部软组织称会阴，其周界即为骨盆下口。通过两侧坐骨结节之间的连线将会阴分为前后两个三角区，前方为尿生殖区，后方为肛区。以上结构由多层肌肉和筋膜组成，尿道、阴道和直肠贯穿其中，各层结构分述如下。

（一）尿生殖区的肌肉和筋膜

1. 会阴浅隙 在尿生殖区皮肤和皮下组织的深面，有浅筋膜称会阴浅筋膜或 Colles 筋膜。会阴浅筋膜续连腹前壁的浅筋膜深层（Scarpa 筋膜），两侧附于耻骨弓和坐骨结节，向后终止于两侧坐骨结节的连线上，并与深筋膜相互续连。此区的深筋膜可分为浅层的尿生殖膈下筋膜和深层的尿生殖膈上筋膜。两层筋膜皆为三角形，呈水平位展开，两侧附于耻骨弓。它们的后缘终于两侧坐骨结节的连线上，并与会阴浅筋膜三者一起相互续连。

会阴浅筋膜与尿生殖膈下筋膜之间为会阴浅隙，又称会阴浅袋。在会阴浅隙内，坐骨海绵体肌位于两侧坐骨支和耻骨下支的内侧缘上，覆盖阴蒂脚。球海绵体肌位于尿道和阴道两侧，覆盖前庭球和前庭大腺，向后与肛门外括约肌的肌纤维相互交错，收缩时能缩小阴道口，故又称阴道括约肌。会阴浅横肌位于会阴浅隙的后方，起自坐骨结节的内前方，横行向内止于会阴中心腱。

会阴中心腱又称会阴体，位于肛门与阴道前庭后端之间，在矢状位上呈楔形，尖朝上，底朝下，深3~4cm，会阴部的众多肌肉均附着于此，具有加固盆底承托盆内脏器的作用。女性的会阴中心腱较大，有弹性和韧性，对阴道后壁有支持作用。

尿道外韧带位于阴蒂体和两侧阴蒂脚下方与阴蒂悬韧带之间，提拉该韧带可提升尿道外口。

2. 会阴深隙 会阴深隙又称会阴深袋，位于尿生殖膈下、上筋膜之间。会阴深隙内前部为尿道阴道括约肌，围绕并紧缩尿道和阴道；后部为会阴深横肌，位于会阴浅横肌的深面，起自坐骨支内侧面，行向内附于会阴中心腱。尿道阴道括约肌和会阴深横肌与覆盖在它们上、下面的尿生殖膈上、下筋膜共同构成尿生殖膈，也称作会阴隔膜，封闭盆膈裂孔。

（二）肛区的肌肉

肛区有肛管通过。肛管长约4cm，上续直肠，向后下绕尾骨尖止于肛门。肛管周围有肛门括约肌，包括肛门内括约肌和肛门外括约肌。

1. 肛门内括约肌 为肛管壁内环行肌增厚形成，环绕肛管上3/4段，从肛管直肠交界向下延伸至白线，属不随意肌，有协助排便的作用，无括约肛门的功能。

2. 肛门外括约肌 为环绕肛门内括约肌周围的横纹肌，围绕整个肛管，受主观意识支配，有控制排便的功能。

（三）盆膈

盆膈由肛提肌和尾骨肌及覆盖其上、下表面的筋膜构成。其上表面的筋膜称为盆膈上筋膜，下表面的筋膜称为盆膈下筋膜。盆膈封闭骨盆下口的大部分，仅在其前方两侧肛提肌的前内侧缘之间留有一裂隙，称盆膈裂孔，由下方的尿生殖膈封闭。

1. 肛提肌 起于耻骨盆面与坐骨棘之间的肛提肌腱弓，纤维向下、向后、向内，止于会阴中心腱、直肠壁、尾骨和肛尾韧带，左右联合成漏斗状，参与构成盆膈。按纤维起止及排列可将其分为四部分。

（1）耻骨阴道肌：位于前内侧，起自耻骨盆面和肛提肌腱弓，向后夹持尿道及阴道两侧，并与尿道壁和阴道壁的肌纤维交织，在阴道后方两侧肌纤维联合，止于会阴中心腱，有固定和收缩阴道的作用。

（2）耻骨直肠肌：位于中间部，起自耻骨盆面和肛提肌腱弓前份，向后绕过直肠肛管交界处的两侧和后方，止于肛管侧壁、后壁及会阴中心腱，并与对侧的肌纤维连接，构成 U 形，还有部分纤维与肛门外括约肌深部的纤维相融合。

（3）耻尾肌：起自耻骨盆面和肛提肌腱弓，止于尾骨侧缘及肛尾韧带。

（4）髂尾肌：起于骨盆内肛提肌腱弓的尾侧半，向后绕过直肠两侧，止于肛尾韧带和尾骨，在尾侧与耻骨尾骨肌汇于后正中线位置。

2. 尾骨肌　位于肛提肌的后方，呈三角形，紧贴骶棘韧带的上面，起自坐骨棘盆面，止于尾骨和骶骨下部的侧缘。

肛门外括约肌的浅部和深部、直肠下份的纵行肌、肛门内括约肌以及肛提肌等，共同构成一围绕肛管的强大肌环，称肛直肠环。该环对控制排便起着极重要的作用，若手术损伤将导致大便失禁。

二、盆腔器官

（一）子宫

子宫位于盆腔中央，膀胱与直肠之间，下接阴道，两侧与输卵管和卵巢相邻。其前面与膀胱子宫陷凹相邻，子宫颈阴道上部的前方与膀胱底部相邻，子宫后面与直肠相邻。直立时，子宫体几乎与水平面平行，子宫底伏于膀胱的后上方，子宫颈保持在坐骨棘平面以上。子宫动脉起自髂内动脉，沿盆侧壁向前内下方走行，进入子宫阔韧带基底部，在距子宫颈外侧约 2cm 处，横向越过输尿管盆部的前上方，至子宫颈侧缘，沿子宫两侧缘迂曲上行。成人正常的子宫呈轻度前倾、前屈姿势，维持子宫正常位置的韧带包括：

1. 子宫阔韧带　为位于子宫两侧的双层腹膜皱襞，呈冠状位，有限制子宫向两侧移动的作用。

2. 子宫圆韧带　呈圆索状，起自子宫角的前下方，在子宫阔韧带内弯向盆侧壁，经腹股沟管至阴阜及大阴唇皮下，是维持子宫前倾的主要结构。

3. 子宫主韧带　位于子宫阔韧带基底部，由血管、神经、结缔组织和平滑肌纤维构成，连于子宫颈与盆侧壁之间，有固定子宫颈、维持子宫在坐骨棘平面以上的作用。

4. 子宫骶韧带　起自子宫颈后上部，向后呈弓形绕过直肠外侧，附着于第 2~4 骶骨前面，由平滑肌、结缔组织、血管和神经构成。该韧带向后上方牵引子宫颈，防止子宫前移，维持子宫前屈。

5. 耻骨子宫韧带　起自子宫颈前面，向前呈弓形绕过膀胱外侧，附着于耻骨盆面，韧带表面的腹膜为膀胱子宫襞，有限制子宫后倾后屈的作用。

（二）卵巢

卵巢是女性性腺，位于子宫两侧，内侧借卵巢固有韧带与子宫相连，外侧借骨盆漏斗韧带与骨盆壁相连，该韧带内有卵巢血管、淋巴管和神经穿过。卵巢为实质性器官，由皮质和髓质和卵巢门组成。卵巢皮质是卵巢的主要功能结构，由生殖上皮、处于不同发育阶段的卵泡和间质组成。髓质位于卵巢中间，含有血管、淋巴管、神经纤维和结缔组织。卵巢门位于卵巢的前缘中部，是卵巢血管、淋巴管和神经出入的部位。卵巢的功能是在下丘脑 - 垂体系统及促性腺激素的作用下，周期性地排卵和分泌性激素。

（三）膀胱

膀胱位于盆腔前部，前面毗邻耻骨联合和耻骨支，下外侧面毗邻肛提肌和闭孔内肌，上面覆盖腹膜，与乙状结肠和回肠相邻，向后与子宫为邻。膀胱底后面与子宫颈和阴道前壁相邻，其间隔以膀胱阴道隔。膀胱颈与尿生殖膈相邻。膀胱空虚时为腹膜外位器官，膀胱尖不高于耻骨联合上缘水平。膀胱充盈时呈卵圆形，为腹膜间位器官，膀胱尖上升至耻骨联合上缘水平以上，这时腹前壁折向膀胱的腹膜也随之上移，无腹膜覆盖的膀胱下外侧面直接与腹前壁相贴。膀胱的血供主要由髂内动脉前干的膀胱上下动脉分布，还有来自闭孔动脉和臀下动脉的膀胱支以及子宫动脉和阴道动脉分支；静脉不与动脉伴行，在膀胱壁内和其表面构成丰富的静脉丛，在其下外侧面汇集成膀胱静脉，注入髂内静脉；膀胱丛向后方与子宫阴道丛交通，向前与阴部静脉丛相连。手术时必须熟悉解剖结构层次，以免造成出血损伤。

（四）直肠

直肠位于盆腔后部，骶、尾骨前方，在第 3 骶椎平面接乙状结肠，向下沿第 4~5 骶椎和尾骨前面下降，穿盆膈延续为肛管，全长约 12cm。直肠从上向下,由腹膜间位器官逐渐移行为腹膜外器官。直肠前面腹膜反折线以上,隔着直肠子宫陷凹与阴道后穹窿及子宫颈相邻,在反折腹膜线以下与阴道后壁相邻近,直肠的后面借疏松结缔组织与骶骨、尾骨、梨状肌和肛提肌等相连,直肠两侧有致密的直肠侧韧带与盆侧壁相连。直肠的血供较丰富,上部由直肠上动脉供血、下部及肛管则由直肠下动脉和肛动脉供血。

(五)输尿管

输尿管长约30cm,可分为腹段、盆段和膀胱壁内段。腹段由肾盂下端起始,沿腰大肌前内侧走行直至跨越髂总血管,在髂内外血管分权处上方约1.5cm处达盆腔边缘。盆段输尿管自骨盆边缘始,走行于髂内血管前方,越过闭孔内肌于坐骨棘水平转向内侧然后穿过子宫骶韧带外上方,在子宫血管下方走行,斜行穿过主韧带、阴道前穹窿,向上弯曲成J形,最后至膀胱。腹腔镜手术时可通过半透明的腹膜辨认输尿管,但有粘连时则较困难,此时最好是打开腹膜后间隙,找到并游离输尿管,以减少损伤。

三、盆筋膜

盆筋膜可分为盆壁筋膜和盆脏筋膜两部分:

(一)盆壁筋膜

盆壁筋膜向上与腹内筋膜相延续。覆盖盆壁、盆壁肌的内表面和盆底肌的上表面。位于骶骨前方的部分为骶前筋膜,向上与腹膜后组织相延续,它与骶骨之间有丰富的静脉丛。覆盖梨状肌内表面部分为梨状肌筋膜,而在闭孔内肌内表面的部分为闭孔筋膜。耻骨盆面到坐骨棘的闭孔筋膜呈线形增厚,即为肛提肌腱弓,它为肛提肌和盆膈上、下筋膜提供起点和附着处。覆盖肛提肌和尾骨肌上表面的为盆膈上筋膜,其前方和两侧附着于肛提肌腱弓,后方与梨状肌筋膜、骶前筋膜相延续,在内脏器官穿经盆膈处与盆脏筋膜相融合。盆筋膜腱弓位于肛提肌腱弓的内下方,是盆膈上筋膜从耻骨盆面走向坐骨棘的增厚筋膜纤维束,也称为白线。覆盖肛提肌和尾骨肌下表面的为盆膈下筋膜,前端也附于肛提肌腱弓,后端与肛门外括约肌的筋膜融合。

(二)盆脏筋膜

盆脏筋膜也称盆筋膜脏层,是在盆腔内脏器穿经盆膈和尿生殖膈时,由盆膈上筋膜向上反折,在脏器周围形成的结缔组织膜,包括筋膜鞘、筋膜隔和韧带等,有支持和固定脏器位置的作用。其中筋膜鞘有膀胱筋膜、阴道筋膜、直肠筋膜等。盆脏筋膜形成的韧带,由血管、神经和包裹的结缔组织构成,它们一端附于盆侧壁,另一端连接盆内脏器。筋膜隔和韧带分述如下:

1. **直肠阴道隔** 位于直肠与阴道之间,为一冠状位的结缔组织隔,上方附于直肠子宫陷凹,下达盆底,两侧附于盆侧壁。

2. **膀胱阴道隔** 位于膀胱底与子宫颈和阴道上部之间。

3. **耻骨膀胱韧带** 位于耻骨体与膀胱颈和尿道之间,是维持膀胱和尿道位置的重要结构。在耻骨体后面,两侧盆筋膜腱弓的内侧缘与耻骨膀胱韧带相融合。

4. **直肠侧韧带** 从盆筋膜腱弓向前内侧发出,与直肠筋膜相连,内含到达直肠的盆丛分支与直肠中血管。

5. **尿道后韧带和膀胱宫颈韧带** 在阴道下部,膀胱筋膜与阴道筋膜相融合形成膀胱阴道筋膜,在尿道后面与其紧密黏合,向下伸展,到达尿道外口水平,形成尿道后韧带。它向两侧伸展与耻骨支相连,形成一层几乎由平滑肌组成的支持尿道的结构。在阴道上部,膀胱筋膜与宫颈的前部相连,形成膀胱宫颈韧带。

6. **骶棘韧带** 是由致密的结缔组织组成的一对扇形结构的韧带,前外侧连接在坐骨棘侧缘,后内侧固定于骶骨第4骶椎平面至尾骨的前外侧。骶棘韧带由内侧向外侧沿骶结节韧带表面走行至骶结节韧带中外侧后,与骶结节韧带分离,向坐骨棘方向走行。骶棘韧带和骶结节韧带与坐骨大小切迹共同构成坐骨大孔和坐骨小孔。阴部内血管和臀下动静脉血管、坐骨神经以及其他骶前神经丛分支在靠近坐骨棘和骶棘韧带的位置穿出坐骨大孔。骶棘韧带的盆腔面有尾骨肌及其筋膜走行,与肛提肌共同组成盆膈。尾骨肌与骶棘韧带走行方向完全一致,因此尾骨肌与骶棘韧带又合称骶棘韧带-尾骨肌复合体。骶棘韧带-尾骨肌复合体的平均长度为53.7mm,中点位置的平均宽度为5mm(2~7mm),平均厚度为14mm(3~22mm)。骶棘韧带-尾骨肌复合体与骶结节韧带在距离坐骨棘15.5mm(6~36mm)的位置汇合。臀下血管大部分经过坐骨神经的后方及骶棘韧带上缘的后方出骨盆,但在骶棘韧带上缘和神经血管下缘之间平均距离约7mm,即该处缝合时易损伤臀下血管神经,尤其是臀下静脉壁薄,更容易受损。臀下动脉还发出尾骨支,它紧贴骶棘韧带中份的后缘下行分布到骶结节韧带。臀下血管神经在距离坐骨棘 17.02±3.08mm 处经梨状肌下孔出骨盆。阴部血管神经束在坐骨棘内侧紧贴骶棘韧带后面出坐骨小孔,它在骶棘韧带后方(深部)的宽度大约为 2.0cm。

(刘娟)

参考文献

［1］崔慧先,李瑞锡.局部解剖学.北京:人民卫生出版社,2018.

［2］丁文龙,刘学政.系统解剖学.北京:人民卫生出版社,2018.

［3］郎景和,张晓东.妇产科临床解剖学.济南:山东科学技术出版社,2010.

［4］朱兰,郎景和.女性盆底学.北京:人民卫生出版社,2014.

第三章

经脐单孔腹腔镜手术设备及器械

单孔腹腔镜手术的专用设备分为三大类:影像设备、入路平台和操作器械。LESS 的脐部入路有单切口多通道及单切口单通道之分,利用入路平台进行手术(图 1-3-1,图 1-3-2,视频 1-3-1)。

视频 1-3-1
经脐单孔腹腔镜脐部入路

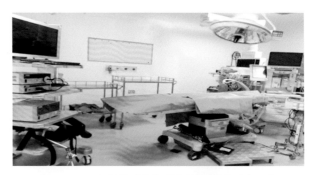

图 1-3-1　广州医科大学附属第三医院手术设备

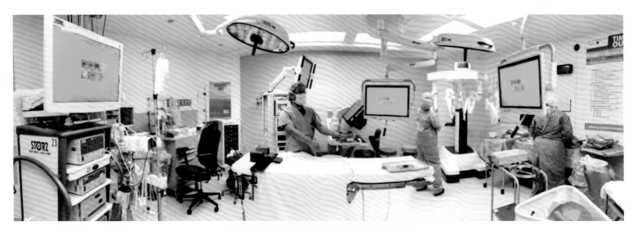

图 1-3-2　美国贝勒医学院手术设备

一、影像设备

在单孔腹腔镜手术中,光源与器械呈平行走向,出现"同轴平行、管状视野"的情况时,会在一定程度上影响术者对深度和距离的判断,可能增加手术操作的困难,因此影像设备则较为重要。(图 1-3-3)

1. 摄像系统　单孔腹腔镜手术中,现有的腹腔镜摄像系统能满足手术视野的显露。目前有三种常用手术摄像系统应用于妇科单孔腹腔镜手术中。

(1) IMAGE I SPIES 影像平台:此摄像系统整合了三种创新成像技术,SPIES CLARA、SPIES CHROMA 及 SPIES SPECTRA。CLARA 模式可显示各区域光照均匀的内镜图像,对阴影区域进行动态照明调节,可更好地识别阴影区域和深部组织。CHROMA 视图模式可增强色彩表现力,但并不影响图像颜色的自然感知。SPIES SPECTRA 可将 CLARA 技术与 CHROMA 技术进行完美结合。

(2) VISERA ELITE 影像平台:该平台配备了

HDTV 成像能力、3D 降噪、窄带成像（narrow brand imaging，NBI）、色彩校准和主动防雾等新技术，保证每帧画面的高清晰度和图像的一致性，为术者提供可精细化观察不同器官和组织的视野。

（3）14883CMOS 摄像系统：其优势在于，在每一个像素点上都有一个放大器完成光信号到电压的转换，直接转换完成的数字信号在成像的过程中不容易产生噪点，接近 100% 还原镜头采集的图像。

2. 镜头　目前常用的是 0° 前视镜和 30° 前斜视镜（图 1-3-4）。前者视野较小，不能进行多角度的观察，应用于单孔腹腔镜手术中时对手术视野有一定程度限制，而后者是广角视镜，可通过调节按钮或体外转动光缆而获得多角度的视野，更适用于单孔腹腔镜手术。

目前也有多种可弯曲或可变角度镜头。如 Endo Eye（图 1-3-5），导光束与摄影电缆一体化，减轻了重量，亦减少了与其他设备的碰撞。

目前，亦有将磁锚定位和引导系统（magnetic anchoring and guidance systems，MAGS）与手术镜头相结合的运用：磁性摄像机通过脐部切口放置在腹腔中，然后通过放置在腹壁上的磁铁控制磁性摄像机，将其移动到目标器官（图 1-3-6）。MAGS 在单孔腹腔镜手术中的明显优势在于，它可容纳多个操作设备进行手术。未来的镜头可能是无线的，具有镜头清洁系统以及更好的照明和磁性控制功能。

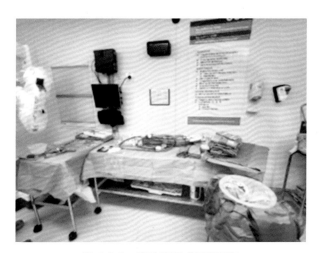

图 1-3-3　腹腔镜手术影像设备

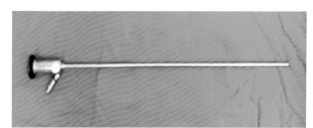

图 1-3-4　腹腔镜镜头

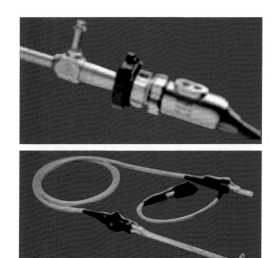

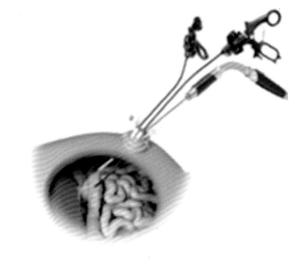

图 1-3-5　Endo Eye

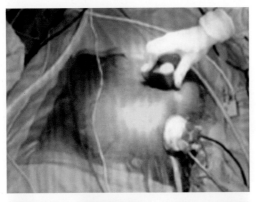
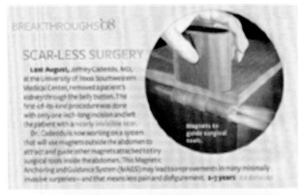
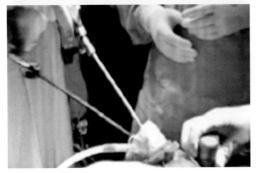
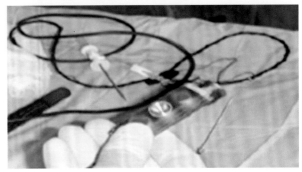

图 1-3-6 磁锚定位和引导系统

术中手术人员及器械摆放如图 1-3-7 所示。

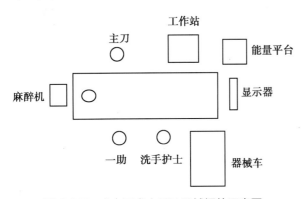

图 1-3-7 术中手术人员及器械摆放示意图

二、入路平台

Port 是指单孔腹腔镜手术入路平台,作为操作通道要求密闭不漏气,操作器械有尽量大的活动空间,置入及取出方便迅速,下面对现有的入路平台设备进行简要介绍。

1. TriPort（图 1-3-8） 是用于腹腔镜手术的多仪器进入端口。它有两个部件:一个是回缩部件,由一个带有双管塑料套管的内圈和外圈组成;另一个是多通道阀门,包括三个阀门,由独特的弹性材料制成。这些阀门在同一工作空间内分别容纳一个 12mm 和两个 5mm 仪器。该端口有各种尺寸,范围从 10mm 到 30mm,可根据筋膜切口的大小进行选择。

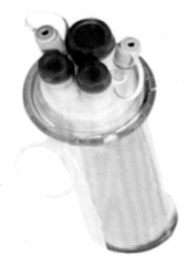

图 1-3-8 TriPort

2. QuadPort（图 1-3-9） 是另一种接入装置,适合切口为 25~60mm 的手术。QuadPort 套管可容纳腹壁厚度达 10cm。有四个凝胶阀:一个 5mm

11

（用于直径达 5mm 的仪器），两个 10mm（适用于最大 10mm 的所有仪器），一个 15mm（适用于最大 15mm 的所有仪器）。所有凝胶阀在仪器更换期间都能够维持气腹。

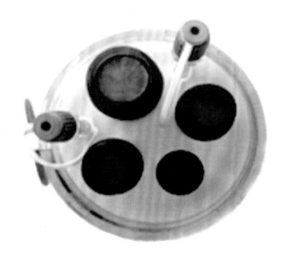

图 1-3-9　QuadPort

3. Uni-X（图 1-3-10）　呈倒锥形，有 3 个 5ml 通道，有橡胶活瓣可防漏气，将其缝合在筋膜上，固定于体壁。

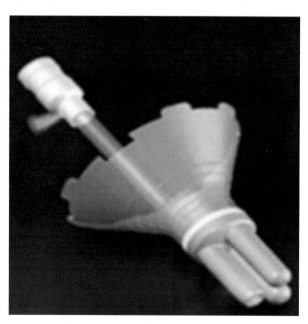

图 1-3-10　Uni-X

4. SILS-Port（图 1-3-11）　形状如红酒瓶塞，其内包含 1 个气腹通道和 3 个操作通道。由于材料特殊，3 个小通道内可随意组合 5mm 和 12mm 套管针（trocar），甚至可以放置 15mm 的套管针，便于大型器械的使用，如血管直线切割器等。

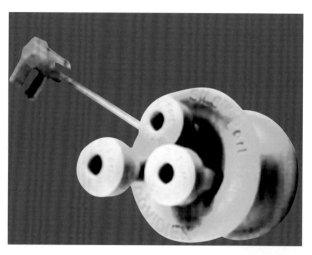

图 1-3-11　SILS-Port

5. 新多孔器（图 1-3-12）　2010 年投入使用，由 2 个 5mm 通道及一个 15mm 通道组成，可以允许更多的手术器械使用，包括子宫旋切器，同时它还可以 360° 旋转便于手术操作。

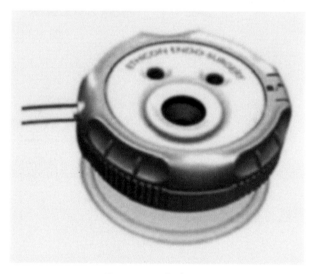

图 1-3-12　新多孔器

6. GelPoint（图 1-3-13）　可以在器械交换时维持气腹状态，它的特点是允许各种尺寸和形状的器械通过胶体，可以使切下来的组织有效地利用切口取出，但是存在手术视野和支撑点不稳定的情况。

7. Lagiport（图 1-3-14）　多通道单孔腹腔镜手术穿刺器产品，透明弹性硅胶上盖，视野清晰，可见器械进出，有效减少器械碰撞，操作活动空间大，有 3~4 个通道穿刺器级密封套筒，器械进入润滑，无阻力，术中如需要可以取掉排烟管增加器械通道成五通道，便于术中医生操作。排烟功能好，不会影响术中视野，避免因术野不清晰而影响医生操作。亦可以与达·芬奇机器人联合开展单孔手术。

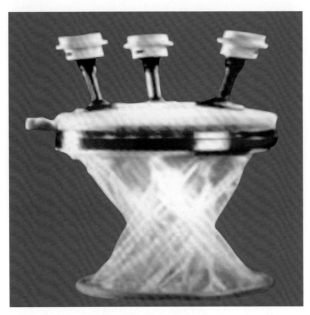

图 1-3-13　GelPoint

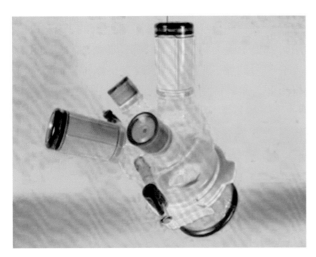

图 1-3-14　Lagiport

8. KJ 多通道单孔腹腔镜手术穿刺器产品（图 1-3-15）　切口保护套和密封帽连接简单、方便、快捷。术中取出标本，只需摘掉密封帽。接口之上的软连接段使手术操作灵活，手术器械摆动空间大。层次错落的进气、排烟通道，使手术视野更清晰。颜色标识清晰明了。Port 密封体采用透明可视设计，进出器械更安全。进出器械完全可视，不会刺伤切口和脏器。专用切口保护套，放置简单，翻转轻松。

9. 其他改良方案　有报道称经脐行 2cm 切口后置入普通的 10mm 套管针，放置检查镜，再在其下置入 2 个或 1 个 5mm 套管针，或是在普通的套管针上做改良，取消末端的膨大装置，缩小穿刺套管的长度及直径，缓解了手术器械拥挤状况。

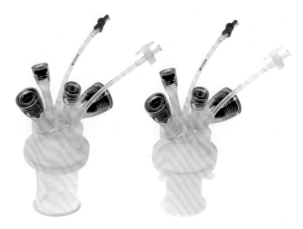

图 1-3-15　KJ Port

10. 其他国产 Port（图 1-3-16）　随着微创技术的发展，国内的微创手术器械也在不断地推陈出新，目前常用的国产一次性穿刺器及其套装在临床上具有很好的使用效果，可媲美同类进口产品。产品采用多瓣密封片设计，可通过 5mm 或 10mm 的器械而无须采用转换器，方便临床医生的使用。

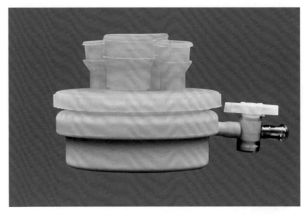

图 1-3-16　国产 Port

为使操作器械活动范围更大，临床上有硬性漏斗状套管［如 x-cone（图 1-3-17）、Uni-X 等］和软性套管两种，利用置入腹腔和体外的两个塑料环支撑（中间用可变形的塑料套连接，如 Triport、GelPort 等）。

在入路平台的置入和取出方面，两者均很便捷，难易程度上无明显差异，但是，硬性入路平台没有弹性，这就要求脐部切口的大小与平台直径一致，过长容易漏气，过短容易置入困难；而软性入路平台不仅对脐部切口的长度要求不高，而且在取出实体硬性标本上也具有可扩张的特点。

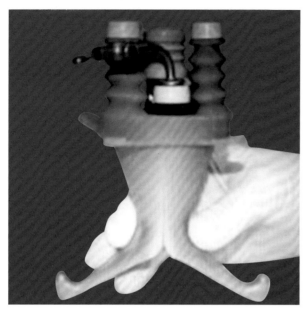

图 1-3-17 硬性漏斗状套管

三、操作器械

单孔手术中只有一个微小切口,因此所有器械都只通过这一切口进入体内,必然会引起器械操作空间受限,使得器械之间相互干扰,造成手术操作困难。因此常规腹腔镜手术器械已无法适应单孔手术。单孔器械则需要自由度更高、灵活性更强的设计,从而满足多个器械同时通过一个微小切口进入体内实施手术操作。目前国内外科研机构、医疗器械公司也在多自由度器械方面进行了许多相关研究,现存多自由度器械包括:Realhand、Autonomy Lapro-Angle、Dundee 柔性关节器械和柳叶刀可转腕微创手术器械等。

1. **Realhand 柔性关节器械** Realhand HD 器械整合了 EndoLink 系统,其手柄和终端由线组连接起来,器械能够朝任意目标方向运动,可高达 7 个自由度。其可以镜像医生双手的运动,该器械的柔性和操作符合人体工效学的设计,使得同步操控多种器械变为可能。目前可使用的有手术用抓钳、分离钳、持针器等。

2. **单孔腹腔镜手术操作系统** 单孔腹腔镜手术(single-incision laparoscopic surgery,SILS)系统由经 FDA 批准的 SILS Port 多通路平台本身和一系列钳口可旋转角度的关节器械组成,包括分离、抓针、剪刀和镜下自动缝合器等。

3. **Autonomy Lapro-Angle 柔性关节器械** Autonomy Lapro-Angle 柔性关节器械同样也能镜像医生双手的运动以及提供 7 个自由度。该器械

手柄上装有器械终端定位机械系统和一个轴向旋转手柄,这使得操作者对器械终端的控制更为精确。术者操作器械进行 360° 旋转,并且可在任意方向进行最高可达 90° 的弯曲并锁定。

4. **Dundee 柔性关节器械** Dundee 柔性关节器械通过一个特殊的传动机构可以完成轴向伸缩、弯曲、旋转等多个自由度的运动。该器械优点是只需一个传动机构,结构连接更为简单,缺点是精密传动机构的加工很困难,且为一次性使用,经济成本较高,而且如何便捷、有效地在后端进行对前端的控制,仍是一个待解决的问题。

5. **可转腕微创手术器械** 可转腕微创手术器械的头部弯曲主要由关节传动系统完成。关节传动系统是由关节、传动丝以及两个调节转子组成,通过传动丝与定滑轮进行驱动使得器械进行弯曲。该器械头部可完成多个自由度的活动,比较接近人体手腕的功能,并且在一定程度上能感知工作区的压力,能够完成一些传统手术器械很难完成的工作。但使用时需要手腕力量变化的训练,同其他器械一样,需要有学习曲线,期望在不断改进以增加器械更多的自由度与柔软性后,使用更加简便自如。

6. **加长手术器械** 经脐单孔腹腔镜手术入路较常规腹腔镜手术穿刺套管的操作距离更长,因此,为了满足腹腔镜手术操作所需的基本角度和空间,加长的特殊腹腔镜器械应运而生。

7. **无气腹单孔腹腔手术器械**

(1)成品的悬吊架:在脐与耻骨联合中点的水平方向放置直角架杆(图 1-3-18)。架杆上安装悬吊架,将克氏针于正中线、耻骨联合上两指皮下穿入皮肤,在皮肤脂肪层潜行至脐下两指皮下穿出,利用悬吊装置牵拉固定克氏针,将腹壁上提悬吊。

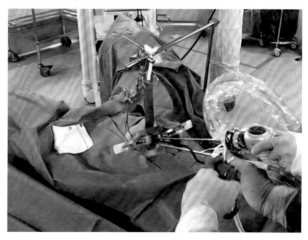

图 1-3-18 直角架杆

　　(2)自主设计的悬吊装置:这一类是手术者根据个人需求,设计改进的悬吊装置。如朱丹阳教授设计制造的无气腹单孔腹腔镜悬吊装置(图1-3-19)。这是在缺乏成品悬吊架的情况下,使用手术室现有的器械、设备设计出的能满足手术要求的悬吊方式。如Demirayak等报道的悬吊方法:在切开脐部、放置切口保护器后,用一个类似甲状腺拉钩的器械拉起脐部,悬挂在消毒后的麻醉架上(图1-3-20)。如下腹部空间不够,则再于耻骨联合上方做一横向的皮下缝线,线的两端也挂在麻醉架上作为辅助悬吊(图1-3-21)。Ulker等报道了其设计的keyless abdominal rope-lifting surgery(KARS),即先在脐部

切口6点和12点做缝合,拉起切口(图1-3-22),进而使用装入了悬吊线的套管针,经脐穿过腹壁全层,从左、右下腹出针,退去套管针后,使用悬吊线提拉腹壁,固定在消毒后的麻醉架上(图1-3-23)。

　　熊樱等设计的悬吊方法使用了上腹部手术时常用的圆盘拉钩(肝圆拉钩)。使用时先切开脐部,放入切口保护器,再将圆盘拉钩的支架固定在脐耻之间,抓住脐部拉起腹壁,在腹腔镜监视下,使用可吸收1号线分别从左右两侧髂前上棘内侧进针,穿透腹壁后从脐部切口出针,最后收紧缝线并固定在圆盘拉钩上,实现腹部的悬吊(图1-3-24)。

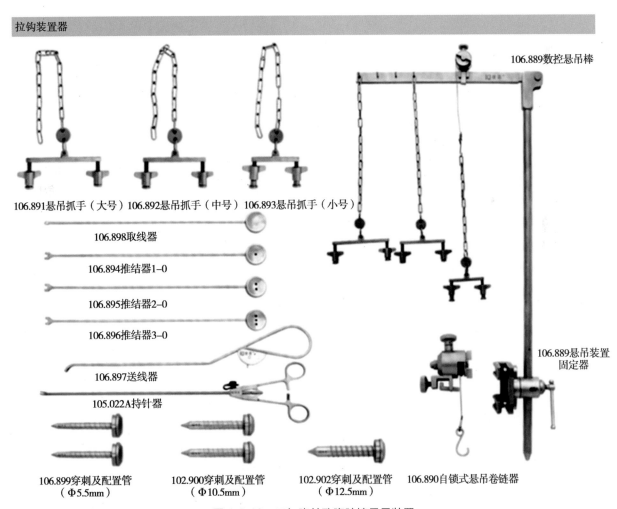

图1-3-19　无气腹单孔腹腔镜悬吊装置

15

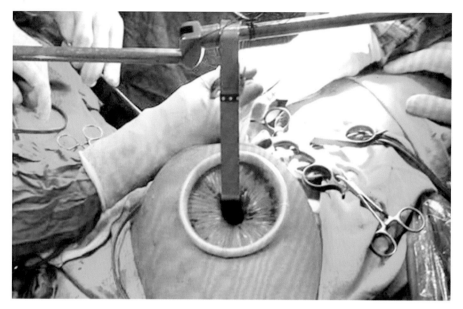

图 1-3-20 Demirayak 等报道的悬吊方法

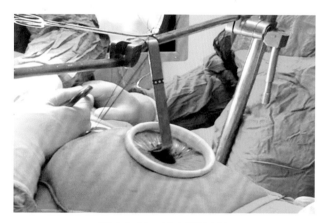

图 1-3-21 辅助悬吊方法

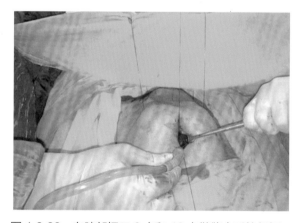

图 1-3-22 在脐部切口 6 点和 12 点做缝合后拉起切口

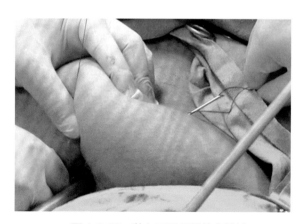

图 1-3-23 装入了悬吊线的套管针

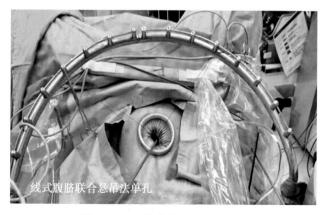

图 1-3-24 线式腹脐联合悬吊法

（付熙 沈杨 熊樱 关小明）

参考文献

[1] FAGOTTI A, BORUTA DM, SCAMBIA G, et al. First 100 early endometrial cancer cases treated with laparoendoscopic single-site surgery: a multicentric retrospective study. Am J Obstet Gynecol, 2012, 206 (4) 353. e1-353. e353e6.

[2] 程小丽, 宋成利. 单孔腹腔镜手术器械研究的最新进展. 中国组织工程研究与临床康复, 2011, 15 (25): 4669-4674.

[3] AKDEMIR A, YILDIRIM N, ZEYBEK B, et al. Single Incision Trans-Umbilical Total Hysterectomy: Robotic or Laparoscopic. Gynecol Obstet Inves, 2015, 80 (2): 93-98.

[4] DUTTA S. Early experience with single-incision laparoscopic surgery: eliminating the scar from abdominal operations. Ped Surg, 2009, 44 (9): 1741-1745.

[5] STEIN RJ, WHITE WM, GOEL RK, et al. Robotic laparoendoscopic single-site surgery using gelport as the access platform. Eur Urol, 2010, 57 (1): 132-137.

[6] MERCHANT AM, COOK MW, WHITE BC, et al. Transumbilical gelport access technique for performing singleincision laparoscopic surgery (SILS). Gastrointest Surg, 2009, 13 (1): 159-162.

[7] RETTENMAIER MA, ABAID LN, ERWIN MR, et al. A Retrospective review of the Gelport system in single-port access pelvic surgery. J Minim Invasive Gynecol, 2009, 16 (6): 743-747.

[8] NAITOH Y, KAWAUCHI A, YAMADA Y, et al. Laparoendoscopic single-site versus conventional laparoscopic pyeloplasty: a matched pair analysis. Int J Urol, 2014, 21 (8): 793-796.

[9] ICHIKAWA M, AKIRA S, MINE K, et al. Evaluation of laparoendoscopic single-site gynecologic surgery with a multitrocar access system. Nippon Med Sch, 2011, 78 (4): 235-240.

[10] 刘卫敬, 王岩, 王桂琦, 等. 经脐单孔腹腔镜技术及相关器械的临床应用现状. 河北医药, 2013, 35 (24): 3779-3781.

[11] VIZZA E, CORRADO G, MANCINI E, et al. Robotic single-site hysterectomy in low risk endometrial cancer: a pilot study. Ann Surg Oncol, 2013, 20 (8): 2759-2764.

[12] RAMAN JD, SCOTT DJ, CADEDDU JA. Role of magnetic anchors during laparoendoscopic single site surgery and NOTES. Endourol, 2009, 23 (5): 781-786.

[13] 崔恒, 王秋生. 妇科腹腔镜手术. 2 版. 北京: 人民卫生出版社, 2006: 173.

[14] DEMIRAYAK G. A different technique in gasless laparoendoscopic single-site hysterectomy. Journal of Obstetrics and Gynaecology, 2017, 37 (5): 622-626.

一、单孔腹腔镜手术术前准备

根据腹腔镜手术常规准备；同时进行脐部护理。根据手术情况常规留置尿管。

1. **胃肠道准备**　对于术前无胃肠功能障碍或肠梗阻等的患者，术前禁高脂高蛋白食物 8 小时，禁固体食物 6 小时，禁饮清流质 2 小时。

2. **术前留置导尿**　留置尿管一般不超过 24 小时。病情复杂、手术时间长的患者除外。

二、麻醉准备

常规腹腔镜手术麻醉，患者体位可取 30° 头低脚高截石位。

1. **麻醉器械及药品**　包括心电监护仪、麻醉机、一次性气管导管回路包、高压氧气瓶、可视喉镜或普通喉镜、国产 / 进口气管导管、有创动脉血压监测及全身麻醉相关药品。

2. **麻醉方式**　全部采用气管插管静吸复合全身麻醉。

三、术后处理

1. 按照腹腔镜手术术后护理规范进行术后护理。快速康复可配合柠檬支架治疗（图 1-4-1、图 1-4-2），可减轻患者麻醉过后的恶心呕吐感，起到提神作用；同时肠胃恢复加快，促进食欲，利于患者术后的康复。

2. 止痛并鼓励患者适度运动。

3. 术后 24 小时复查电解质离子、血细胞分析、肝脏功能及凝血指标，嘱排气后经口进水，如无不适可以进流质饮食，而对于少数年老体弱、术后腹胀、腹痛原因不明患者继续禁饮食，补液治疗，观察病情变化。

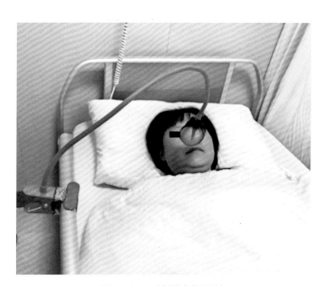

图 1-4-1　柠檬支架用法

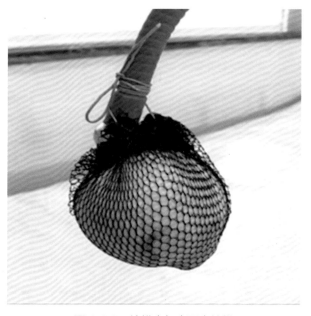

图 1-4-2　柠檬支架中固定柠檬

4. 术后经全面评估一般情况良好的患者脐部护理，保护切口清洁干燥。

四、术后出院标准

根据疾病及手术方式决定术后出院时间。一般胃肠功能、排尿排便无特殊异常,可于术后 48~72 小时出院。

1. 术后患者病情平稳,无不明原因发热,且体温正常。

2. 术后最近一次复查的血细胞分析常规、电解质离子、肝脏肾脏功能、凝血指标均正常。

3. 肛门已排气排便。

4. 流质饮食无不适,可进食适量固体食物。

5. 切口无红肿、无血性及脓性渗出。

6. 检测结果各项生命体征平稳,并且患者有出院意愿。

(付熙　关小明)

参考文献

[1] 高岩, 樊平, 毛仑, 等. 腹腔镜手术脐孔皮肤清洁准备方法的研究. 中华护理杂志, 2002, 37 (1): 6-8.

[2] 鱼莉军. 舒适护理在普外科腹腔镜手术中的干预效果. 护士进修杂志, 2013, 28 (15): 1385-1387.

第五章

经脐单孔腹腔镜手术

经脐单孔腹腔镜手术的适应证、禁忌证及并发症

一、适应证

1. **与生育相关的手术** 经脐单孔腹腔镜输卵管结扎术、经脐单孔腹腔镜输卵管复通术等。

2. 良性卵巢囊肿相关手术。

3. 子宫肌瘤及子宫腺肌病相关手术。

4. 子宫内膜异位症相关手术。

5. 盆底功能障碍相关手术。

6. 早期恶性肿瘤手术。

7. 对于无气腹单孔腹腔镜手术,手术适应证如下:

(1)所有符合传统和单孔腹腔镜的妇科常见手术。

(2)合并妊娠或心肺功能较差不适宜气腹的患者。

(3)对于中下腹部手术,如盆腔淋巴结清除术、腹主动脉旁淋巴结清除术等,可在体型偏瘦的患者中探索性开展。

二、禁忌证

1. **盆腹腔严重粘连** 盆腹腔的粘连松解是经脐单孔腹腔镜手术的适应证之一,但是严重的粘连,视野暴露困难,操作难度大,术中器官损伤、改为多孔、中转开腹的可能性均明显增大,采取 LESS 需慎重。

2. **深部子宫内膜异位症** 此为相对禁忌证,其多累及腹膜后输尿管、血管、直肠等器官,涉及多学科合作问题。

3. **盆腹腔器官活动性出血或者急腹症** 此为

相对禁忌证,团队技术熟练者可结合术者自身的情况和患者的生命体征全面衡量。

4. **多个特殊类型子宫肌瘤** 此为相对禁忌证。

5. 中晚期恶性肿瘤。

6. 脐部感染及发育畸形者。

7. 对于无气腹单孔腹腔镜手术,手术禁忌证如下:

(1)腹壁肥厚、穿刺困难的患者(BMI>25 kg/m^2)。

(2)有盆腔手术史、盆腔内粘连严重者。

(3)子宫 > 孕 12 周者。

经脐单孔腹腔镜手术作为一项新型技术,其适应证和禁忌证都是在逐步改变,但微创手术的目的是在不影响手术效果的前提下减少手术损伤,不仅表现在腹壁切口的多少上,而更应该表现在更短的手术时间、更少的出血、更好的功能保护、更小的疼痛和更快的术后康复等,因此正确的评估病情和术者的手术能力,并且二者合理地结合,才能最好地体现出经脐单孔腹腔镜的优势。

三、单孔腹腔镜手术并发症

单孔腹腔镜手术在妇科领域应用范围越来越广泛,随着单孔腹腔镜手术的开展与推广,手术所致的并发症数量及种类不断增多,发生率显著升高。

(一) 手术损伤引起的并发症

1. **出血** 出血量是评估外科手术安全性的重要指标。多中心临床试验认为,妇科单孔腹腔镜手术术中及术后的输血率为 4.0%，而传统经腹妇科手术的输血率为 7.9%，如出现止血不确切，建议单孔 +1 或更改手术方式。

2. 泌尿系统损伤　泌尿系统损伤是妇科手术中较严重的并发症，主要包括膀胱损伤和输尿管损伤，如术前发现损伤应及时修补，根据情况单孔 +1 或更改手术入路方式。

3. 肠道损伤及术后粘连　既往有腹部手术史、肠胀气、术前肠道准备不完善都是术中肠道损伤的危险因素。此类并发症与常规腹腔镜类同，熟练规范操作是关键。

（二）人工气腹及 CO_2 气体相关的并发症

人工气腹及 CO_2 气体相关的并发症主要为气肿、肩背部疼痛及肋下酸痛。

（三）单孔腹腔镜技术相关并发症

1. 切口部位相关并发症　脐部消毒不彻底、手术时间长、切口缝合不当、皮下脂肪液化等均可致切口愈合不良。因此术前对脐部严格消毒，术中减少穿刺针对切口反复刺激，术后尽可能缝合彻底，术后保证患者营养状况等，对预防切口愈合不良有重要意义。

2. 切口疝　切口疝发生的诱因以穿刺孔感染、缝合不当及腹内压增高最常见。有以下高危因素者更易引起切口疝发生：①穿刺切口位于脐部或中下腹靠外侧部位（肌薄弱区）；②筋膜缝合不良；③合并慢性支气管炎、哮喘、长期咳嗽及营

养不良的老年患者；④肥胖者；⑤穿刺套管的种类（锐利者容易发生）；⑥手术结束后因意外肠管或大网膜进入切口筋膜，被腹肌收缩所嵌顿而致。因此，对于脐部切口，分层缝合关闭是必要的。切口疝预防措施具体如下：①脐孔部位的筋膜层要认真缝合，术前预留两端腹膜及筋膜缝线，应间断或 8 字缝合，打结松紧应适中；②缝合过程中要保持良好的腹肌松弛状态，保证视野清晰，并且腹内气体应缓慢放出，避免腹腔内容物向外突出；③对有高危因素的患者最好在腹腔镜直视下缝合腹膜和筋膜层。

3. 血栓栓塞　目前报导单孔腹腔镜手术血栓栓塞的案例并不多，但是仍需引起术者的注意，尤其是下肢深静脉的血栓及肺动脉栓塞。目前，单孔腹腔镜术后血栓栓塞的确切发病率尚不清楚。血栓栓塞的预防措施具体如下：①间断气囊压迫、弹力袜、下肢分段加压绷带等物理方法；②围术期间以电刺激腓肠肌，使之收缩，以促进下肢静脉回流；③肝素药物干预。

4. 其他与手术相关的并发症　其他报道的并发症有体位性低血压、压疮、心律失常、腹腔脏器热损伤等，严格意义上，上述并发症不属于妇科单孔腹腔镜手术所特有，在所有手术术中及术后的医疗操作过程中均可能发生，或由患者自身特殊体质所致。

（刘青　付熙　关小明）

参考文献

[1] KIM TJ, SHIN SJ, KIM TH, et al. Multi-institution, Prospective, Randomized Trial to Compare the Success Rates of Single-port Versus Multiport Laparoscopic Hysterectomy for the Treatment of Uterine Myoma or Adenomyosis. J Minim Invasive Gynecol, 2015, 22 (5): 785-791.
[2] 于兆梅, 周克水 . 经脐单孔免气腹腹腔镜全子宫切除术 25 例报告 . 腹腔镜外科杂志, 2017, 22 (6): 460-462.

第二节　脐部解剖及切开缝合技术

经脐入路方式的优点：①脐部是人类先天所具有的瘢痕，在脐部做切口不再增添瘢痕，有利于美容；②脐部位于腹腔中部，通过影像设备观察盆腔和腹腔均方便；③脐部相对于腹壁其他部位更薄，更有利于操作器械的运动灵活性；腹膜前脂肪很少，更容易进入腹腔；④相对于腹壁其他部位血管更少，在脐部做切口出血更少。

一、脐部相关解剖

1. 脐部血供　为腹壁下动脉及静脉分支的终末支，血供不丰富。

2. 脐部神经支配　由胸 10 神经支配。

3. 脐部解剖位置与毗邻　腹侧观：纵轴位于腹部正中线上，距耻骨联合约 14cm；横轴位于髂嵴

水平。背侧观：一般对应于 L_4(67%)、L_5(30%)，L_4 脊椎以上(3%)，随年龄增大，位置会下降。解剖层次由外到内依次为皮肤、菲薄的皮下组织、腹直肌腱和壁腹膜，缺乏肌肉层(图 1-5-1)。

二、脐部手术切口形状

脐部皮肤切口有三种形状：①纵行切口是最常用的切口形状，以脐部中心点开始向头侧和会阴侧纵向切开，长度根据置入的单孔平台的需要选择；② Ω 形切口，沿脐轮弧形切开皮肤，根据手术需要选择开口向头侧或会阴侧，长度根据置入的单孔平台的需要选择；③ Y 形切口，沿脐部瘢痕的中心点开始三叉切开，切口约长 0.8cm，分开角度约 120°。

三、脐部手术切口手术操作方法和技巧

1. 组织钳或巾钳两把分别提起脐上下缘的最底端并外翻，纵行切开脐部皮肤(图 1-5-2、图 1-5-3)。

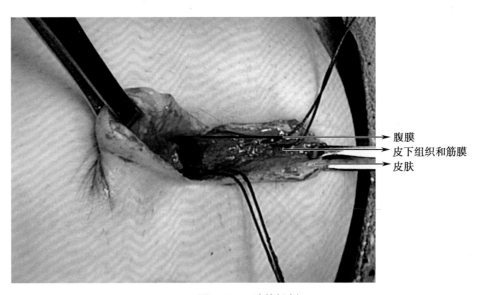

腹膜
皮下组织和筋膜
皮肤

图 1-5-1 脐的解剖

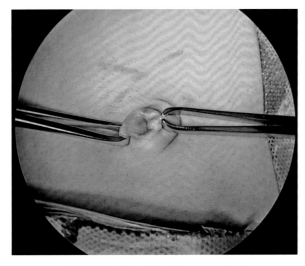

图 1-5-2 Allis 钳提起脐下方并外翻

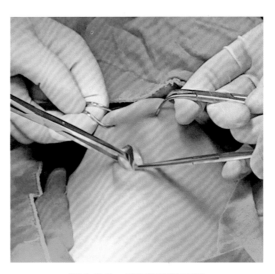

图 1-5-3 纵行切开脐下缘

2. Allis 钳靠近切口顶端提起切缘,尽量线型上下切开脐 1.5~2.5cm,一般不超过脐缘(图 1-5-4)。

3. 切开筋膜及腹膜(图 1-5-5)。

4. 尽量上提腹壁,使腹膜与肠管、大网膜等远离;对于无腹部手术史患者,上提腹壁可用尖刀轻轻挑开,对于有过手术史患者,注意仔细分离腹膜,尽量先用剪刀,也可采用预先准备好的腔镜镜头,在可视的情况下进行分离,使操作更为方便及安全(图 1-5-6、图 1-5-7)。

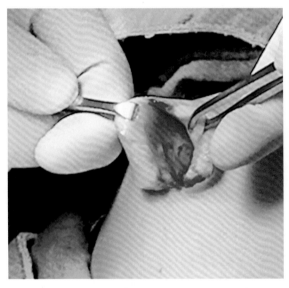

图 1-5-4 皮钳提起切口顶端切缘线型
上下切开脐 1.5~2.5cm

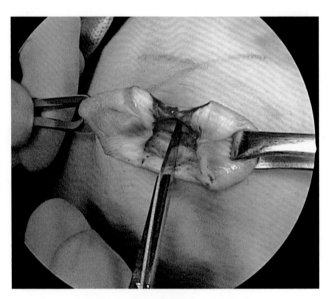

图 1-5-5 挑持式打开皮下各层组织

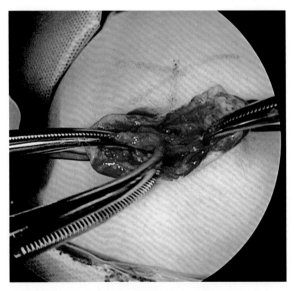

图 1-5-6 分离筋膜和腹膜

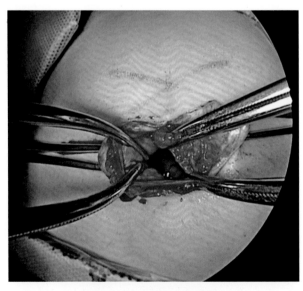

图 1-5-7 分离筋膜和腹膜

5. 在腹膜筋膜上下顶端预留缝线(图 1-5-8),目的是为手术结束缝合脐部腹膜做充分准备,经过切口保护套扩张后的腹膜可能存在术后寻找及缝合困难,因此预留缝线可以更好地暴露及缝合腹膜,促进术后伤口愈合。

四、Port 置入脐部切口方式

Port 分为橡胶手套自制 Port(图 1-5-9、图 1-5-10)和成品 Port,目前主要使用成品 Port。成品 Port 构建手术平台(图 1-5-11),右手挤压切口保护套的内环,顺着切口将 Port 内环置入腹腔,助手与主刀配合提拉外环并将其内翻,缩短二环之间的距离使其贴合腹壁,切口自然被牵张打开。内环保护套进入腹腔后,应检查是否有肠管、大网膜等卡压情况(图 1-5-12)。密封体将接口扣在外环上,注意应将密封体卡扣完全套合在外环上,然后建立满意气腹进行手术。

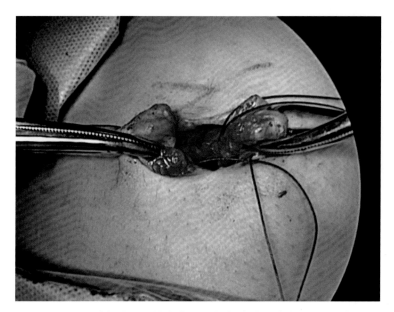

图 1-5-8 脐部伤口两端腹膜预留缝线,为术后缝合做充分准备

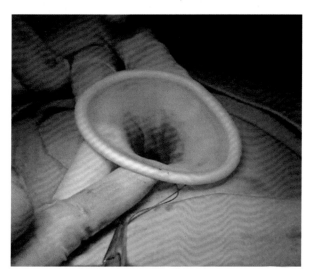

图 1-5-9 切口保护套

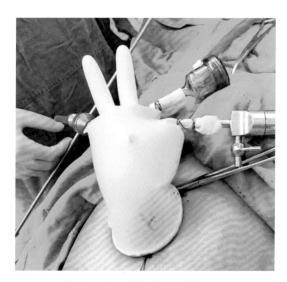

图 1-5-10 橡胶手套自制 Port

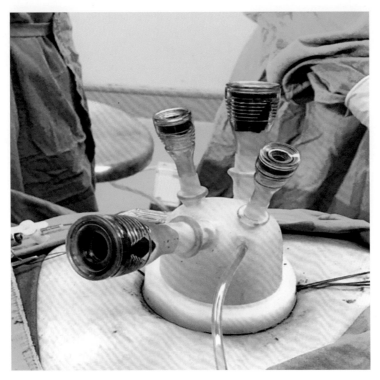

图 1-5-11　成品 Port 构建手术平台

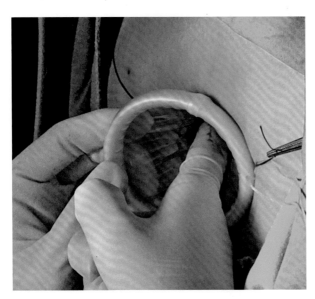

图 1-5-12　检查是否有肠管、大网膜卡压

五、脐部切口缝合

术后脐部缝合不仅是预防脐疝的关键,还是脐部整形的关键步骤,需要特殊的技巧和精细的操作以保证腹壁筋膜关闭、脐部皮肤对合完整,脐部接近原有的凹陷形态成型。

建议脐部伤口分三层缝合:

第一层,Port 内环取出后,要仔细检查切口创面,认真止血。寻找预留缝线,缝合腹膜层、脂肪层,注意缝合过程中避开肠管及大网膜。

第二层为筋膜和皮下组织层,恢复解剖结构,加强抗张强度,避免切口疝。建议采用间断缝合,有利于脐部切口重塑,恢复解剖结构;由于脐部操作空间的限制,"鱼钩型 3/4"针更易缝合(图 1-5-13)。

关小明教授曾提出使用"桃心"缝合切口中央,有利于脐的自然凹陷恢复(图 1-5-14),注意入线和出线的线尾方向要在同侧(即头侧或尾侧),牵拉后可观察到脐部形成自然凹陷。

"桃心缝合"步骤;实线为线在组织内走行,虚线为线未在组织内走行,箭头和数字提示走行方向和步骤;缝合切口中央后线头和线尾要在同一方向上(头侧或尾侧),暂不打结。

第三层为皮肤(图 1-5-15),可采用 4-0 可吸收线皮内缝合,注意对合良好,缝合脐部最深点时向深部皮下组织缝入,恢复脐部接近原有的凹陷形态。最后收紧"桃心"缝合线,外覆纱布。

以上三层结构的缝合打结建议松紧适度,结扎过松易遗留间隙,结扎过紧引起被结扎组织缺血肿胀、切割和感染。

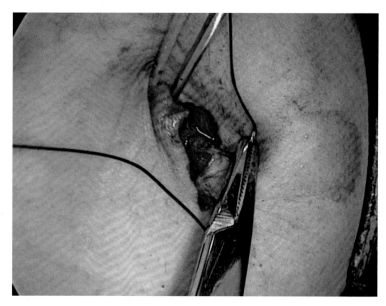

图 1-5-13　关闭筋膜层和皮下组织

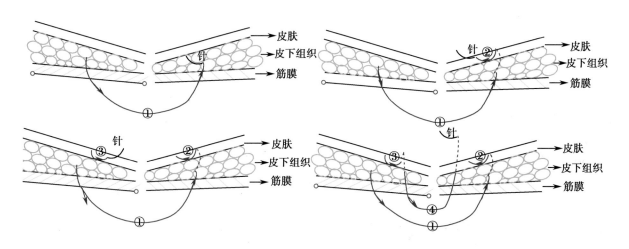

图 1-5-14　"桃心"缝合示意图

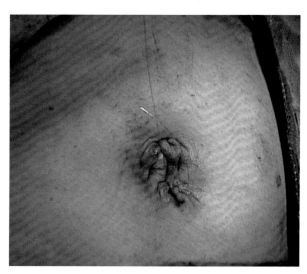

图 1-5-15　皮内缝合皮肤

六、术后脐部切口处理

1. 术前脐部的常规清洁护理。

2. 术中缝合完毕应用小纱球压迫脐根部,目的为压迫止血,外层覆盖纱布。

3. 术后 10~15 天内保持脐部切口清洁干燥,有渗血渗液应及时处理。

4. 术后随访　分别于术后 1 月、3 月及每年门诊随访,了解脐部愈合情况及专科疾病情况。

七、手术并发症及处理

单孔腹腔镜手术切口愈合不良的并发症发生率约 1%~22%,包括水肿、出血、感染、破裂或疝。

1. **切口感染** 一般人的脐部在平时清洁得不彻底,积存有陈旧的皮脂垢,应在术前清除干净,预防脐部感染。因此,术前充分的脐部准备,术中尽量避免缝合过紧或过松,充分止血,术中术后预防性应用抗生素可减少术后切口感染的发生。

2. **切口出血及血肿形成** 由于脐部特殊的解剖结构,脐部血供不丰富,如术中能做到充分的止血,可明显减少此并发症的发生。

3. **切口疝** 高危因素及注意事项同第一篇第五章第一节。

(刘娟 林琼燕)

参考文献

[1] WHEELESS CR. Outpatient Laparoscpoc sterilization under lacal anesthesia. Obstet Gynecol, 1972, 39 (5): 767-770.

[2] PELOSI MA. Laparoscopic husteretomy with bilateral salpingo-oophorectomy using a single umbilical puncture. New Jersey Medicine, 1991, 88 (10): 721-726.

[3] 张莉萍, 戴晓冬, 梁辉, 等. 经脐单孔腹腔镜结直肠手术围手术期护理. 江苏医药, 2011, 37 (6): 743-744.

第三节 经脐单孔腹腔镜腹腔内暴露技巧

经脐单孔腹腔镜技术在妇科领域占据越来越重要的地位,具有巨大的应用前景。单孔腹腔镜存在一定的局限性和技术上的难度,如操作时的"筷子"效应、线性视野、立体感缺失等,且其更因缺少助手的帮助,术野暴露相对困难。传统的多孔腹腔镜可以通过多个操作器械以及与助手的相互配合实现手术野的暴露,而经脐单孔腹腔镜多数是主刀医生单人操作,除采用头低脚高体位外,还需要通过有效的辅助方法达到暴露手术野的目的。单孔腹腔镜手术中常用暴露手术野的方法有缝线悬吊法、举宫器协助。本章将概述缝线悬吊法、举宫器协助暴露术野的方法及摄像头及光纤暴露视野的技巧。

一、悬线法

悬线法是目前单孔腹腔镜较为经济实用、容易掌握、无需特殊材料器械的辅助暴露方法。此法通常采用荷包针或调整针的弧度,根据手术野的不同采用不同部位和不同方式的悬吊,在腹腔镜监视下,选择盆、腹部相应区域进针,穿过需要悬吊部位的无血管区,再从盆、腹部相应区域出针,在盆腹腔外调整悬吊线的松紧并予以固定,以达到暴露术野的目的。以下将按照不同暴露部位及术式进行详述。

(一)膀胱子宫间隙的暴露

膀胱子宫间隙解剖部位平素易于暴露,可使用简易举宫器将子宫向直肠方向推举即可,但在子宫改良广泛及广泛切除术中,需切除一定长度的阴道时,对膀胱阴道间隙暴露要求较高,仅靠牵拉子宫不能满足术野需求。缝线悬吊法需首先打开膀胱腹膜反折,尽量下推膀胱;选取耻骨联合与右侧髂前上棘的中点为进针点,从右侧闭锁血管远端与腹膜交汇处内侧开始,连续多点缝合膀胱腹膜反折处的腹膜,直到左侧闭锁血管远端与腹膜交汇处内侧,在耻骨联合与左侧髂前上棘中点处出针,向上和两侧提拉悬吊线,牵引膀胱贴向腹前壁,远离手术区域,暴露膀胱阴道间隙,并可随着手术的进行,调整悬吊线的张力,以达到逐步暴露的目的(图 1-5-16、图 1-5-17)。

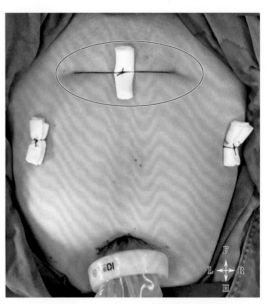

图 1-5-16 悬吊膀胱腹膜反折处腹膜的外面观(红线区域)

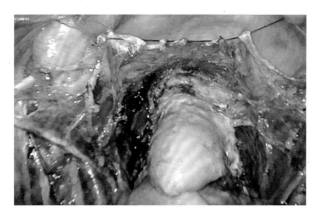

图 1-5-17　悬吊膀胱腹膜反折处腹膜的内面观

(二) 直肠子宫陷凹及骶韧带的暴露

直肠子宫陷凹及骶韧带解剖部位的暴露需要将子宫向腹前壁牵引,除使用举宫器达到这一目的外,还可以使用缝线悬吊法。对于宫颈癌的患者,为保证切除足够长度的阴道,还需充分暴露直肠子宫陷凹,因此需选取耻骨联合上方正中皮肤处为进针点,悬吊右侧闭锁动脉远端,同时悬吊双侧附件及圆韧带,再悬吊左侧闭锁动脉,最后从进针处腹壁出针,牵拉悬吊线时应将双附件置于子宫前壁与腹前壁之间,以利于直肠子宫陷凹的暴露,以便下推直肠和切除足够的双侧骶韧带(图 1-5-18、图 1-5-19)。

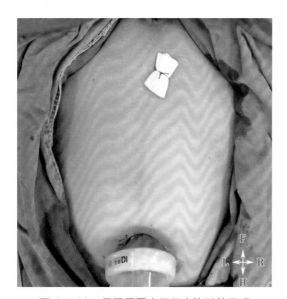

图 1-5-18　悬吊暴露直肠子宫陷凹外面观

(三) 宫旁组织的暴露

在处理宫旁组织时,除使用举宫器外还应根据手术需求采用不同的悬线方法,在前述暴露膀胱腹膜反折方法基础上,对双侧闭锁动脉进行侧方牵引。以右侧为例,选取右侧髂前上棘内侧 2cm 处

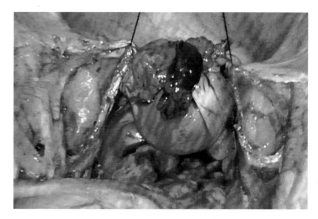

图 1-5-19　悬吊暴露直肠子宫陷凹内面观

为进针点,悬吊右侧闭锁动脉的下 1/3,同样选取右侧髂前上棘内侧 2cm 处为出针点,拉紧悬吊线,使闭锁动脉牵引达到最大张力,悬吊线使用弯钳固定在体外腹壁(图 1-5-20、图 1-5-21),同法悬吊左侧闭锁动脉(图 1-5-22、图 1-5-23)。

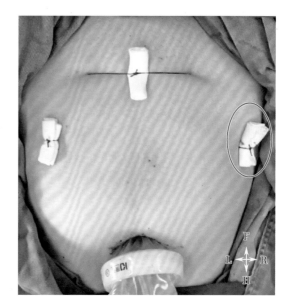

图 1-5-20　侧方悬吊右侧闭锁动脉的外面观

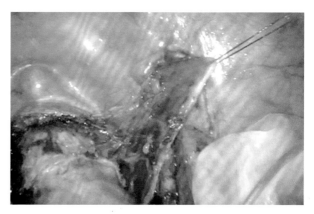

图 1-5-21　侧方悬吊右侧闭锁动脉的内面观

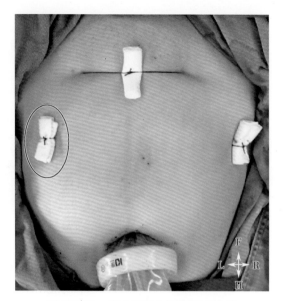

图 1-5-22　侧方悬吊左侧闭锁动脉的
外面观(红线区域)

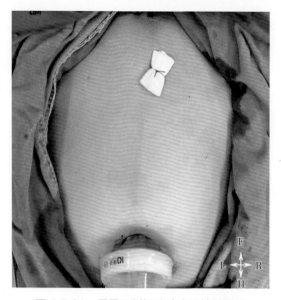

图 1-5-24　悬吊双侧闭孔动脉远端暴露闭
孔区域外面观

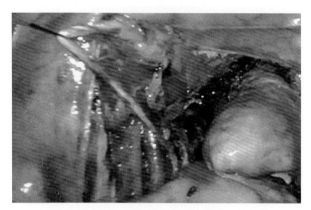

图 1-5-23　侧方悬吊左侧闭锁动脉的内面观

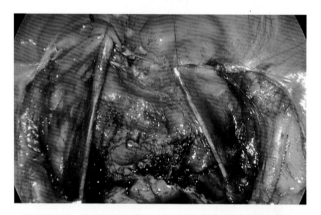

图 1-5-25　悬吊双侧闭孔动脉远端暴露闭孔区域内面观

(四) 盆腔淋巴结的暴露

盆腔淋巴结的暴露需要先于双侧髂总动脉分叉上方 2cm 处向远端打开两侧盆壁的腹膜,沿髂内动脉向远端充分游离两侧闭锁动脉。选取耻骨联合上方正中皮肤处为进针点,悬吊右侧闭锁动脉远端,再悬吊左侧闭锁动脉,悬吊线于进针处穿出腹壁,牵拉悬吊线,达到最大张力后两侧闭锁脐动脉向中线靠拢充分暴露两侧闭孔区域,悬吊线使用弯钳及小纱布于体外腹壁行打结固定(图 1-5-24、图 1-5-25),以利于盆腔淋巴结的清扫。而对于髂总区域淋巴结的暴露则选取腹部正中线脐下两横指处进针,于右侧髂总动脉分叉上方 1~2cm 处,纵行连续缝合右侧髂总动脉内侧后腹膜,再缝合左侧髂总动脉内侧后腹膜,注意避开两侧输尿管,选取进针点左侧为出针点,牵拉悬吊线暴露髂总动脉周围的淋巴结,缝线于体外同前法打结固定于腹壁(图 1-5-26、图 1-5-27)。

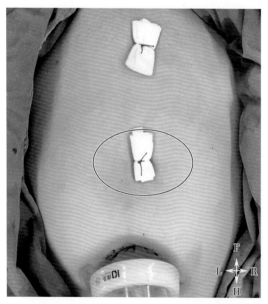

图 1-5-26　悬吊双侧髂总动脉区域腹膜
外面观(红线区域)

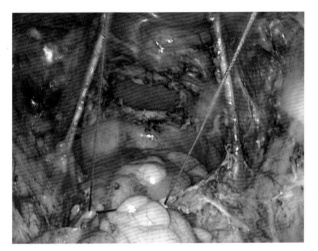

图 1-5-27　悬吊双侧髂总动脉区域后腹膜内面观

(五) 腹主动脉旁淋巴结的暴露

　　清扫腹主动脉旁淋巴结时,首先尽量打开腹主动脉旁后腹膜至高位,最好达十二指肠横部水平,分别悬吊腹主动脉左右侧区域的后腹膜暴露该区域。在腹腔镜的监视下,在脐下一横指水平线与右侧锁骨中线相交处进针,向头侧多点缝合腹主动脉旁的右侧后腹膜,在右侧肋缘与右侧锁骨中线交点处出针,牵拉悬吊线,使悬吊的腹膜达到最大张力,腹主动脉旁右侧区域呈扇形打开,缝线在体外打结,并固定于腹前壁(图 1-5-28、图 1-5-29),尽可能利用牵拉的腹膜将附着的输尿管牵拉远离手术区域。悬吊左侧腹主动脉旁后腹膜的方法同右侧,左侧进出针的位点与右侧对称(图 1-5-30、图 1-5-31)。对于肥胖、暴露不佳的患者,除悬吊腹主动脉左右两侧的后腹膜外,还可悬吊十二指肠水平部后腹膜,使腹主动脉区域暴露更加清楚。悬吊十二指肠水平部的后腹膜时,在右侧锁骨中线与右肋缘相交处进针,横行多点缝合十二指肠横部后腹膜,然后在腹腔镜监视下在左侧锁骨中线与左侧肋缘相交处出针,牵拉悬吊线,使悬吊的后腹膜达到最大张力,于体外行缝线打结,固定于腹前壁(图 1-5-32、图 1-5-33)。行腹主动脉旁淋巴结清扫,尤其是肾静脉水平淋巴结清扫时,术者应站立在患者两腿之间,抬高患者头部减小体位倾斜度甚至接近水平位。

二、举宫器协助手术视野暴露

　　多孔腹腔镜切除子宫的各种术式中,举宫器是常用的协助暴露术野的一种方式,而在单孔腹腔镜下由于缺乏助手,举宫器的作用在辅助暴露上更显重要。行子宫肌瘤切除术时,如果是后壁肌瘤,或者是

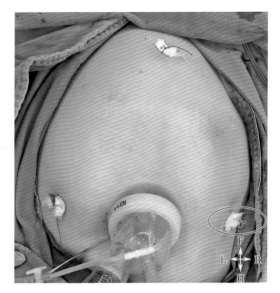

图 1-5-28　悬吊右侧腹主动脉旁后腹膜外面观
(红线区域)

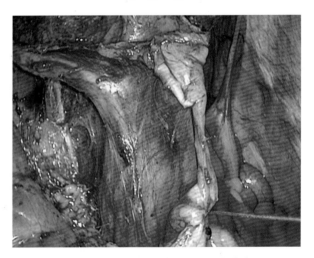

图 1-5-29　悬吊右侧腹主动脉旁后腹膜内面观

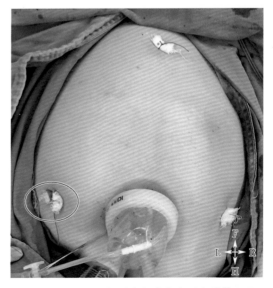

图 1-5-30　悬吊左侧腹主动脉旁后腹膜外面观
(红色区域)

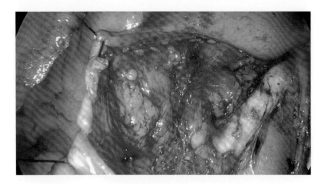

图 1-5-31　悬吊左侧腹主动脉旁后腹膜内面观

阔韧带、子宫颈等特殊部位的肌瘤,在单孔腹腔镜下,因没有第三个器械协助,暴露存在困难,对有性生活的患者,可下压举宫器协助暴露子宫后壁肌瘤。对于无性生活者不能安放举宫器者可借助悬线缝合两侧圆韧带于腹前壁悬吊牵引以协助暴露(图 1-5-34、图 1-5-35)。

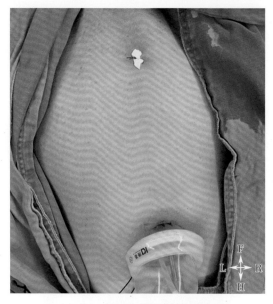

图 1-5-34　悬吊双侧圆韧带暴露子宫
后壁肌瘤外面观

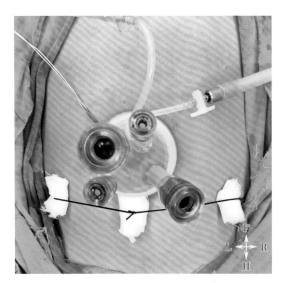

图 1-5-32　悬吊十二指肠横部后腹膜外面观

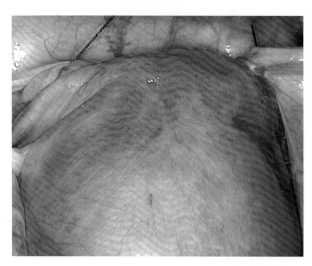

图 1-5-35　悬吊双侧圆韧带暴露子宫后壁肌瘤内面观

三、使用摄像头及光纤暴露视野的技巧

经脐单孔腹腔镜下,手术器械全部从脐部进入,腹外操作空间有限,容易相互干扰,因此摄像头及光纤的移动也同样受限,非常不利于术野的暴露。对于习惯多孔腹腔镜下摄像头及光纤使用方法的术者及助手来说,往往需要转换思维,"反其道而行之"。如在进行子宫右侧组织的某些操作时,为了避免腹腔外器械的相互干扰,此时摄像头应尽量远离操作器械,光纤应适当向左侧旋转,而不是像多孔腹腔镜下光纤向右侧旋转(图 1-5-36、图 1-5-37)。

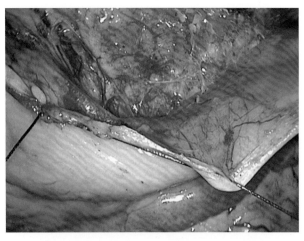

图 1-5-33　悬吊十二指肠横部后腹膜内面观

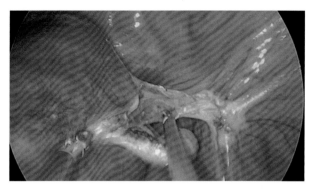

图 1-5-37 光纤及摄像头暴露右侧宫旁视野内面观

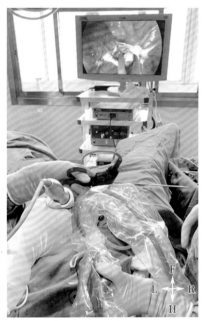

图 1-5-36 光纤及摄像头暴露右侧宫旁视野外面观

单孔腹腔镜手术作为新一代的微创手术方式已被广泛用于各种手术中,尤其是近两年来在妇科方面的应用更是迅猛发展。国内外均有利用单孔腹腔镜完成早期子宫内膜癌分期手术、早期宫颈癌根治术以及早期卵巢癌/输卵管癌分期手术的病例报道。但其术野暴露受限,操作困难也是所有术者需要面对的挑战。对于如何更好地进行术野的暴露,目前尚无统一标准或共识。不同术者因其手术流程、操作技巧、习惯等方面的不同,采用的暴露方法也存在差异,如何更好地在单孔腹腔镜下进行术野的暴露,仍需要广大妇科医生不断的探索和实践(视频 1-5-1)。

视频 1-5-1
经脐单孔腹腔镜下宫颈癌根治术

(郑莹)

参考文献

[1] 孙大为.妇科单孔腹腔镜手术学.北京:北京大学出版社,2015:64-80.
[2] 綦小蓉,徐流凤,郑莹.单孔腹腔镜的临床应用技巧.实用妇产科杂志,2019,35 (3):174-176.
[3] 綦小蓉,陈思敬,郑莹.单孔腹腔镜在妇科恶性肿瘤治疗中的利与弊.中华腔镜外科杂志(电子版),2018,11 (6):352-355.
[4] CHEN SJ, QI XR, CHEN L, et al. Laparoendoscopic single-site surgery for comprehensive staging of early ovarian cancer. Journal of Minimally Invasive Gynecology, 2019, 26 (5): 806.
[5] 王延洲,陈诚,徐嘉莉."筷子法"单孔腹腔镜技术在宫颈癌中的应用.中华腔镜外科杂志(电子版),2018,11 (1): 28-31.

第四节 经脐单孔腹腔镜手术在附件手术中的应用

一、单孔腹腔镜下输卵管切除术

(一) 引言

单孔腹腔镜输卵管手术常见为分解粘连行输卵管整形、输卵管积水行输卵管切除、输卵管异位妊娠的输卵管切除或者切开取胚等手术。

(二) 手术相关解剖

详见第一篇第二章。

(三) 手术适应证、禁忌证及并发症

详见第一篇第五章第一节。

(四) 手术步骤

见视频 1-5-2,视频 1-5-3。

视频 1-5-2
经脐单孔腹腔镜下宫内和输卵管异位
妊娠手术

视频 1-5-3
经脐单孔腹腔下单孔子宫角妊娠切除

1. 气管插管全麻,取膀胱截石位,经脐单孔入路。

2. 于脐凹向脐上缘纵行切开皮肤、皮下组织及腹膜长约 30mm,经切口置入单孔腹腔镜一次性皮肤保护套,再置入单孔腹腔镜套管,向腹腔内充入 CO_2 气体至腹压 11mmHg(1.47kPa),置入腹腔镜镜体暴露手术野,探查腹腔。利用操作器械水平交叉,无损伤钳将输卵管提起,双极电凝钳电凝输卵管系膜及峡部,并用剪刀剪断,切除患侧输卵管(图 1-5-38~ 图 1-5-40)。

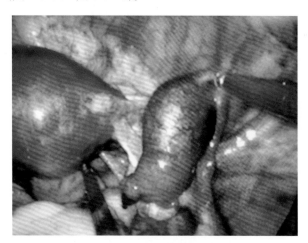

图 1-5-38 暴露患侧输卵管

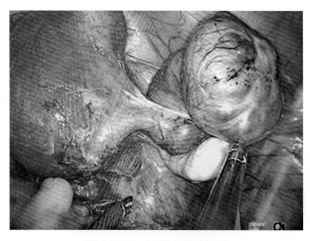

图 1-5-39 暴露患侧输卵管

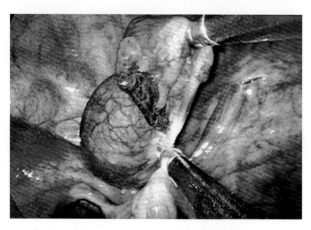

图 1-5-40 电凝患侧输卵管系膜

3. 冲洗盆腔并仔细检查手术创面,确认无出血后,将标本放置标本袋内,并经脐孔将标本完整取出。

4. 取出单孔装置及切口保护套,2-0 可吸收线缝合关闭腹膜及筋膜,并成型脐部,4-0 可吸收线皮内缝合(图 1-5-41)。

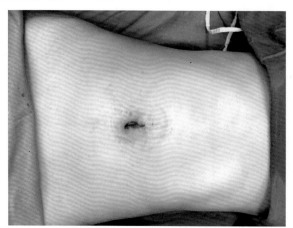

图 1-5-41 单孔腹腔镜脐孔切口

(五)手术技巧与难点

手术时配合长短器械,利用水平交叉或垂直交叉的操作模式,充分提拉患侧输卵管,暴露系膜血管,便于切除。

(六)经验荟萃分析

1. 切除输卵管时,能量器械要紧贴输卵管,以减少对卵巢血液供应的影响;在紧贴输卵管使用能量器械时,也要合理使用能量器械,以免热辐射影响病理检查结果。

2. 输卵管伞端与周围组织粘连严重时,需要逐层分离粘连,充分显露各个脏器。同时应将输卵管从伞端到子宫角方向进行分离,将输卵管完整切除。

（七）专家点评

单孔腹腔镜技术可应用于妇科附件区良性疾病，前景广阔。初学者可先从附件手术开始，克服"单孔"带来的视角改变、器械互相干扰等困难，熟练手术操作及技巧，但要严格把握手术适应证，结合患者意愿选择安全适用的手术方式。

二、单孔腹腔镜卵巢良性疾病手术

（一）引言

单孔腹腔镜卵巢良性肿瘤手术常见为畸胎瘤剥除术、卵巢的子宫内膜异位症剥除术等。

（二）手术相关解剖

详见第一篇第二章。

（三）手术适应证、禁忌证及并发症

1. 适应证

（1）经药物治疗仍持续疼痛的子宫内膜异位症。

（2）有药物治疗禁忌证或拒绝药物治疗的子宫内膜异位症。

（3）需要子宫内膜异位症的组织诊断。

（4）有症状和大于 5cm 的卵巢内膜异位囊肿者。

（5）怀疑有子宫内膜异位症恶变。

（6）其他：详见第一篇第五章第一节。

2. 禁忌证及并发症　详见第一篇第五章第一节。

（四）手术步骤

见视频 1-5-4，视频 1-5-5。

视频 1-5-4
经脐单孔腹腔镜下双侧卵巢瘤剥除术

视频 1-5-5
经脐单孔腹腔镜下卵巢囊肿剔除术

1. 卵巢良性肿瘤手术

（1）经脐单孔入路，取膀胱截石位，气管插管全麻。

（2）于脐凹向脐上缘纵行切开皮肤、皮下组织及腹膜长约 30mm，经切口置入单孔腹腔镜一次性皮肤保护套，再置入单孔腹腔镜套管，向腹腔内充

入 CO_2 气体至腹压 11mmHg（1.47kPa），置入腹腔镜镜体暴露手术野，探查腹腔。

（3）卵巢囊肿剥除：剪开卵巢皮质，锐性、钝性完整剥离囊肿，置入无菌袋经脐孔取出，双极电凝止血，3-0 可吸收线连续缝合卵巢皮质成形（图1-5-42）。

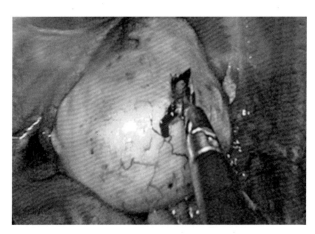

图 1-5-42　单孔腹腔镜下卵巢囊肿剥除

（4）附件切除术：双极电凝切断骨盆漏斗韧带、输卵管峡部、卵巢固有韧带，切除附件，置入无菌袋取出，置入腹腔镜再次检查腹腔。

（5）取出单孔装置及切口保护套，鱼钩针 2-0 关闭腹膜及筋膜，并成型脐部，4-0 可吸收线皮内缝合。

2. 卵巢子宫内膜异位症手术（视频 1-5-6）

视频 1-5-6
经脐单孔腹腔镜下卵巢内膜异位症手术

入路步骤同卵巢良性肿瘤手术。子宫内膜异位症机器人手术步骤见图 1-5-43~图 1-5-60。

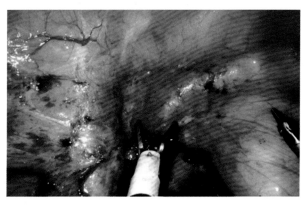

图 1-5-43　切除盆腔腹膜内膜异位灶

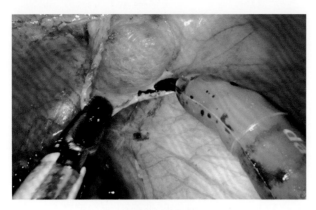

图 1-5-44　切除盆腔腹膜内膜异位灶

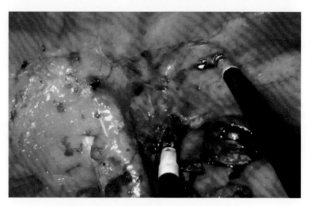

图 1-5-45　切除盆腔腹膜内膜异位灶

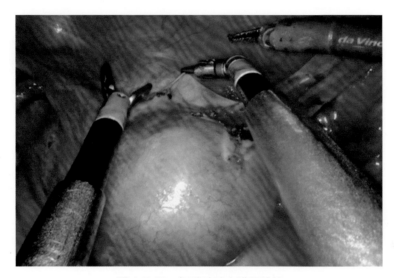

图 1-5-46　切除膀胱内膜异位灶

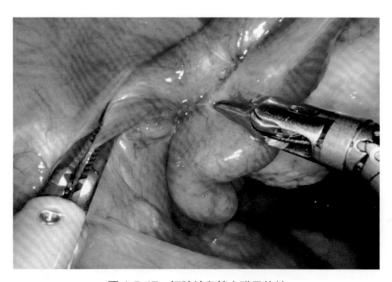

图 1-5-47　切除输卵管内膜异位灶

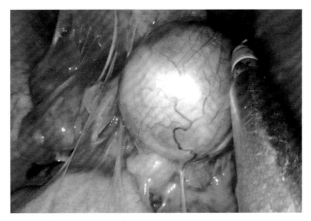

图 1-5-48　松解卵巢内膜异位囊肿周围粘连组织

（五）手术技巧与难点

1. 如单孔腹腔镜术中发现巨大卵巢囊肿无法在腹腔内完成囊肿剥除的手术操作，可将巨大的卵巢囊肿牵引至脐部切口下，在囊肿表面做一荷包缝合。在中央插入穿刺吸引器，并收紧荷包，吸净囊液后将囊肿取出体外，直视下于卵巢囊肿表面钝性分离、完整剥除囊壁，3-0 可吸收线连续缝合卵巢皮质成形放回腹腔，进而完成后面的手术操作（图 1-5-61~图 1-5-63）。

2. 卵巢子宫内膜异位症囊肿剔除时，切口尽量远离卵巢门，保护其韧带及血管。剥离过程中，找对层次是关键，尽可能保留正常卵巢组织。

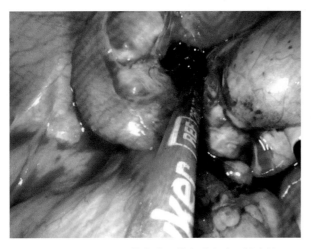

图 1-5-49　吸尽卵巢内膜异位囊肿内陈旧性血液

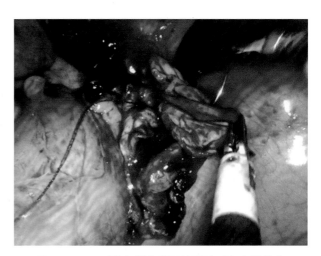

图 1-5-51　剥除卵巢内膜异位囊肿后行卵巢缝合

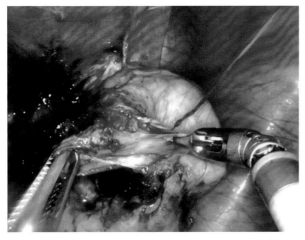

图 1-5-50　剥除卵巢内膜异位囊肿

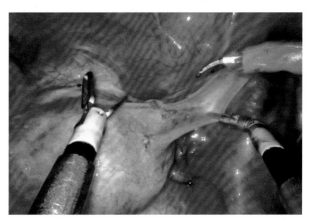

图 1-5-52　切除圆韧带内膜异位灶

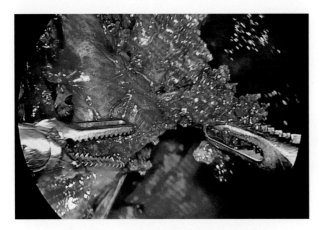

图 1-5-53　切除髂血管子宫内膜异位灶

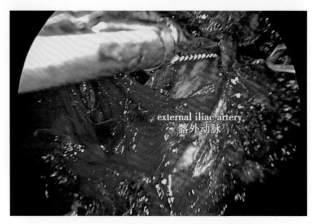

图 1-5-54　切除髂血管子宫内膜异位灶

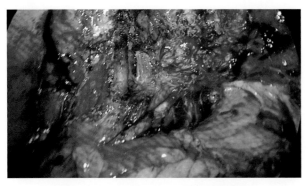

图 1-5-55　切除髂血管子宫内膜异位灶

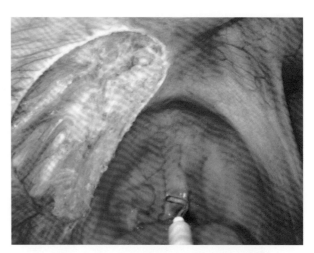

图 1-5-56　切除侧盆壁腹膜内膜异位灶

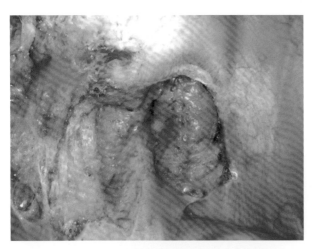

图 1-5-57　切除直肠子宫陷凹、骶韧带内膜异位灶

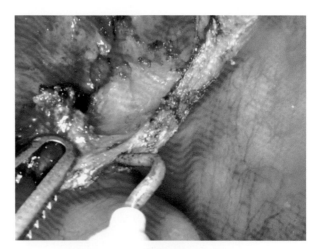

图 1-5-58　切除骶韧带内膜异位灶

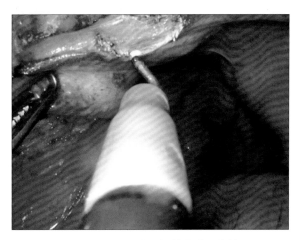

图 1-5-59　切除阔韧带内膜异位灶

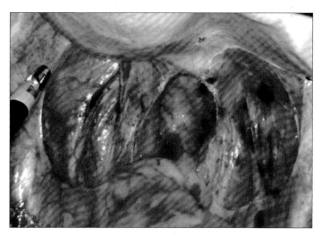

图 1-5-60　"Butterfly"切除法切除两侧盆壁、骶韧带、直肠旁腹膜（因状如蝴蝶，故取名"Butterfly"切除法）

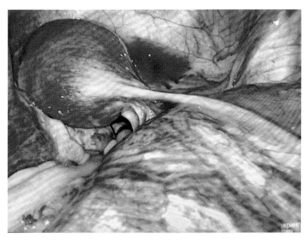

图 1-5-61　巨大卵巢囊肿

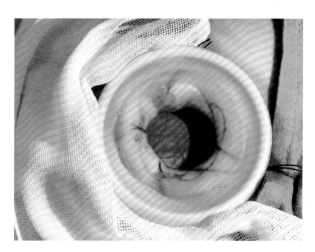

图 1-5-62　将巨大的卵巢囊肿牵引至脐部切口下

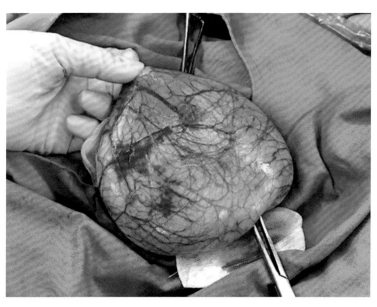

图 1-5-63　将囊肿取出体外

3. 切忌手术过程中大面积电凝、灼烧止血,减少能量器械的使用或能在一定程度上保护卵巢储备,缝合止血可以避免电凝止血对卵巢、膀胱、输尿管的热损伤。

4. 对于病变累及盆壁或直肠子宫陷凹的患者,可添加额外穿刺通道辅助(辅助孔),术中遵循"看见病灶即刻治疗"的原则,尽可能清除病灶。

5. 手术过程中尽量游离粘连,从正常组织间隙开始分离粘连,恢复解剖。

6. 根据患者及医疗条件应用新型止血材料,为手术操作提供了新的选择。

(六) 手术经验荟萃分析

1. 由于单孔腹腔镜的脐孔切口相对较大,且切口牵开器具有一定的扩张及切口保护作用。如手术过程中发现卵巢囊肿巨大,可以在术中将巨大的囊肿牵拉至脐孔切口处,吸净囊液缝合穿刺孔,再以类似开腹手术的方式进行囊肿剥除,缝合后再还纳回盆腔。以此可以明显减少手术时间,降低手术难度,减少囊液外溢,并可兼顾微创性和美观性。

2. 对于复杂深部异位病灶治疗,单孔腹腔镜暴露出其相应的缺点。操作三角的缺失,以及器械操作的"筷子效应"是单孔腹腔镜手术的最大缺陷,而机器人在单孔中的应用,一定程度上克服了单孔腹腔镜手术操作受限的困难,其将置入器械重新分配,解决了传统经脐单孔腹腔镜手术左右手互

换操作的视觉不协调问题而符合人的正常视觉习惯。视觉呈三维立体、更清晰,避免术者持镜操作颤动,操作时更灵巧、精准。利用半硬器械通过弯曲套管针重新形成手术三角便于操作。由于术者不在患者床边操作,避免了器械碰撞和床边助手的难度。符合人体工程学的人性化设计减轻了手术医生的操作疲劳。由于利用具有内置模拟手腕系统持针器,使困难的缝合变得更容易。由于子宫内膜异位症的复杂性,手术中可能需要多学科协助(如泌尿外科、胃肠外科等),一定程度上限制了其应用。因此,需开展更多的研究评估单孔腹腔镜手术的安全性和有效性,以对比单孔腹腔镜手术与传统多孔腹腔镜手术之间的疗效,或者是探讨合并不同症状的子宫内膜异位症患者如何合理运用单孔腹腔镜手术。

(七) 专家点评

子宫内膜异位症是慢性良性疾病,需要长期管理。药物治疗和腹腔镜手术是主要的治疗方法,强调个体化治疗。单孔腹腔镜手术尤其是机器人单孔腹腔镜手术在子宫内膜异位症手术中的应用文献报道不多。笔者有近300例这类手术的经验,总体而言,具有微创、美容的优势,操作难度相对传统单孔腹腔镜明显降低、手术时间缩短,并且可进行复杂困难的手术,具有很好的应用前景。

(吴桂珠 黄懿)

参考文献

[1] 任远,刘海元.单孔腹腔镜在子宫内膜异位症中的应用及研究进展.中华腔镜外科杂志(电子版),2018,11(4):248-252.

[2] 郭楠,倪观太,丁锦,等.经脐单孔腹腔镜卵巢囊肿手术.中国微创外科杂志,2019,19(06):515-517,522.

[3] 莫劲思,苏宝兰,黄睿淳,等.经脐单孔腹腔镜输卵管手术治疗输卵管妊娠的效果研究.中国现代药物应用,2019,13(13):53-54.

[4] 郭楠,丁锦,倪观太,等.单孔腹腔镜技术在妇科领域的应用探讨.现代妇产科进展,2019,28(6):451-453.

[5] 李珺玮,陈义松,华克勤.单孔腹腔镜在妇科良性疾病中的应用.实用妇产科杂志,2019,35(3):170-172.

第五节 经脐单孔腹腔镜下全子宫切除术

一、引言

子宫切除术是妇科最常见的手术之一,是治疗良性子宫肿瘤,如子宫肌瘤、子宫腺肌病等的重要术式。手术路径包括开腹手术、多孔腹腔镜手术、腹腔镜辅助的经阴道子宫切除术(laparoscopic-assisted vaginal hysterectomy,LAVH)及新兴手术方式,如经

脐单孔腹腔镜(TU-LESS)及经阴道单孔腹腔镜手术(transvaginal natural orifice transluminal endoscopic surgery,V-NOTES)。本节主要探讨经脐单孔腹腔镜下全子宫切除术,即从解剖分离开始,切除子宫的所有步骤均在经脐单孔腹腔镜下完成。

1991年Pelosi和Rd初次报道TU-LESS子宫全切术,这是首例单孔腹腔镜下全子宫切除手术,

具有标志性的意义。该术式的发展起初受限于技术上的挑战,并没有得到大范围的推广,直至 2008 年 TU-LESS 的器械和镜头有了很大改进后才得以迅速发展。在国内,2014 年,张俊吉等报道了 23 例 TU-LESS 子宫全切术,应用自固定倒刺缝线缝合阴道残端,克服了 LESS 缝合打结的难点。此后,国内外各团队先后报道完成 TU-LESS 子宫全切术。

二、手术相关解剖

详见第一篇第二章。

三、手术适应证、禁忌证及并发症

(一) 手术适应证

1. 子宫肌瘤或子宫腺肌病。
2. 子宫内膜不典型增生。
3. 高级别宫颈上皮内瘤变(CIN Ⅲ)。
4. 卵巢 / 附件良 / 恶性肿物须切除子宫者。
5. 患者自愿接受子宫全切术。

(二) 手术禁忌证

与传统腹腔镜手术禁忌证相同,但禁忌证是相对的。严重粘连、既往脐部手术者可能造成单孔设备进腹困难、腹部疝的患者,均为相对禁忌证。身体状况不能耐受麻醉者、凝血功能障碍者、腹腔严重感染者、脐部发育异常者等传统腹腔镜禁忌证,亦均为 TU-LESS 禁忌证。

(三) 手术并发症

详见第一篇第五章第一节。

四、手术步骤

见视频 1-5-7。

视频 1-5-7
经脐单孔腹腔镜下全子宫切除术

1. 放置脐部入路平台。
2. 探查盆腹腔。
3. 凝切骨盆漏斗韧带(图 1-5-64)。保留卵巢者,凝切输卵管系膜和卵巢固有韧带。
4. 打开阔韧带前后叶至膀胱腹膜反折和子宫骶韧带结合部水平(图 1-5-65)。
5. 打开膀胱腹膜反折,下推膀胱(图 1-5-66)。

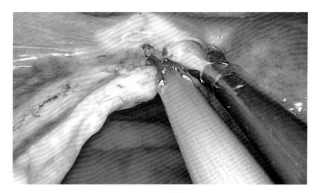
图 1-5-64　凝切骨盆漏斗韧带

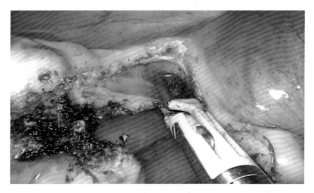
图 1-5-65　打开阔韧带前后叶至膀胱腹膜反折和子宫骶韧带结合部水平

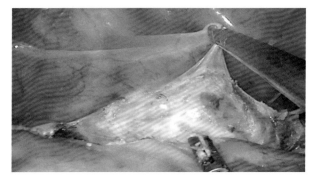
图 1-5-66　打开膀胱腹膜反折,下推膀胱

6. 分离宫旁组织,暴露并凝切子宫动静脉和主韧带(图 1-5-67)。

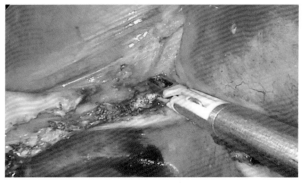
图 1-5-67　分离宫旁组织,暴露并凝切子宫动静脉和主韧带

7. 凝切骶韧带（图 1-5-68）。

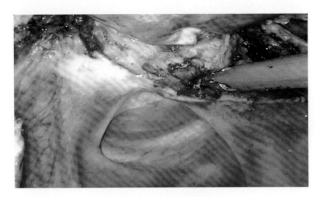

图 1-5-68　凝切骶韧带

8. 环形切开阴道穹窿（图 1-5-69）。

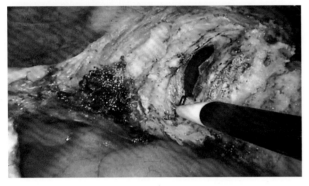

图 1-5-69　环形切开阴道穹窿

9. 取出标本。

10. 缝合阴道残端。

11. 冲洗盆腔并探查各断端。

五、手术难点与技巧

1. **经脐单孔腹腔镜手术难点**　①筷子效应：所有器械需通过单孔进入腹腔，容易互相"打架"（牵制碰撞）；②操作三角消失：器械及光源几乎在同一轴面，违背了传统的三角分布原则，较难判断盆腔深度及病灶距离；③直线视野：镜头容易与手术器械相互干扰，画面稳定性较差。

解决以上难点的方法包括：①使用加长器械，增大活动范围；②使用长、短器械联合，合理调整器械手柄交叉角度；③使用 5mm 的 30° 超长镜头，细镜（5mm）或四方镜（可转弯 360°），不仅可以减少镜头占据的空间，斜面镜头还可通过镜头的旋转调整视野角度，避免器械遮挡视野；④使用单一孔道多通路，减少套管针之间的相互干扰；⑤非主要器械尽量远离操作区域。

2. **经脐单孔腹腔镜下缝合、打结经验总结**

①单孔腹腔镜操作平台选择，尤其是软性材料平台可增加器械操作的灵活性和操作空间；②特殊（超长）镜头光学系统的采用可以使镜头远离器械及操作部位，减少镜头与其他器械相互干扰的机会；③特殊"关节式"器械与传统腹腔镜直器械联合使用，可增加操作的便利性和有效性；④使用自固定免打结可吸收缝线，可避免镜下打结和有效进行缝合。另外，也可以使用预先滑结抽紧方法，即采用 1 号针线一体可吸收缝合线，距针尾 20cm 处，翻折缠绕 3 周，形成可滑动的水手结，无针端可抽紧；在体内缝合时，第一针以扣结的阻力固定，最后一针将针穿过活扣，抽紧滑结即可。其他方法还包括使用自动缝合器或腔内带腕关节自动归位的持针器等。

六、手术经验荟萃分析

1. **中右侧子宫血管处理**　由于主刀医生站在患者左侧，在处理右侧子宫血管时，由于器械平行，操作角度不够，以及器械和镜头间相互碰撞可能造成操作困难。可通过以下技巧解决：①配合举宫器，便于显露右侧宫旁，增大操作空间；②可巧妙使用能量器械，以及使用电凝、电切相结合的器械，尽量减少手术器械进出，增加操作稳定性；③助手旋转光纤，从而通过镜头的旋转调整视野角度，避免器械遮挡视野，给主刀医生留出足够的空间。

2. **术中骶韧带处理**　由于单孔腹腔镜下直线视野，骶韧带常被子宫体遮挡，不易暴露，可通过助手旋转光纤，从而通过镜头的旋转调整视野角度。

3. **脐部缝合技巧**　入路平台取出后，要仔细检查切口创面，认真止血。确保腹壁筋膜关闭。不仅要使用可吸收缝线皮内法缝合脐部皮肤，使其对合完整，还需注意要还原脐部原有的凹陷形态。

七、专家点评

目前已有多项随机对照研究（Randomized Controlled Trials，RCT）证实，与传统多孔腹腔镜手术相比，TU-LESS 子宫全切术是一种安全有效、更加微创的手术方式。Xie 等对比较 TU-LESS 和传统多孔腹腔镜子宫全切术的 6 个 RCT 研究进行 Meta 分析，纳入 624 例患者，证实两种手术方式在中转其他手术方式比例、术中及术后并发症、术后疼痛、术中出血量、住院时间方面无统计学差异，相比多孔腹腔镜手术，LESS 手术时间平均长 13.13 分钟（P=0.02）。该 Meta 分析得出结论：TU-LESS 是一种安全、有效的妇科良性疾病手术方式。上述

Meta 分析纳入的研究之一认为手术时间延长可能与放置单孔入路费时,以及手术操作失三角有关,然而该研究异质性高,证据质量相对较差。

一项研究显示 TU-LESS 子宫次全切除术的学习曲线符合幂律,前 20 例手术时间明显越来越短,从 20 例以后,手术时间降低速度缓慢;将 75 例患者按照时间顺序每 20 例分为一组,可以发现第一组的平均手术时间显著高于后来的 3 组,该数据支持学习曲线的存在;研究得出结论,即使是多孔腹腔镜手术,经验丰富的医生也需要约 20 例手术才达到学习曲线平台。

由此可见,即使是具有阴式及腔镜手术经验的妇科医生,在学习过程中也需考虑学习曲线的存在,完成一定例数的手术才能熟练地完成 TU-LESS 子宫全切术。另外,在手术时间、出血量及手术并发症等相关指标的统计中,可能需考虑到学习曲线的存在,将学习曲线达到平台前后的数据分开进行统计。

(孙大为　周星楠)

参考文献

[1] MONTEROSSI G, FAGOTTI A, SCAMBIA G. Laparoendoscopic single-site hysterectomy: is it safe and feasible?. Curr Opin Obstet Gynecol, 2014, 26 (4):275-280.

[2] XIE WM, CAO DY, YANG JX, et al. Single-Port vs Multiport Laparoscopic Hysterectomy: A Meta-Analysis of Randomized Controlled Trials. Journal of minimally invasive gynecology, 2016, 23 (7): 1049-1056.

[3] CHUNG JH, BAEK JM, CHUNG K, et al. A comparison of postoperative pain after transumbilical single-port access and conventional three-port total laparoscopic hysterectomy: a randomized controlled trial. Acta obstetricia et gynecologica Scandinavica, 2015, 94 (12): 1290-1296.

[4] YOU SH, HUANG CY, SU H, et al. The Power Law of Learning in Transumbilical Single-Port Laparoscopic Subtotal Hysterectomy. Journal of minimally invasive gynecology, 2018, 25 (6): 994-1001.

第六节　经脐单孔腹腔镜下子宫肌瘤切除术

一、引言

子宫肌瘤是女性生殖系统常见的良性肿瘤,子宫肌瘤切除术可经腹、腹腔镜及阴式手术完成。2014 年 4 月 FDA 发表声明:因子宫肌瘤行子宫全切术或肌瘤切除术时发现隐匿性恶性肿瘤的概率为 0.28%,旋切器粉碎肌瘤可能使隐匿的恶变组织播散。经脐单孔腹腔镜子宫肌瘤切除术可将肿瘤装在标本袋内经脐部切口取出,避免瘤体在粉碎过程出现播散和种植,符合无瘤原则。

二、手术相关解剖

详见第一篇第二章。

三、手术适应证、禁忌证及并发症

1. 适应证
(1)症状性的子宫肌瘤。
(2)子宫肌瘤合并不孕。
(3)子宫肌瘤患者准备妊娠时肌瘤直径≥ 4cm。
(4)绝经后未行激素补充治疗但肌瘤仍生长。
2. 禁忌证　详见第一篇第五章第一节。

3. 并发症　详见第一篇第五章第一节。

四、手术步骤

见视频 1-5-8,视频 1-5-9。

视频 1-5-8
经脐单孔腹腔镜下子宫肌瘤切除

视频 1-5-9
经脐单孔腹腔镜下子宫肌瘤切除

1. 建立脐部入路平台　探查子宫肌瘤的数目及位置,于子宫肌壁注射缩宫素或垂体后叶素(稀释),选择纵行切口。尽可能利用单个切口取出更多的肌瘤,避开子宫角、输卵管和宫旁血管等(图 1-5-70)。

2. 电凝钩切开肌壁至肌瘤表面　假包膜切开越彻底,越利于肌瘤的剥除(图 1-5-71)。

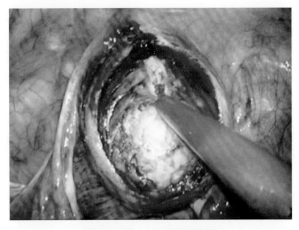

图 1-5-70　纵行切开肌壁

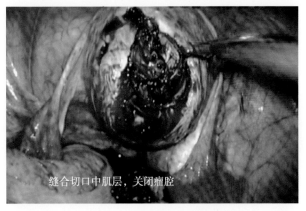

缝合切口中肌层，关闭瘤腔

图 1-5-73　分层缝合子宫切口

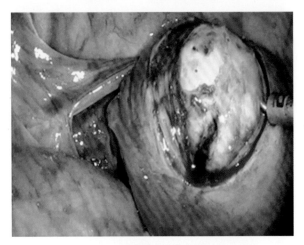

图 1-5-71　电凝钩切开肌壁至肌瘤表面

3. **分离剥除肌瘤**　可以使用肌瘤钻或抓钳。有生育要求的患者，剥除靠近子宫内膜的肌瘤时，要注意预防子宫内膜撕脱。对靠近子宫角部位的肌瘤，剥除及缝合过程要注意输卵管及开口（图 1-5-72）。

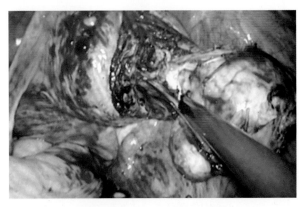

图 1-5-72　分离剥除肌瘤

4. **子宫切口分层缝合**　保证肌层的良好对合，不留死腔。应彻底止血（图 1-5-73）。

5. **取出肌瘤**　瘤体装入标本袋中，在脐部切口处，以大"C"方法旋切取出肌瘤（图 1-5-74）。

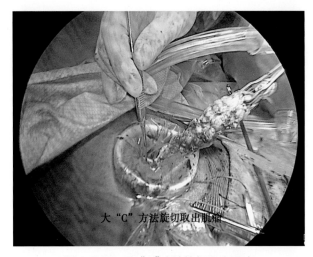

大"C"方法旋切取出肌瘤

图 1-5-74　大"C"方法旋切取出肌瘤

五、手术难点与技巧

1. **脐部切口**　多选用直径 2.0~2.5cm 单切口单通道，有利于标本的取出。

2. **子宫切口**　选择纵行切口，避免子宫外层纵行肌的切断，还利于缝合。阔韧带内较大的肌瘤，切开阔韧带前叶切口可避免输尿管和子宫血管损伤；子宫角部位的肌瘤，切口尽量避开输卵管间质部；多发性肌瘤可行梭形切口，尽量从单切口剥除邻近的多个肌瘤。

3. **缝线的选择**　使用倒刺线缝合，更好地关闭切口，可降低缝合打结难度（图 1-5-75~1-5-77）。如使用普通可吸收线缝合，可以采用悬吊法，或先缝后拉紧线的缝合方式，有利于暴露瘤腔的底部。

4. **缝合方式**　推荐使用举宫器，对于不适宜使用举宫器的患者或瘤腔暴露困难时，建议单孔 +1 进行操作，分层缝合关闭瘤腔。

5. **缝合打结方法**　①直弯钳配合反手打结法（图 1-5-78、图 1-5-79）；②提圈送线打结法（图

1-5-80）；③平行顺行打结法；④经腹壁穿刺悬吊打结法：将缝针由腹壁穿刺进入腹腔，线尾留置在腹外，起悬吊作用，打结时可绕悬吊线打结。

六、手术经验荟萃分析

1. 由于 LESS 缺乏良好的手术操作三角，缝合与打结是操作的难点，尤其后壁肌瘤切除术，需要掌握良好的反针缝合技术；多发性肌瘤，切除的大小肌瘤应集中放置在稳妥、不容易散落，且不影响手术操作的位置；可提前经脐部切口将标本袋放入腹腔，边剥离边收集。肌瘤切除时最好有专人记录切除数目，在收集肌瘤时核对数目，避免小的肌瘤散落遗留在肠间。

2. 使用举宫器可协助固定子宫、暴露术野，利于缝合。对于无性生活不宜举宫者，可使用缝线悬吊固定子宫。

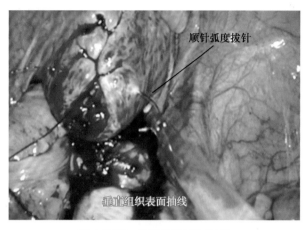

图 1-5-75 垂直组织表面抽线

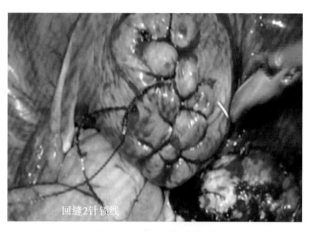

图 1-5-76 回缝后锁线

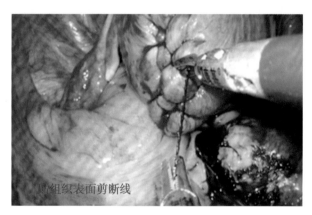

图 1-5-77 缝合完毕后

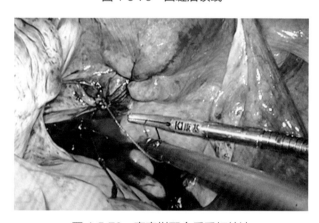

图 1-5-78 直弯钳配合反手打结法

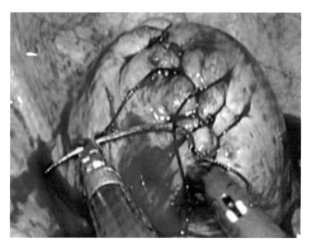

图 1-5-79 直弯钳配合反手打结法

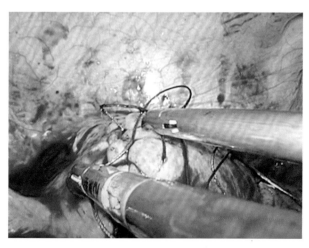

图 1-5-80 提圈送线打结法

3. 普通腹腔镜器械联合加长器械,可以缩短手术学习曲线。

七、专家点评

经脐单孔腹腔镜子宫肌瘤切除术是极具挑战性但又有优势的一种手术,该章节对此手术的步骤及技巧难点进行了深入而详尽的剖析,给读者起了很好的借鉴作用。熟练的缝合技巧是完成单孔腹腔镜子宫肌瘤切除术的关键。

(马迎春)

参考文献

[1] CHOI SH, HONG S, KIM M, et al. Robotic-assisted laparoscopic myomectomy: the feasibility in single-site system. Obstet Gynecol Sci, 2019, 62 (1): 56-64.

[2] Chen SY, Sheu BC, Huang SC, et al. Laparoendoscopic single-site myomectomy using conventional laparoscopic instruments and glove port technique: Four years experience in 109 cases. Taiwan J Obstet Gynecol, 2017, 56 (4):467-471.

[3] MUNRO MG, CRITCHLEY HO, BRODER MS, et al. FIGO Working Group on Menstrual Disorders. FIGO classification system (PALM-COEIN) for causes of abnormal uterine bleeding in nongravid women of reproductive age. Int J Gynaecol Obstet, 2011, 113 (1): 3-13.

[4] 王春阳, 韩璐, 郭凤. 悬吊线法经脐单孔腹腔镜在妇科手术的应用. 中华腔镜外科杂志 (电子版), 2018, 11 (1): 35-38.

[5] G XM, WALSH TM, OSIAL P, et al. Laparoscopic Single-Site Myomectomy of 11 cm Intramural Fibroid. J Minim Invasive Gynecol, 2015, 22 (6S): S143.

第七节　经脐单孔腹腔镜下宫颈环扎术

一、引言

宫颈环扎术(cervical cerclage)的手术入路有经阴道、经腹部、经腹腔镜。Guan 等于 2018 年报道了经脐单孔腹腔镜技术应用于妊娠期宫颈环扎。

二、手术相关解剖

宫颈环扎术需要识别的重要解剖学标志是子宫峡部,子宫峡部介于子宫体和子宫颈之间,长约0.5~1cm,其上界为子宫颈解剖学内口,下界为组织学内口,即子宫内膜和子宫颈管内膜的转换部位(图 1-5-81)。子宫颈内口水平外侧是子宫动脉上下行支分叉的部位(图 1-5-82)。

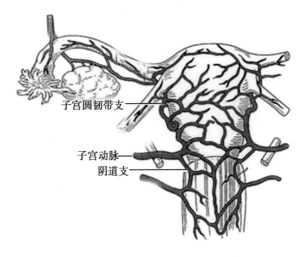

图 1-5-82　子宫动脉走行及分布

三、手术适应证、禁忌证及并发症

(一)适应证

1. 宫颈功能不全。

2. 经阴道环扎术失败。

3. 宫颈长度 <2.5cm 或曾经手术截除过的宫颈,以及不适合经阴道环扎的患者。

(二)禁忌证

详见第一篇第五章第一节。

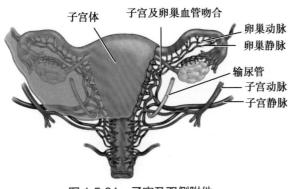

图 1-5-81　子宫及双侧附件

（三）并发症

1. 环扎带移位。
2. 胎膜早破、绒毛膜羊膜炎、子宫内膜炎。
3. 切口感染。
4. 宫颈裂伤。
5. 宫颈膀胱瘘、输尿管宫颈瘘、阴道宫颈瘘。

四、手术步骤

（一）非妊娠期

1. 构建单孔腹腔镜手术入路平台（图 1-5-83）。

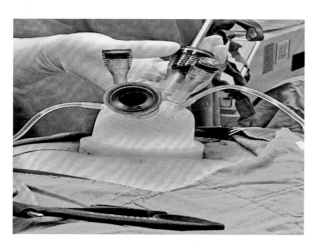

图 1-5-83 置入单孔 Port

2. **放置举宫器**（图 1-5-84、图 1-5-85） 上推举宫器，充分暴露宫体与宫颈连接处。

3. 打开膀胱反折腹膜，下推膀胱，暴露宫旁血管（图 1-5-86）。

4. 使用宽为 5mm 的聚丙烯宫颈环扎带，体外调整针的弯度。

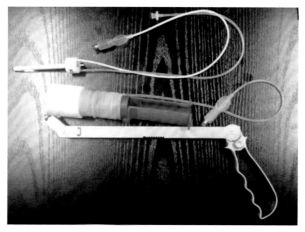

图 1-5-84 一次性举宫器（组装前）

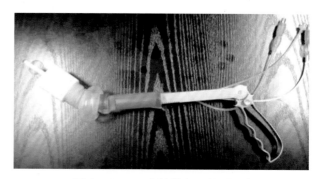

图 1-5-85 一次性举宫器（组装后）

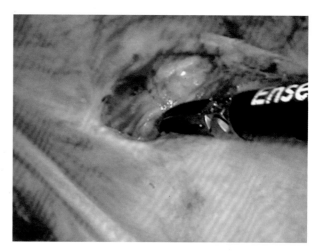

图 1-5-86 暴露宫旁血管

5. 将子宫置于前屈位暴露宫颈后方，在距宫颈外缘 2~3mm 处，骶韧带上方 0.5cm 水平自后向前穿刺缝合（针的弧度向内侧），放置子宫为水平位，注意避开宫旁血管区，出针并牵拉带出环扎带。同法处理对侧（图 1-5-87、图 1-5-88），调整并平铺宫颈环扎带。

6. 取出举宫器，行宫腔镜检查，以确保环扎带未穿透入宫颈管内。

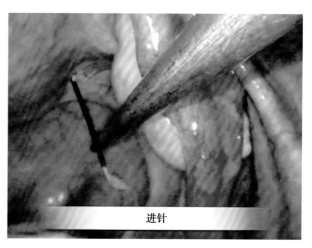

进针

图 1-5-87 进针

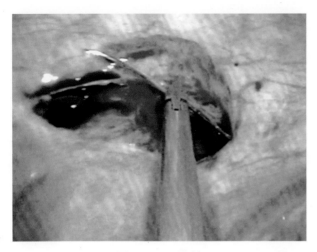

图 1-5-88　出针

7. 拉紧环扎带,确保宫颈管内仅能放置 4 号宫颈扩张棒,于子宫峡部前方打结。可另用不可吸收线缝合加固环扎带的外科结,防止外科结滑脱(图 1-5-89、图 1-5-90)。

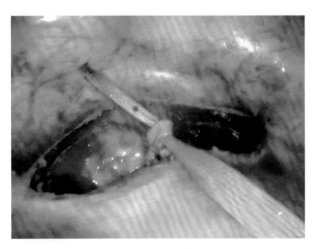

图 1-5-89　环扎带打结

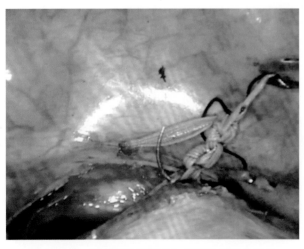

图 1-5-90　不可吸收线缝合加固环扎带的外科结

8. 可吸收线缝合膀胱反折处腹膜(图 1-5-91、图 1-5-92)。

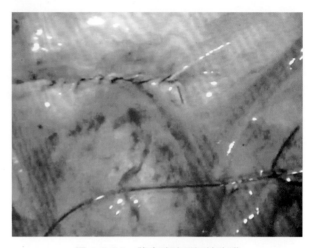

图 1-5-91　缝合膀胱反折处腹膜

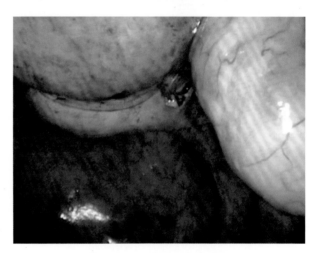

图 1-5-92　宫颈环扎完成后

9. 缝合单孔手术切口。

(二)妊娠期

妊娠期子宫增大变软,盆腔血管丰富、易出血,增加了手术的难度(图 1-5-93、图 1-5-94)。主要手术步骤同非妊娠期,此外有 3 个要点有助于手术顺利进行。

1. 使用扇形牵开器(laparoscopic fan reteactor)牵拉子宫,暴露术野(图 1-5-95)。

2. 增加两个侧位辅助孔,协助手术操作。

3. 在超声引导下进行环扎带穿刺,超声确定环扎带针、胎儿、羊膜囊的位置,有效避免妊娠囊和子宫血管的损伤(图 1-5-96~图 1-5-98)。阴道超声和腹腔镜联合监控环扎带进针穿刺过程,同样从宫颈后方进针,从宫颈前方出针,确保针尖始终在子宫动脉的内侧,进针缓慢,超声协助明确定位。

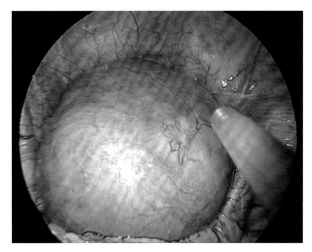

图 1-5-93 增大的妊娠子宫

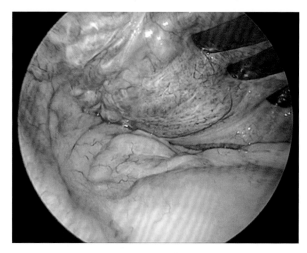

图 1-5-94 妊娠期子宫血管

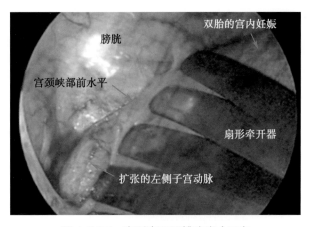

图 1-5-95 扇形牵开器辅助移动子宫

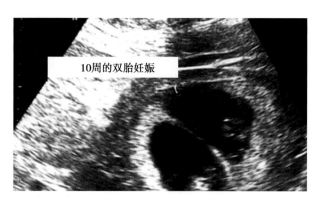

图 1-5-96 超声引导下进行宫颈环扎

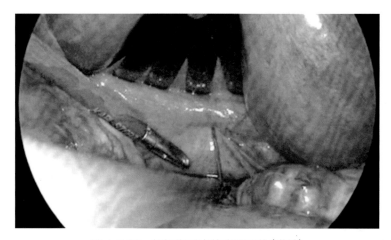

图 1-5-97 妊娠期子宫的宫颈环扎(进针)

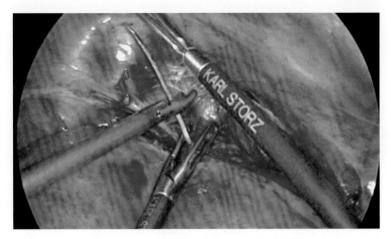

图 1-5-98　妊娠期子宫的宫颈环扎(出针)

4. 拉紧环扎带打结(图 1-5-99)　术中需要产科医生用超声监测环扎带的位置是否在宫颈内口处,评估胎儿的状况,宫颈的长度(图 1-5-100)。

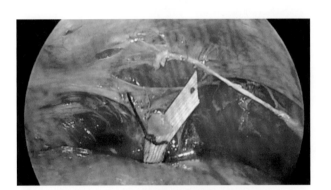

图 1-5-99　宫颈结扎带于子宫前方打结

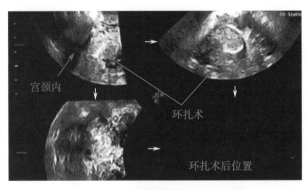

图 1-5-100　超声监测环扎带的位置

五、手术技巧与难点

1. 宫颈环扎带穿刺部位为宫颈侧缘,部分环扎带位于宫颈组织内,可以减少环扎带的移位。

2. 穿刺方向可以由后向前,也可由前向后。环扎带打结在近膀胱侧或者直肠侧,患者均未有明显不适。

3. 针的走向尤为关键,尤其是妊娠期的手术,最好是在超声的监测下进行(图 1-5-101)。

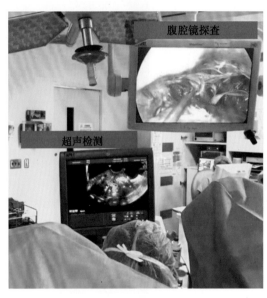

图 1-5-101　术中超声监测

4. 宫颈环扎时注意血管,并以防穿透宫颈。

5. 如果有必要,可以考虑双道结扎。

6. 妊娠期手术时,可加辅助孔。

六、手术经验荟萃分析

1. 掌握毗邻解剖关系,明确穿刺点;孕期结扎时使用安全有效的器械进行暴露。

2. 调节结扎松紧度,防止滑脱,必要时可行双道结扎(图 1-5-102、图 1-5-103)。

3. 如果由于各种原因需要引产,可考虑经脐单孔腹腔镜下剪开环扎带后引产(图 1-5-104、图 1-5-105)。

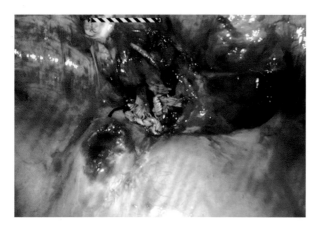

图 1-5-102　双道结扎

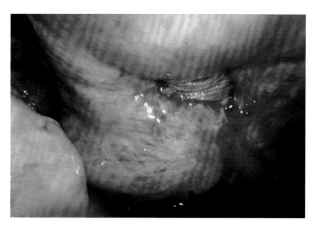

图 1-5-103　双道结扎

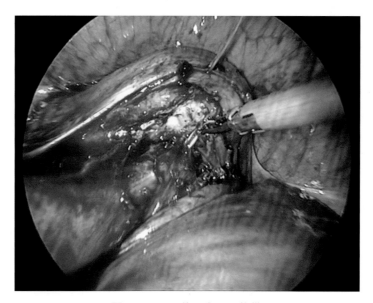

图 1-5-104　剪开宫颈环扎带

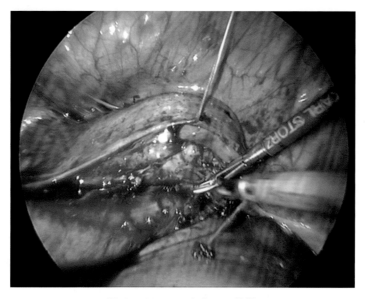

图 1-5-105　取出宫颈环扎带

七、专家点评

单孔腹腔镜宫颈环扎术具有很大的挑战性,尤其是妊娠期手术。应关注手术的注意事项,尤其是穿刺部位的选择,术中辅助超声引导可减少穿刺并发症的发生,从而降低手术的风险。

(张意茗 关小明 楼微华)

参考文献

[1] American College of Obstetricians and Gynecologists. ACOG Practice Bulletin No. 142: Cerclage for the management of cervical insufficiency. Obstet Gynecol, 2014, 123 (2 Pt 1): 372-379.

[2] BURGER NB, EINARSSON JI, VREE FE, et al. Preconceptional laparoscopic abdominal cerclage: a multi-center cohort study. Am J Obstet Gynecol, 2012, 207 (4): 273. e1-12.

[3] TULANDI T, ALGHANAIM N, HAKEEM G, et al. Pre and post-conceptional abdominal cerclage by laparoscopy or laparotomy. J Minim Invasive Gynecol, 2014, 21 (6): 987-993.

[4] ZHANG Y, GANDHI M, BIRCHALL C, et al. Single-incision laparoscopic abdominal cerclage placement: A retrospective study of single-port and robotic single-port versus multiport laparoscopy. Int J Gynaecol Obstet, 2018, 142 (2): 236-238.

第八节 经脐单孔腹腔镜阴道(子宫)骶骨固定术

一、引言

盆腔脏器脱垂(pelvic organ prolapse,POP)是一种常见的盆底功能障碍性疾病,骶骨固定术一直以来都是治疗中盆腔顶端脱垂的标准术式。早期骶骨固定术以经阴道骶骨固定术、经腹骶骨固定术为主,1994 年 Nezhat 等最早报道了 15 例腹腔镜下骶骨前固定术,首先肯定了腹腔镜下阴道骶骨固定术的疗效,奠定了其发展的基础。近年来,随着微创外科技术的发展,治疗盆腔脏器脱垂的手术入路方式不断创新,出现了机器人辅助腹腔镜、机器人辅助单孔腹腔镜、经脐单孔腹腔镜下骶骨固定术、经阴道腹腔镜下骶骨固定术等手术方式。

二、手术相关解剖

阴道骶骨固定术是通过网片将阴道悬吊于骶骨的前纵韧带上,连接阴道残端与骶骨岬前纵韧带,恢复阴道正常解剖位置的同时兼顾对阴道前、后壁的加固。

阴道骶骨固定术需要识别的重要解剖学标志有骶骨岬前纵韧带、骶前间隙、骶中动脉和静脉、主动脉分叉和下腔静脉。前纵韧带(图 1-5-106)位于椎体前面,上起于枕骨底部和寰椎前结节,下至骶骨上半部,韧带的宽窄厚薄各部有所不同,前纵韧带内层纤维与椎间盘外层纤维和椎体的骺环相连。骶前间隙也称直肠后间隙,为骶前筋膜与直肠系膜之间的潜在腔隙,其下界为盆膈,上方在骶骨岬处与腹膜后隙相延续,内侧充满网状的疏松结缔组织,内有腹下神经走行,后外侧可见髂内静脉。骶前筋膜位于直肠筋膜鞘与盆膈上筋膜之间,它像一个吊床似的扩展于两边的盆筋膜腱弓,向下延伸到肛管、直肠结合处,与直肠筋膜鞘相融合,左、右腹下神经及下腹下神经丛都被包在骶前筋膜内。

骶中动脉较细,且不成对,在腹主动脉后壁距左、右髂总动脉分叉处的上方大约 4.3mm 处发出,行于腹下丛、左髂总静脉后方,在第 4~5 腰椎体的前面进入骨盆,经直肠后面于骶骨和尾骨前面下降(于正中线或者偏向一侧)至尾骨尖,终于尾骨球。骶前静脉丛主要由骶正中静脉、骶外侧静脉干、椎旁静脉、横干静脉组成一网状静脉丛。其中骶正中静脉则大多与骶正中动脉相伴行,但两者间的位置关系不恒定。骶前静脉丛紧贴骶骨骨面及骨盆壁,被结缔组织固定,管腔有的较粗,管壁薄,大多数无静脉瓣膜,弹性差,易被外力作用撕破,且损伤后难以止血。此外,在 L_4~L_5 水平,右髂总动静脉和右输尿管在右骶骨的边缘;左侧边为乙状结肠,左髂总静脉在左髂总动脉的内侧。手术分离过程中,应避免损伤骶前静脉丛(图 1-5-107)。

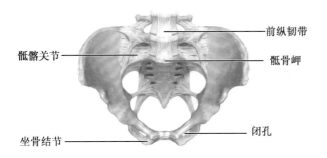

图 1-5-106 前纵韧带

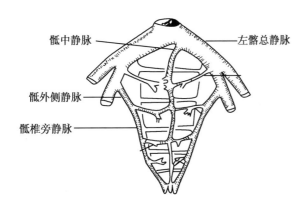

图 1-5-107 骶前静脉丛

三、手术适应证、禁忌证及并发症

(一)适应证

1. 中盆腔缺陷为主的盆腔器官脱垂。
2. 子宫骶韧带薄弱。
3. 有症状的阴道穹窿脱垂或阴道顶端脱垂。
4. POP 术后阴道顶端脱垂复发(有症状,且 POP-Q 评分 > Ⅱ度)。

(二)禁忌证

详见第一篇第五章第一节。

(三)并发症

1. **出血性损伤** 主要发生在骶前血管。
2. **盆腔脏器损伤** 直肠、输尿管及膀胱等。
3. 切口感染。
4. **网片相关并发症** 网片挛缩、疼痛、暴露和侵蚀等。
5. 新发急迫性或压力性尿失禁。
6. 肠梗阻等肠道症状。
7. 骶骨骨髓炎。
8. 性功能障碍、性交痛。

四、手术步骤

(一)经脐单孔腹腔镜阴道(子宫)骶骨固定术(视频 1-5-10)

视频 1-5-10
经脐单孔骶骨固定术

1. 患者采取全麻,取仰卧头低位,肥胖可稍左侧低位。
2. 建立经脐单孔入路,同第四章单孔腹腔镜手术切口选择及技巧(图 1-5-108)。

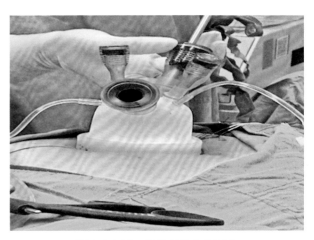

图 1-5-108 经脐单孔入路平台

3. 建立气腹,维持气腹压力 10~12mmHg (1.33~1.60kPa),选择 30° 腹腔镜经单孔 port 进入腹盆腔,探查腹盆腔脏器情况。

4. **保留子宫骶骨固定术** ①阴道前壁的分离:打开膀胱反折腹膜,下推膀胱至阴道中段脱垂最远端(图 1-5-109),打开右侧阔韧带前后页形成

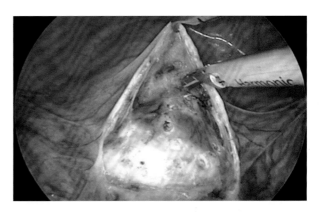

图 1-5-109 打开膀胱反折腹膜,下推膀胱至阴道中下段脱垂最远端处

网片通道;②阴道后壁分离:打开直肠窝腹膜,下推至直肠阴道隔,如合并肠疝需要术中修补,后盆腔脱垂严重者需要分离至阴道口会阴体。

5. **子宫全切术步骤** 详见第一篇第五章第五节,阴道前后壁分离同上。

6. **骶前区分离与暴露(图 1-5-110)** 在骶骨岬水平上 2cm 用超声刀纵行剪开分离骶前区,锐性分离腹膜下脂肪组织,暴露骶正中动脉及静脉,暴露骶骨岬、第 1 骶椎椎体面及骶前纵韧带,仔细辨认右侧髂内静脉,右侧输尿管及左侧髂内静脉,分离过程始终暴露右输尿管(图 1-5-111)。

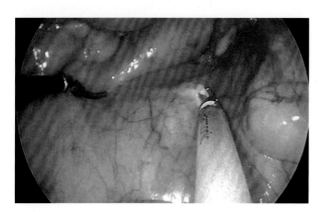

图 1-5-110 骶前区分离

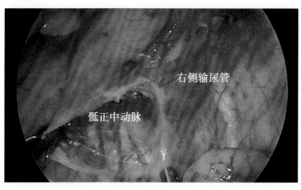

图 1-5-111 暴露骶正中动脉及右侧输尿管

7. **后腹膜隧道建立(图 1-5-112)** 于骶前区与阴道顶端间的直肠侧间隙形成后腹膜隧道,位于直肠右侧与右侧输尿管之间。

8. **缝合网片** 修剪 Y 形网片,将阴道前后壁网片阴道端以 2-0 号倒刺线 S 形缝合固定,缝合过程注意不穿透阴道黏膜。

9. 用阴道举宫器暴露保持阴道残端形态,保持无张力状态,量化形式调整网片的长度,在骶前区避开骶正中静脉,用不可吸收线缝合固定骶骨端的网片,缝合 2~3 针于骶骨岬前纵韧带。使用 2-0

吸收线缝合关闭腹膜,网片充分腹膜化(图 1-5-113、图 1-5-114)。常规缝合关闭脐部切口(同第一篇第五章第二节脐部解剖及切开缝合技术)。

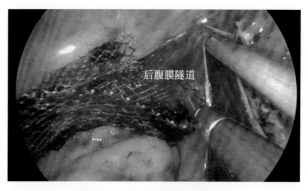

图 1-5-112 建立后腹膜隧道

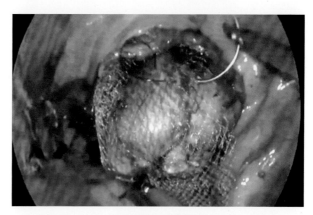

图 1-5-113 阴道前网片阴道端 S 形缝合固定

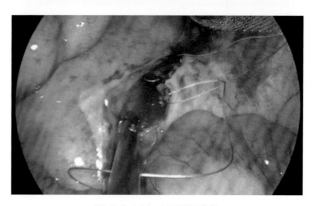

图 1-5-114 网片腹膜化

(二)机器人辅助单孔腹腔镜下骶骨固定术

传统的单孔腹腔镜骶骨固定术由于缝合及重建性手术时间长,具有挑战性;机器人辅助单孔腹腔镜手术中由于持针器的可转弯特点及器械的关节灵活性,以及使用倒刺缝合和后腹膜隧道技术,在一定程度上降低了手术难度。

1. 垂直打开经脐皮肤切口,置入达·芬奇单孔平台,带有专门的硅胶端口和两个带有柔性器械的弯曲插管。

2. 对于需要切除子宫的患者,进行机器人辅助单孔腹腔镜或阴式子宫全切术关闭缝合阴道穹窿或宫颈残端时,对阴道前后壁膀胱及直肠进行充分分离(图 1-5-115、图 1-5-116)。

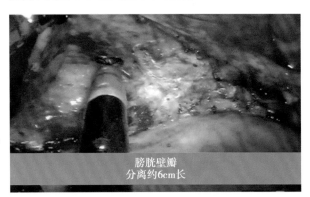

膀胱壁瓣
分离约6cm长

图 1-5-115 分离阴道前壁

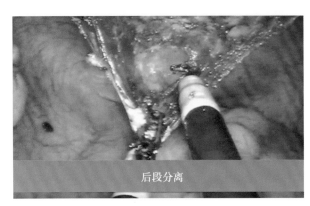

后段分离

图 1-5-116 分离阴道后壁

3. 暴露骶前区及前纵韧带、骶血管,不可吸收线缝合至前纵韧带,预留 2~3 针用以网片缝合(图 1-5-117)。

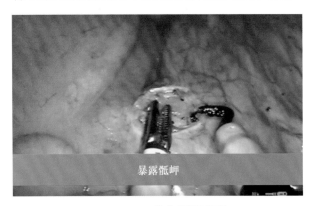

暴露骶岬

图 1-5-117 分离暴露骶骨岬

4. 创建后腹膜隧道(图 1-5-118)。

5. 量化方式修剪及缝合网片至阴道前后壁并通过连续的单层 2-0 V-Loc 缝线将网片固定在阴道上,将网状物的长臂穿过后腹膜隧道(图 1-5-119)。

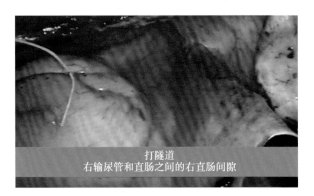

打隧道
右输尿管和直肠之间的右直肠间隙

图 1-5-118 形成后腹膜隧道

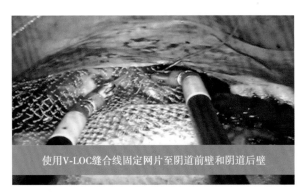

使用V-LOC缝合线固定网片至阴道前壁和阴道后壁

图 1-5-119 缝合网片于阴道前后壁

6. 调节网片张力,缝合网片至骶前区前纵韧带(图 1-5-120),使用可吸收线关闭腹膜及网片腹膜化(图 1-5-121)。

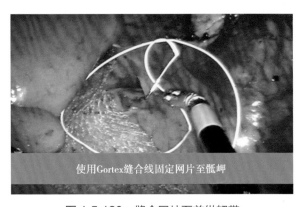

使用Gortex缝合线固定网片至骶岬

图 1-5-120 缝合网片至前纵韧带

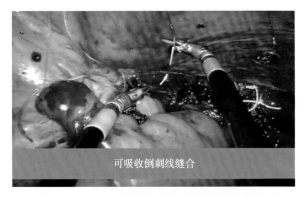

可吸收倒刺线缝合

图 1-5-121 可吸收倒刺线闭合覆盖网片的腹膜

五、手术技巧与难点

1. 对于肥胖患者进行骶前区暴露时,可取左侧倾斜体位。

2. 保留子宫或宫颈的手术,可将网片 T 形环绕顶端,阔韧带内建立通道,"Y"端通过后腹膜隧道至骶前区。

3. 后腹膜隧道利于网片张力调节,保持网片无张力状态。

4. 后腹膜隧道建立于直肠右侧和右侧输尿管之间。为了防止输尿管损伤,在解剖过程中将右侧输尿管定位并保持在视野内,要注意识别下腹部神经,尽量减少可能导致内脏功能障碍和疼痛的神经损伤。

六、手术经验荟萃分析

1. **建立后腹膜隧道**　文献报道后腹膜隧道建立能保持后腹腔完整性,有可能减少局部粘连,依据笔者经验总结,后腹膜隧道更利于网片的无张力调节。

2. **避免术中出血**　骶前出血是阴道骶骨固定术最常见的术中并发症,原因主要是骶前静脉丛或

骶正中动脉在术中的撕裂。建议在手术时选择骶骨 S_1~S_2 水平的平坦无血管区,缝针穿透骨膜。同时术中辨别骶正中动脉、骶正中静脉及前纵韧带的位置。

3. **缝合技巧**　①骶前区的前纵韧带缝合时建议全层缝合,以免组织撕脱造成手术失败;②阴道壁分离避免过薄,预防网片外露;③网片完全腹膜化。

4. **减少术后肠道症状**　注意网片张力及网片与直肠的距离,减少侵蚀、损伤及术后肠道功能异常。

七、专家点评

经脐单孔腹腔镜阴道骶骨固定术是近年来妇科微创医师在阴道骶骨固定术手术入路上做出的新尝试。目前已有多篇报道,证实了经脐单孔腹腔镜阴道骶骨固定术是一种安全可行、更有利于患者术后恢复的手术方式。但是对于术者的熟练度和患者自身条件有一定的要求,需多方考虑后慎重选择进行该术式。

(刘娟　周星楠)

参考文献

[1] TO V, HENGRASMEE P, LAM A, et al. Evidence to justify retention of transvaginal mesh: comparison between laparoscopic sacral colpopexy and transvaginal Elevate™ mesh. Int Urogynecol J, 2017, 28 (12): 1825-1832.

[2] LOWENSTEIN L, MATANES E, BURKE YZ. Surgical Technique for Robot-assisted Sacrocolpopexy Performed via a Single Port. Urology, 2017, 103: 272.

[3] SIDDAIAH-SUBRAMANYA M, TIANG KW, NYANDOWE M. A New Era of Minimally Invasive Surgery:Progress and Development of Major Technical Innovations in General Surgery Over the Last Decade. Surgery journal, 2017, 3 (4): e163-e166.

[4] LIU J, KOHN J, GUAN ZK, et al. Short-term Outcomes of Non-robotic Single-incision Laparoscopic Sacrocolpopexy: A Surgical Technique. J Minim Invasive Gynecol, 2020, 27 (3): 721-727.

[5] DANESHGARI F, PARAISO MF, KAOUK J, et al. Robotic and laparoscopic female pelvic floor reconstruction. Bju International, 2010, 98 (s1): 62-68.

第九节　经脐单孔腹腔镜下剖宫产术后瘢痕妊娠及瘢痕憩室手术

一、引言

剖宫产术后子宫瘢痕妊娠(cesarean scar pregnancy,CSP)是指受精卵着床于前次剖宫产子宫切口瘢痕处的一种异位妊娠,是一个限时定义,仅限于早孕期(≤12 周)。由于 CSP 可以造成清宫手术中及术后难以控制的大出血、子宫破裂、周围器官损伤,甚至导致切除子宫等,严重威胁妇女的

生殖健康甚至生命,已引起临床上的高度重视。目前 CSP 治疗包括清宫术、妊娠物清除术及子宫瘢痕修补术、子宫切除术。

剖宫产术后子宫瘢痕憩室(cesarean scar diverticulum,CSD)又称剖宫产术后子宫切口缺损(previous cesarean scar defect,PCSD),指剖宫产术后子宫切口愈合不良,子宫瘢痕处肌层变薄,形成一与宫腔相通的凹陷或腔隙。目前,CSD 的治疗

包括药物治疗及手术治疗,手术治疗通过切除或烧灼憩室内异常的黏膜组织和扩张增生的血管,从而达到改善症状的目的;对于有生育需求的患者,需同时增加子宫切口处组织的厚度。目前 CSD 的诊断与治疗尚无统一标准,手术指征为诊断 CSD 且有相应的临床症状,影响患者的生命质量,或者患者有治疗需求。

目前 CSP、CSD 的手术治疗方式有传统开腹手术、腹腔镜手术及阴式手术。近年来随着微创技术的发展,部分临床证据表明单孔腹腔镜技术可应用于 CSP、CSD 的治疗,本章将对单孔腹腔镜下 CSP、CSD 手术进行解析。

二、手术相关解剖

剖宫产术后子宫瘢痕憩室宫腔镜下可见子宫峡部前壁剖宫产术后子宫切口处凹陷形成憩室结构,切口下缘纤维组织形成"活瓣",凹陷内可见陈旧积血或黏液,憩室内局部血管增生、迂曲扩张,有时可见较薄的子宫内膜生长(图 1-5-122、图 1-5-123)。

三、手术适应证、禁忌证及并发症

(一)适应证

1. Ⅱ型和Ⅲ型 CSP,尤其是Ⅲ型中的包块型,子宫前壁瘢痕处肌层菲薄,血流丰富,有再生育要求并希望同时修补子宫缺损的患者。

2. 伴有异常子宫出血,痛经、盆腔痛及不孕等症状的 CSD。

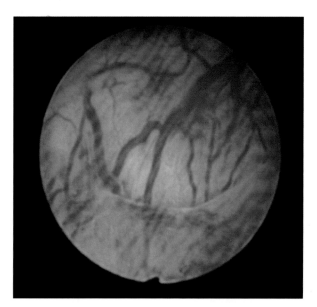

图 1-5-122 宫腔镜下子宫瘢痕憩室

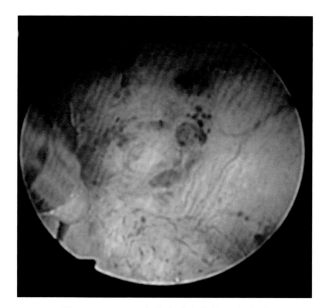

图 1-5-123 子宫瘢痕憩室内的子宫内膜

(二)禁忌证

详见第一篇第五章第一节。

(三)并发症

详见第一篇第五章第一节。

四、手术步骤

(一)剖宫产术后瘢痕妊娠手术

1. 必要时可使用宫腔镜协助检查,观察妊娠囊、附着部位(图 1-5-124)。

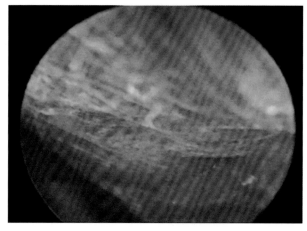

图 1-5-124 宫腔镜检查

2. 剪开膀胱腹膜反折,分离膀胱宫颈间隙,下推膀胱,暴露妊娠部位。切开子宫下段妊娠膨出部位,暴露妊娠组织(图 1-5-125、图 1-5-126)。

3. **清除妊娠物** 将妊娠组织装入标本袋自 Port 口取出,妊娠部位切口清除残留组织,修整切缘(图 1-5-127~图 1-5-130)。

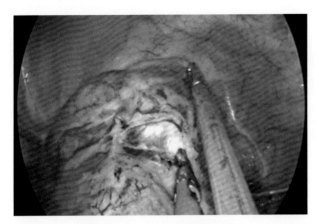

图 1-5-125　切开膀胱腹膜反折

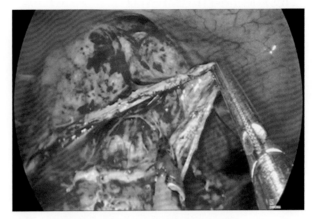

图 1-5-126　切开膀胱腹膜反折

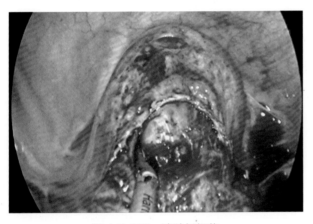

图 1-5-127　清除妊娠物

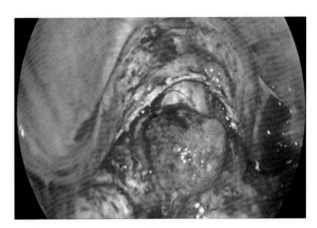

图 1-5-128　清除妊娠物

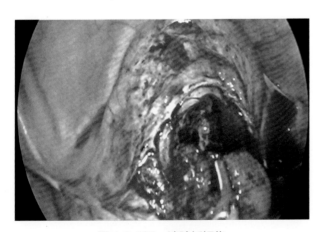

图 1-5-129　清除妊娠物

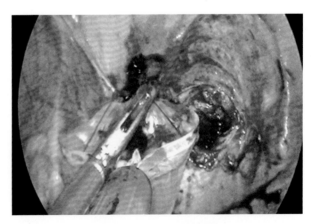

图 1-5-130　清除妊娠物

4. **缝合** 充分暴露子宫切口,上下切缘对合良好,倒刺线连续缝合,修剪切口边缘组织,对齐子宫切口(图1-5-131~图1-5-134)。

5. 子宫肌层连续包埋缝合切口,或褥式缝合,加固手术创面(图1-5-135、图1-5-136)。

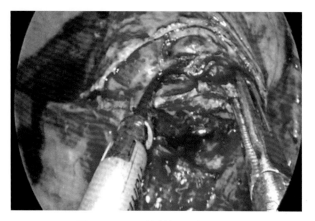

图 1-5-131 修剪切口边缘组织

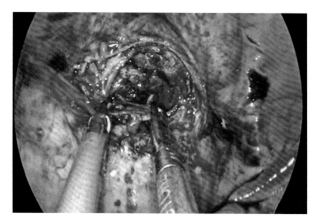

图 1-5-132 修剪切口边缘组织

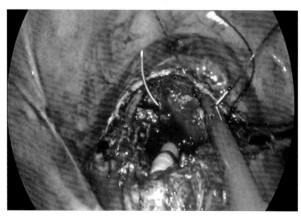

图 1-5-133 封闭切口

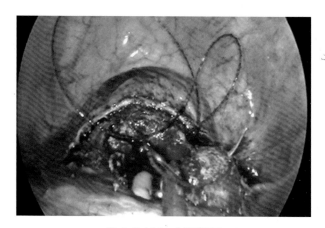

图 1-5-134 封闭切口

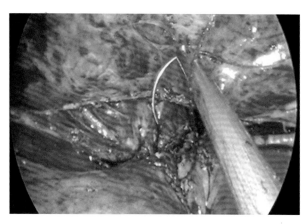

图 1-5-135 缝合子宫肌层组织

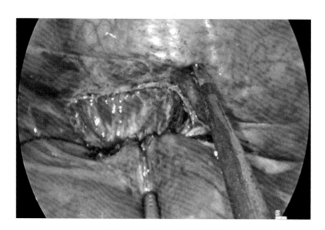

图 1-5-136 修复创面

（二）剖宫产术后子宫瘢痕憩室手术

1. 膀胱反折腹膜打开 由于膀胱反折腹膜与瘢痕处的粘连,避免能量器械的热损伤,可锐性分离膀胱宫颈间隙(图 1-5-137、图 1-5-138)。

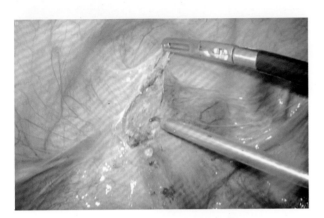

图 1-5-137 分离膀胱宫颈间隙

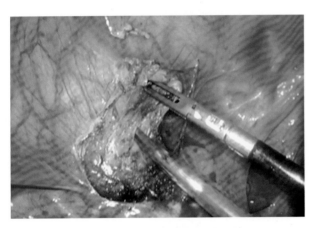

图 1-5-138 分离膀胱宫颈间隙

2. 宫腹腔镜联合观察瘢痕憩室的长度及宽度,以确定瘢痕切除的范围(图 1-5-139)。

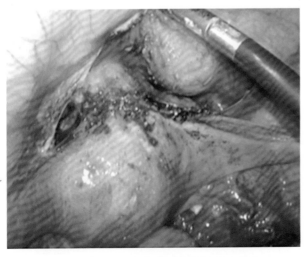

图 1-5-139 观察瘢痕憩室的长度及宽度

3. 注意瘢痕两侧的粘连带,附着于剖宫产术后子宫瘢痕处,向前上牵拉子宫下段,使宫体及宫底处于后屈的位置,切开粘连带,解除牵拉,可以充分暴露瘢痕部位(图 1-5-140)。

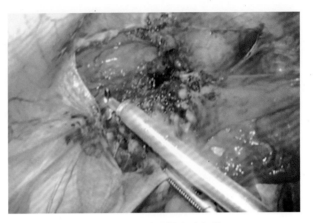

图 1-5-140 暴露瘢痕部位

4. 建议用剪刀去除瘢痕组织,暴露新鲜肌层组织,尽量避免使用电器械,减少热损伤(图 1-5-141)。

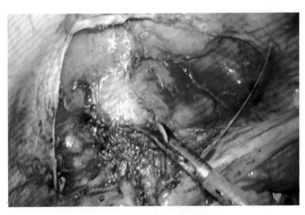

图 1-5-141 剪除瘢痕组织

5. 缝合 以 2-0 可吸收线缝合,第一层采用垂直连续全层缝合(图 1-5-142);第二层水平褥式连

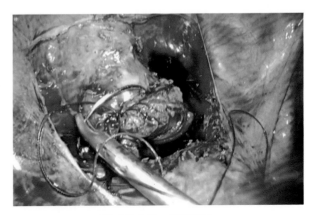

图 1-5-142 垂直缝合

续缝合,缝合肌层厚度约 1/3,加固加厚缝合部位,减少切口处张力(图 1-5-143);第三层:连续缝合关闭瘢痕处反折腹膜(图 1-5-144、图 1-5-145)。

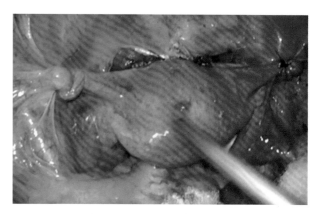

图 1-5-145 三层缝合完成后

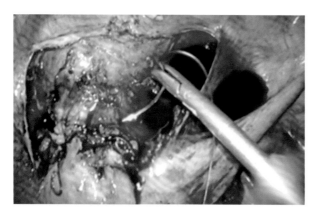

图 1-5-143 水平缝合

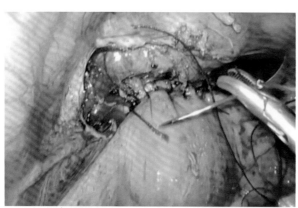

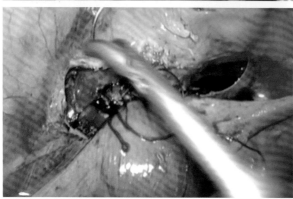

图 1-5-144 缝合关闭腹膜

五、手术技巧与难点

1. **CSP 手术技巧** 可借助宫腔镜判断妊娠的部位,但要警惕出血的风险。完整清除妊娠组织物,修剪切缘,有利于术后切口愈合。

2. **CSD 手术技巧** 膀胱反折腹膜打开困难者,可轻度充盈膀胱,易于分辨膀胱宫颈界线,可减

少膀胱损伤。可结合宫腔镜透光试验,来定位瘢痕缺陷的范围,尽量将瘢痕全部予以切除,以利于切口的再次愈合。

六、手术经验荟萃分析

1. 大出血是 CSP 治疗中最棘手的并发症之一,手术前可结合超声、MRI 等影像学检查详细评估出血风险。对于大出血 CSP,子宫动脉栓塞术可用于紧急止血,术中可用双侧子宫动脉缝扎减少出血。术中应彻底清除妊娠物。缝合切口要对合良好,严密止血,关闭子宫肌层时尽可能双层缝合。

2. CSD 的腹腔镜下手术优势在于可以充分暴露剖宫产术后子宫瘢痕部位,并做到分层缝合,有利于切口部位的再愈合。单孔腹腔镜下 CSD 手术,术者需要掌握良好的单孔腹腔镜下缝合技术,术中可采用免打结倒刺线及使用加长器械,降低手术难度。

七、专家点评

目前 CSP 的手术方式可以通过开腹、腹腔镜以及经阴式完成,术者可根据患者的情况及自身的手术技术水平选择合适的手术路径。单孔腹腔镜兼有腹腔镜的优点,单切口可完成手术,也是 CSP 手术可选的手术方式之一。

由于 CSD 的临床诊断和治疗尚无统一的规范指南,许多医生正致力于从不同角度、不同层面进行探索。经脐单孔腹腔镜剖宫产术后瘢痕憩室手术具有一定的挑战性,本章节对单孔腹腔镜下 CSP、CSD 手术进行解析,以期对读者有所借鉴。

(马迎春)

参考文献

［1］HUDECEK R, FWLSINGEROVA Z, FELSINGER M, et al. Laparoscopic Treatment of Cesarean Scar Ectopic Pregnancy. J Gynecol Surg, 2014, 30 (5): 309-311.

［2］WU X, XUE XH, WU XZ, et al. Combined laparoscopy and hysteroscopy vs. uterine curettage in the uterine artery embolization-based management of cesarean scar pregnancy: a cohort study. Int J Clin Exp Med, 2014, 7 (9): 2793-2803.

［3］MA Y, KOHN J, ZHANG Y, et al. Single-incision laparoscopic repair of a cesarean scar defect. Fertil Steril, 2019, 111 (3): 607-608.

［4］FENG YL, LI MX, LIANG XQ, et al. Hysteroscopic treatment of postcesarean scar defect. J Minim Invasive Gynecol, 2012, 19 (4): 498-502.

［5］剖宫产术后子宫瘢痕憩室诊治专家共识. 中华妇产科杂志, 2019(3): 145-148.

第十节　经脐单孔腹腔镜下女性生殖道畸形矫正手术

一、经脐单孔腹腔镜下腹膜代阴道成形术

(一) 引言

女性生殖道畸形包含了不同类型的阴道畸形,其中以先天性无阴道无子宫综合征即 MRKH 综合症(Mayer-Rokitansky-Küster-Hauser syndrome)为代表的一类畸形,表现为阴道缺如,需要行手术治疗,重建人工阴道。阴道成形术是指通过手术的方法建立人工阴道,加上术后扩张,从而形成具有稳定深度和宽度的人工阴道。阴道成形术的种类繁多,如 Vechietti 法(前庭黏膜提拉法)、羊膜法、腹膜法、生物补片法、肠管法、皮瓣或皮片法、Williams法等,这些方法各有利弊,过去由于经验所限,不同的方法在临床中均有应用,孰优孰劣仍有争论。由于该病的特殊性,难以通过严格的临床研究去比较不同术式的优劣,目前尚未形成一个被广泛接受的标准术式,但是通过长期的实践,部分创伤大、效果差的方法已经很少应用。根据文献报道,目前国内外应用较多的方法为腹膜法,也说明腹膜法在 MRKH 综合征阴道成形术中具备优势,得到较为广泛的接受和应用。因此在术式上应该遵循方法简便、创伤少、并发症少、不破坏外阴的原则进行选择,而且需要选择有经验的诊疗团队和医师实施手术。值得注意的是,一些创伤较大的术式不宜在 MRKH 综合征的治疗上继续应用。经脐单孔罗湖二式(经脐单孔腹腔镜下腹膜代阴道成形术)是在常规腹腔镜罗湖二式技术下进一步减少腹部的入路切口,达到更微创、无手术瘢痕的效果,符合现代女性美容的需求,而且不增加手术时间及手术并发

症,符合医学伦理学的要求。现以 MRKH 综合征为例,介绍其疾病基本特点及相应的经脐单孔手术操作规范。

(二) 手术相关解剖

人工阴道隧道的建立是本手术的关键。由于阴道缺如,直肠与尿道相毗邻,了解这个解剖特点后,在进行人工阴道隧道穿刺时需平行于尿道与直肠进针,同时辅以腹腔镜监视,判断穿刺针到达盆底的位置。

(三) 手术适应证、禁忌证及并发症

1. **适应证**

(1) MRKH 综合征。

(2) 雄激素不敏感综合征完全型。

2. **禁忌证**

(1) 既往有盆腔手术病史。

(2) 曾行其他类型的阴道成形术。

3. **并发症**

(1) 阴道膀胱瘘。

(2) 直肠阴道瘘。

(3) 阴道息肉。

(4) 盆腔炎。

(四) 手术步骤

1. 经脐单孔入路,取膀胱截石位,气管插管全麻。

2. 腹腔镜监视下,于外阴前庭正中以气腹针刺入,平行尿道及直肠于尿道直肠间隙中直达盆底腹膜外,注入含肾上腺素 0.1mg 的生理盐水 200ml,形成水垫(图 1-5-146),直至盆底腹膜变薄并向盆腔内隆起,液体充分填充于膀胱后壁、尿道、

直肠前壁间的间隙中。

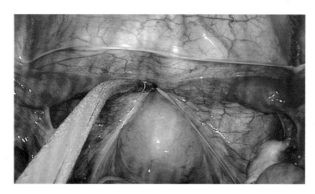

图 1-5-146　腹腔镜监视下,气腹针从前庭正中穿刺达到
盆底腹膜外,注射生理盐水形成水垫

3. 气腹针于隆起的腹膜正中刺破腹膜,以吸引器与气腹针针尖"会师"(图 1-5-147)后顺着气腹针方向引导吸引器穿至外阴,再以中弯血管钳与吸引器"会师"后顺着吸引器路径返回盆腔内,张开中弯血管钳钝性分离形成可容 1 指的人工阴道隧道。

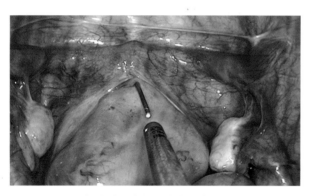

图 1-5-147　气腹针于隆起的腹膜正中刺破腹膜,以吸引
器与气腹针针尖"会师"

4. 以阴道扩张棒 2~6 号(直径 25~35mm)扩张人工阴道隧道(图 1-5-148)。

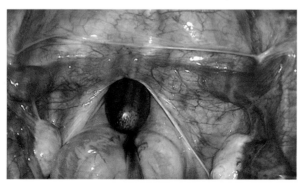

图 1-5-148　以阴道扩张棒 2~6 号(直径 25~35mm)
扩张人工阴道隧道

5. 以卵圆钳经人工阴道隧道送入 2-0 带针可吸收缝线分别于 12 点、3 点、6 点及 9 点位置将盆腔腹膜与前庭黏膜对应缝合,使人工阴道隧道表面以腹膜覆盖。

6. 可吸收倒刺线将盆底腹膜做 7 点荷包缝合关闭人工阴道顶端(图 1-5-149)。

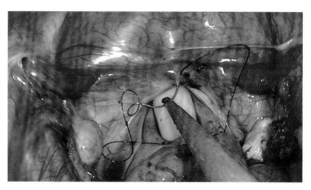

图 1-5-149　人工阴道内置入一次性阴道模具,可吸收倒
刺线将盆底腹膜做 7 点荷包缝合关闭人工阴道顶端

7. 人工阴道内填塞凡士林纱条。

8. 术毕,停气腹,取出单孔装置及切口保护套,鱼钩针 2-0 关闭腹膜及筋膜,并成型脐部,4-0 可吸收线皮内缝合。

(五) 手术难点与技巧

1. 腹腔镜操作者在气腹建立以后,需要用无损伤钳上提纤维索状带,暴露后方的直肠子宫陷凹,有利于阴道隧道操作者观察气腹穿刺针是否在正常的位置穿行。

2. 经脐单孔腹腔镜下腹膜代阴道成形术难点在人工阴道隧道的穿刺,要把握好穿刺针的进针方向,避免损伤直肠、膀胱或者尿道。

3. 气腹穿刺针到达盆底腹膜下,推注含肾上腺素的生理盐水时要加压快速推注,利用水压使腹膜从盆底游离起来。

4. 使用"穿刺引导法"建立人工阴道隧道,气腹针于隆起的腹膜正中刺破腹膜,以吸引器与气腹针针尖"会师"。

5. 人工阴道建立成功后,使用直有槽卵圆钳送入带针可吸收缝线。

6. 带针可吸收缝线分别沿 12 点、3 点、6 点及 9 点缝合腹膜后经人工阴道拉出会阴外,固定在相应的位置。

7. 带针可吸收线缝合对应的外阴前庭黏膜后做深部打结,使外阴前庭黏膜与腹膜对合,覆盖人工阴道创面。

8. 经人工阴道送入带针无结可吸收缝线做 7 点缝合时注意识别两侧盆壁腹膜下走行的输尿管。

(六) 手术经验荟萃分析

1. 如果在术中气腹穿刺针刺出腹膜后经直肠检查发现气腹穿刺针有部分穿进直肠,可退出气腹穿刺针后重新定位穿刺,不影响后续的手术操作,术后无发生直肠瘘的风险,关键是术中要识别并重新定位。

2. 如果在术中发现直肠损伤,可以在术中进行修补,若直肠损伤位置较高,可以在腹腔镜下修补;若直肠损伤位置较低,可以在阴道拉钩或者盘状拉钩辅助暴露术野下经人工阴道隧道修补。

3. 如果术中建立气腹穿刺针刺出腹膜后发现尿管带血,并有气体,考虑发生膀胱损伤,可退出气腹穿刺针后重新定位穿刺。

4. 关闭盆底时需要注意检查缝线荷包有无肠管、大网膜或者肠系膜等疝入其内。

(七) 专家点评

腹腔镜下腹膜代阴道成形术是成熟的手术方式,经过多年大量病例的实践,具有创伤少、手术时间短、术中术后并发症少、恢复快、术后无需佩戴阴道模具等优点。近年来随着单孔器械的推广,结合单孔技术进行阴道成形术,减少了腹部切口,更美观,手术时间与多孔腹腔镜手术相近。

二、经脐单孔腹腔镜下残角子宫切除术

(一) 引言

女性生殖道形成和分化过程中,各种内源性及外源性因素的影响使生殖道始基的融合、腔化及衍变发生改变,导致女性先天性生殖道畸形。这些生殖道畸形可以分为两大类:以子宫畸形为主的上生殖道畸形和以阴道畸形为主的下生殖道畸形。子宫畸形是女性生殖道畸形中较为常见的类型,可引起不孕、流产、早产及异位妊娠等,引起的关注和研究更多。疾病的分类是指导临床诊疗实践的重要依据,美国生育协会(American Fertility Society, AFS)于 1988 年提出女性生殖道发育异常的分类系统以来,学界一直在探索如何总结出一套更全面且易用的分类系统。一方面反映出女性生殖道发育异常种类的复杂性,另一方面也说明现有的分类系统均存在不同程度的问题。在现有的教材中采纳较广的是 AFS 的分类系统。虽然 AFS 系统较为人所熟知,但是其有明显的局限性。为了更好地指导临床实践,本节重点介绍欧洲人类生殖与胚胎学会与欧洲妇科内镜协会(European Society of Human Reproduction and Embryology, ESHRE/European Society for Gynaecological Endoscopy, ESGE)提出的分类系统,该系统以解剖学为基础,以子宫畸形为主要分类类型,宫颈及阴道发育异常为独立的共存亚型。掌握该分类系统有助于更新对女性生殖道发育异常的认识,从而更好地掌握其诊疗特点。其中 U4 单角子宫(hemi-uterus),包含所有仅有一侧子宫发育的畸形,对侧发育不完全或缺如单独列出而不归属于子宫发育不良的一类,因为该类中存在有正常功能的单角子宫。该类畸形可分为两个亚类:① U4a:对侧残角子宫宫角及宫腔均有,有可能还是有功能的,两侧相通或不通;② U4b:对侧残角子宫无功能性的宫腔和宫角或仅是残迹,注意在合并有残角子宫时最容易出现临床并发症,残角子宫应该确诊后尽早手术。现以单角子宫为例,介绍其疾病基本特点及相应的经脐单孔手术操作规范。

(二) 手术相关解剖

残角子宫一般位于盆壁侧方,打开盆壁侧方腹膜后,残角子宫与盆壁组织有自然的解剖界限,一般不会出现副损伤,由于子宫动脉在残角子宫的盆壁侧,切除时需要注意止血。输尿管沿着盆壁下行,与残角子宫伴行,切除时也需要注意输尿管的走行。

(三) 手术适应证、禁忌证及并发症

1. **适应证** 有梗阻症状的残角子宫。
2. **禁忌证** 残角子宫无内膜功能。
3. **并发症** 输尿管损伤。

(四) 手术步骤

1. 经脐单孔入路,取膀胱截石位,气管插管全麻。

2. 于脐凹向脐上缘纵行切开皮肤、皮下组织及腹膜长约 30mm,经切口置入单孔腹腔镜一次性皮肤保护套,再置入单孔腹腔镜套管,向腹腔内充入 CO_2 气体至腹压 11mmHg(1.47kPa),置入腹腔镜镜体。

3. 经脐部 Port 送入带针缝线,经左侧残角子宫前壁缝合后牵引,暴露左侧单角子宫,超声刀自基底部完整切除。

4. 创面予 2-0 无结可吸收线连续缝合。用多量生理盐水反复冲洗腹腔未见活动性出血,经脐部套管针将切除的左侧残角子宫取出(图 1-5-150~图 1-5-153)。

5. 术毕,停气腹,取出单孔装置及切口保护套,鱼钩针 2-0 关闭腹膜及筋膜,并成型脐部,4-0

可吸收线皮内缝合。

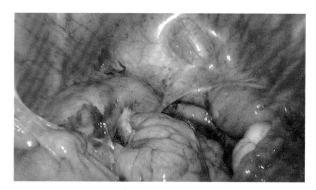

图 1-5-150 腹腔镜探查,右侧单角子宫及附件未见异常,左侧残角子宫下方阴道段积血膨隆

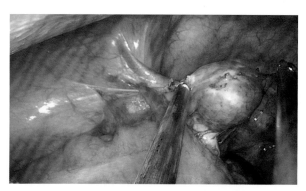

图 1-5-151 缝线经左侧残角子宫前壁缝合后牵引,暴露左侧单角子宫,超声刀自基底部切除

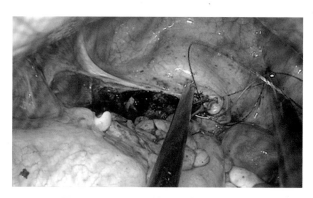

图 1-5-152 以无结可吸收线缝合创面

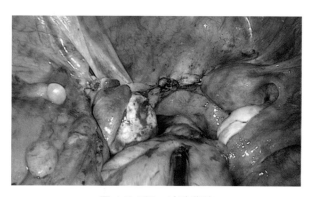

图 1-5-153 冲洗盆腔

(五)手术难点与技巧

经脐单孔腹腔镜下行残角子宫切除术,需要充分暴露术野。腹腔镜操作者在气腹建立以后,需要用缝线于残角子宫内侧缝合后提拉,暴露其基底部,有利于使用超声刀切除,避免术中副损伤。

(六)手术经验荟萃分析

1. 在术中可经阴道使用阴道模具指示,明确残角子宫下缘的位置,同时避免损伤膀胱。

2. 在部分病例中残角子宫积血膨大,容易误以为是正常的单角子宫,因此需要在术前明确患侧,术中仔细分辨,切除前再次确认正常的单角子宫和积血梗阻的残角子宫。

(七)专家点评

经脐单孔腹腔镜下残角子宫切除术具备单孔手术的优势,切除的残角子宫可以沿单孔切口取出。残角子宫属于梗阻性的畸形,一般会合并盆腔子宫内膜异位症,在切除残角子宫的同时需要一并处理存在的子宫内膜异位症病灶,在切除残角子宫时需要注意输尿管及供血血管。

三、经脐单孔腹腔镜下阴道斜隔切除术

(一)引言

有一些女性生殖道畸形兼有上生殖道及下生殖道的畸形,在处理上需要兼顾。阴道斜隔综合征表现为双子宫(偶有完全纵隔子宫)、双子宫颈及阴道斜隔的先天性畸形,常合并斜隔侧的泌尿系统畸形,以肾缺如多见。现以阴道斜隔综合征病例特征解析经脐单孔腹腔镜手术治疗阴道斜隔综合征操作规范。

(二)手术相关解剖

详见第一篇第二章。

(三)手术适应证、禁忌证及并发症

1. **适应证**

(1)斜隔位于盆底的阴道斜隔综合征。

(2)难以定位斜隔的阴道斜隔综合征。

2. **禁忌证** 详见第一篇第五章第一节。

3. **并发症** 详见第一篇第五章第一节。

(四)手术步骤

1. 经脐单孔入路,取膀胱截石位,气管插管全麻。

2. 于脐凹向脐上缘纵行切开皮肤、皮下组织及腹膜长约 30mm,经切口置入单孔腹腔镜一次性皮肤保护套,再置入单孔腹腔镜套管,向腹腔内充入 CO_2 气体至腹压 11mmHg(1.47kPa),置入腹腔镜镜体(图 1-5-154)。

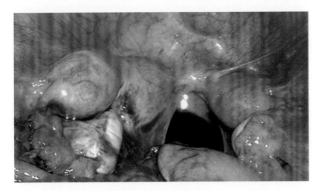

图 1-5-154　腹腔镜监视下,右侧单角子宫及附件未见异常,左侧斜隔侧单角子宫下方阴道段积血膨隆

3. 经脐部 Port 送入带针缝线,经左侧残角子宫前壁缝合后牵引,暴露左侧单角子宫,超声刀自左侧子宫底部切开子宫肌层至宫腔(图 1-5-155),见咖啡色积血流出。吸引器经切开子宫切口置入宫腔后在宫颈管引导下向阴道处顶起阴道斜隔(图1-5-156),经阴道切开该斜隔并切除部分斜隔组织。

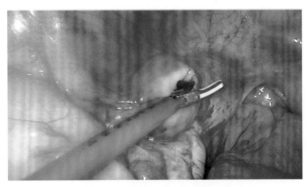

图 1-5-155　暴露左侧斜隔侧单角子宫,
超声刀自子宫基底部切开

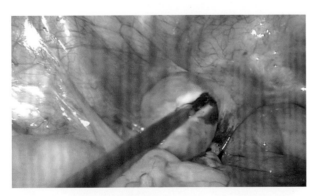

图 1-5-156　吸引器经切开子宫切口置入宫腔后在宫颈管引导下向阴道处顶起阴道斜隔

4. 吸引器顺利穿刺出阴道斜隔,将中弯血管钳插入吸引器中,随后引导中弯钳进入左侧宫颈下方阴道斜隔腔内钝性分离并逐渐扩大隔腔。过程

中见咖啡色积血流出,腹腔镜下见左侧子宫下方宫颈膨大处缩小至正常,腹腔镜下 2-0 可吸收缝线连续缝合左侧斜隔侧子宫底部切口(图 1-5-157)。

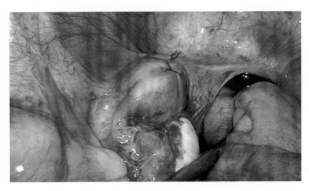

图 1-5-157　以无结可吸收线缝合斜隔侧子宫底部切口

5. 取出单孔装置及切口保护套,鱼钩针 2-0 关闭腹膜及筋膜,并成型脐部,4-0 可吸收线皮内缝合。

(五) 手术难点与技巧

手术目的是切除阴道斜隔,一方面可迅速消除症状,另一方面也可减少子宫内膜异位症、盆腔感染、盆腔粘连等并发症的发生,保护患者的生育能力。

1. 隔后腔准确定位　显露阴道肿块后,在最突出部位穿刺抽吸,抽出陈旧性血液或内容物后,固定穿刺针,顺针头切开隔膜达隔后腔,吸净冲洗隔后腔,尽量多地切除斜隔膜。避免过度牵拉隔膜,以免损伤膀胱、尿道或直肠。确保引流通畅后,用可吸收缝线连续或间断缝合隔膜创面,减少出血。

2. 隔后腔难以定位　采取多孔或单孔腹腔镜下切开患侧子宫腔,以腹腔镜持针器或吸引器自切口插入宫腔经宫颈管达隔后腔,定位后经阴道切除斜隔。(图 1-5-158)

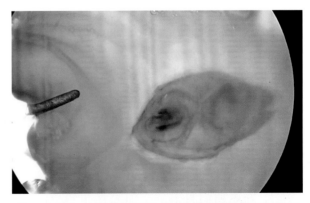

图 1-5-158　宫腔镜监视下,钩状电极切开阴道左侧壁深约 1cm,未见明显闭锁阴道隔后腔

（六）手术经验荟萃分析

1. 在术中阴道操作者可经阴道模具指示，明确隔后腔的位置，避免损伤膀胱。

2. 吸引器经切开子宫切口置入宫腔后在宫颈管引导下向阴道处顶起阴道斜隔，阴道操作者可以在充分暴露的前提下切开隔后腔，注意切口的位置，避免过高损伤膀胱，过低损伤直肠。

（七）专家点评

阴道斜隔综合征最根本的手术方式是阴道斜隔切除术。手术要点在于确定阴道斜隔部位和斜隔孔，充分切除阴道斜隔，并保证引流通畅，防止阴道切口粘连。经脐单孔腹腔镜下行阴道斜隔切除术，是克服了宫腔镜下无法定位隔后腔的特殊类型阴道斜隔综合征而采取的手术方式，在临床实践中是一种简单有效的处理方法，能够有效缩短手术时间，降低副损伤发生率，需要主刀医生根据术中情况及时更换手术策略。

（罗光楠）

参考文献

［1］罗光楠，潘宏信. MRKH综合征的治疗及其效果. 实用妇产科杂志, 2018, 34 (9): 648-650.

［2］罗光楠，潘宏信. 罗湖式在女性先天性生殖道畸形手术治疗中的应用及相关问题探讨. 妇产与遗传（电子版）, 2016, 6 (4): 23-25.

［3］李宝艳，罗光楠. 腹腔镜腹膜阴道成形术（罗湖二式）手术方法和临床结局介绍. 中国计划生育和妇产科, 2013, 5 (5): 21-26.

［4］PAN HX, LUO GN, WAN SQ, et al. Detection of de novo genetic variants in Mayer-Rokitansky-Kuster-Hauser syndrome by whole genome sequencing. European journal of obstetrics & gynecology and reproductive biology, 2019, 4100089.

［5］PAN HX, LUO GN. Phenotypic and clinical aspects of Mayer-Rokitansky-Küster-Hauser syndrome in a Chinese population: an analysis of 594 patients. Fertil Steril, 2016, 106 (5): 1190-1194.

第十一节 经脐单孔腹腔镜在妊娠期妇科手术中的应用

一、引言

妊娠期间子宫随孕周增加而不断增大，子宫底不断向上移动，腹腔内操作空间不断减小。妊娠期的手术没有经阴道举宫器的协助，单孔腹腔镜的操作更加困难。目前已报道的妊娠期腹腔镜手术的最大妊娠周数为32周。

二、手术相关解剖

妊娠期女性的盆腔血管分布增加，子宫增大变软、易激惹，附件血管增粗，附件位置随子宫的增大而上升。增大的子宫使得腹腔内的操作空间相对减少，手术视野暴露困难（图1-5-159、图1-5-160）。

三、手术适应证、禁忌证及并发症

（一）适应证

1. 妊娠期妇科急症 如附件扭转、宫内宫外复合妊娠、子宫肌瘤变性坏死保守治疗未能缓解时。

2. 择期手术 针对持续存在且有症状的卵巢囊肿、宫颈功能不全、妊娠期卵巢肿瘤的手术治疗。

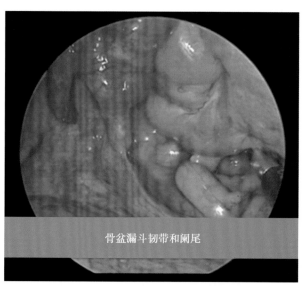

图 1-5-159 骨盆漏斗韧带和阑尾

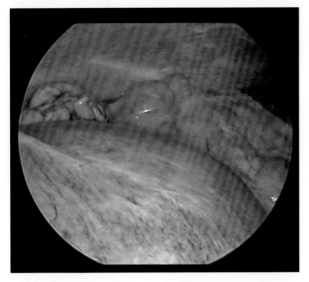

图 1-5-160 妊娠期增大的子宫使腹腔内操作空间减少

（二）禁忌证

详见第一篇第五章第一节。

（三）并发症

详见第一篇第五章第一节。

四、手术步骤

（一）妊娠期半开放式囊肿剥除手术（视频 1-5-11）

视频 1-5-11
妊娠期经脐单孔腹腔镜下卵巢囊肿剥除

1. 麻醉及脐部切口入路步骤同其他单孔手术。患者取左侧倾斜卧位。直视下进入腹腔，置入单孔 Port，避免妊娠囊和子宫血管的损伤（图 1-5-161、图 1-5-162）。

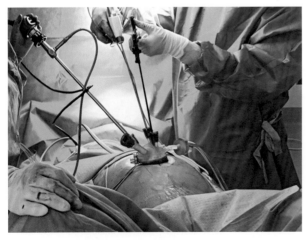

图 1-5-161 置入单孔 Port

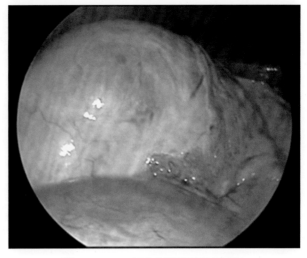

图 1-5-162 探查卵巢囊肿及其周边

2. 探查卵巢囊肿周围，若无致密粘连，用无创钳将卵巢囊肿拉至脐部切口，去掉单孔 Port 体外装置，使囊肿壁暴露于术者直视中（图 1-5-163）。

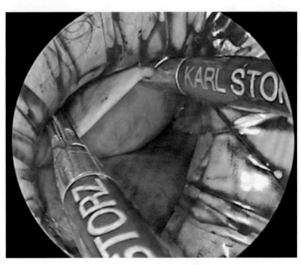

图 1-5-163 无创钳将卵巢囊肿拉至脐部切口

3. 用 2-0 的 PDS 线荷包缝合，于囊肿包膜表面荷包缝线间切开小口，吸引器吸尽囊液。将囊肿娩出脐部切口外（图 1-5-164）。

4. 直视下完整剥离囊肿壁（图 1-5-165）。

5. 3-0 可吸收线将剩余的正常卵巢及其包膜进行缝合，包膜边缘不整齐者，可进行修剪后缝合（图 1-5-166），成形后的卵巢回纳入盆腔内。

（二）妊娠期封闭式囊肿剥除

1. 将无菌纱布置于卵巢囊肿下方，将其与其他组织器官隔离（图 1-5-167）。

2. 在卵巢囊肿根部无血管处，横行切开包膜，向外牵拉囊肿壁的同时，分离囊肿壁与包膜之间的间隙，将囊肿完整剥离（图 1-5-168）。

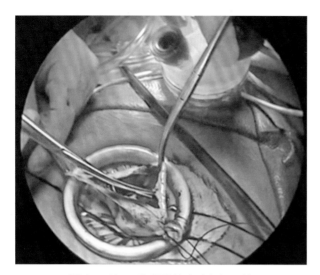

图 1-5-164 将囊肿娩出脐部切口外

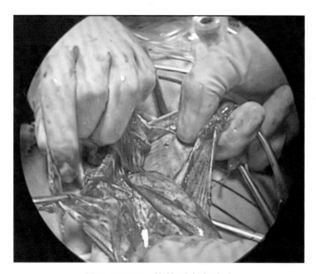

图 1-5-165 体外剥离囊肿壁

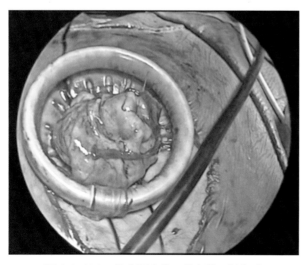

图 1-5-166 缝合剩余的正常卵巢及其包膜

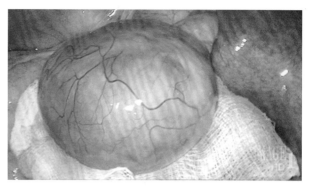

图 1-5-167 将无菌纱布置于卵巢囊肿下方

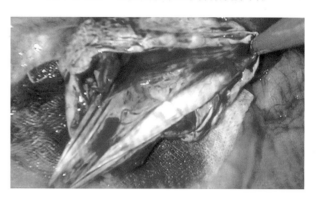

图 1-5-168 剥离囊肿壁

3. 3-0 可吸收线或倒刺线缝合剩余的正常卵巢及其包膜（图 1-5-169、图 1-5-170）。

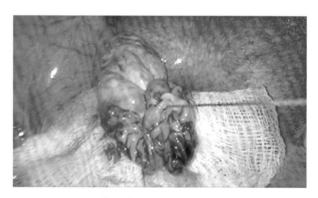

图 1-5-169 将剩余的正常卵巢及其包膜进行缝合

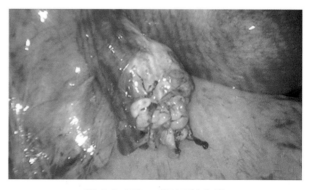

图 1-5-170 成型后的卵巢

4. 取出手术标本,常规缝合脐部(图 1-5-171)。

(三)妊娠期期输卵管卵巢切除术

1. 产科超声引导下进行脐部切口及单孔 Port 的放置,探查盆腹腔脏器情况(图 1-5-172、图 1-5-173)。

2. Enseal 或双极电凝骨盆漏斗韧带,于近输卵管处切断骨盆漏斗韧带(图 1-5-174、图

1-5-175)。

3. 沿输卵管系膜电凝切断至子宫角处,电凝切断卵巢固有韧带及输卵管峡部(图 1-5-176~图 1-5-178)。

4. 将切除的输卵管和卵巢置于取物袋中,经由脐部切口处取出(图 1-5-179~图 1-5-182)。

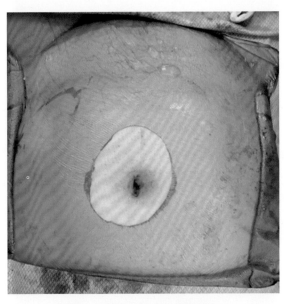

图 1-5-171　缝合后脐部外观

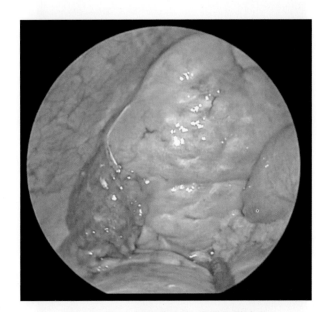

图 1-5-172　探查盆腹腔,暴露卵巢肿瘤

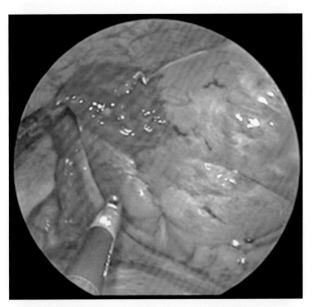

图 1-5-173　输卵管及骨盆漏斗韧带

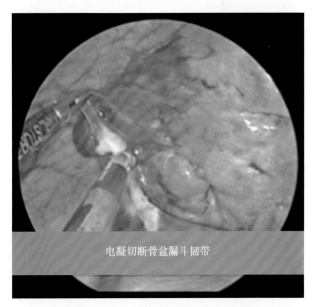

电凝切断骨盆漏斗韧带

图 1-5-174　电凝切断骨盆漏斗韧带

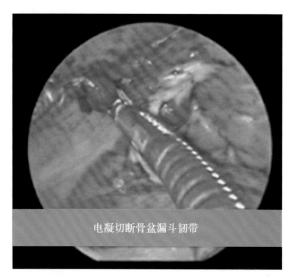

电凝切断骨盆漏斗韧带

图 1-5-175　电凝切断骨盆漏斗韧带

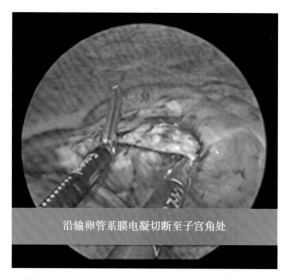

沿输卵管系膜电凝切断至子宫角处

图 1-5-176　沿输卵管系膜电凝切断至子宫角处

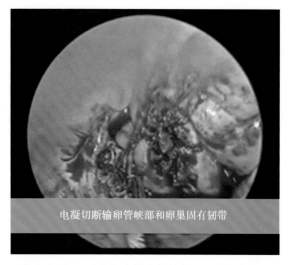

电凝切断输卵管峡部和卵巢固有韧带

图 1-5-177　电凝切断输卵管峡部和卵巢固有韧带

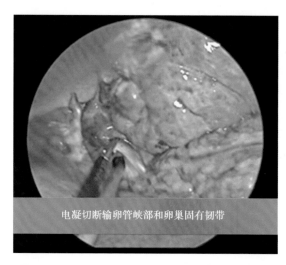

电凝切断输卵管峡部和卵巢固有韧带

图 1-5-178　电凝切断输卵管峡部和卵巢固有韧带

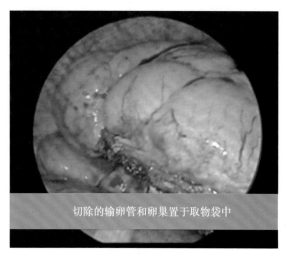

切除的输卵管和卵巢置于取物袋中

图 1-5-179　切除的输卵管和卵巢置于取物袋中

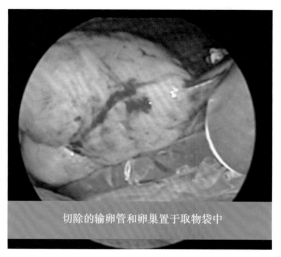

切除的输卵管和卵巢置于取物袋中

图 1-5-180　切除的输卵管和卵巢置于取物袋中

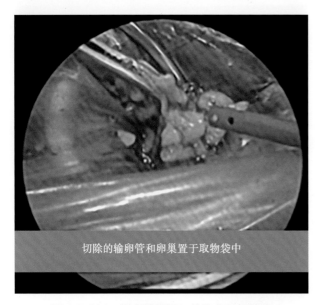

图 1-5-181　经由脐部切口处取出已切除的
输卵管和卵巢

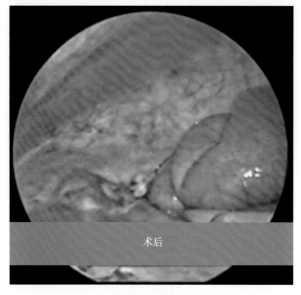

图 1-5-182　切除单侧输卵管和卵巢后的盆腔

（四）妊娠期子宫肌瘤切除术（视频 1-5-12）

视频 1-5-12
孕期经脐单孔腹腔镜下子宫肌瘤剔除术

1. 麻醉及脐部切口入路步骤同前，探查盆腔（图 1-5-183）。

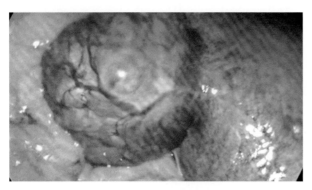

图 1-5-183　浆膜下肌瘤

2. 丝线套扎肌瘤的根部（图 1-5-184），阻断其血流，减少出血。

3. 切开肌瘤包壁，暴露肌核。

4. 牵引肌核，分离包壁与肌核之间的间隙，剥离肌瘤（图 1-5-185、图 1-5-186）。此过程中，牵引和分离的操作要轻柔，减少因操作引起的子宫敏感和宫缩。

5. 用可吸收缝线关闭瘤腔（图 1-5-187）。

6. 肌瘤放置于取物袋中经脐部切口处取出（图 1-5-188），避免碎瘤过程产生瘤细胞的播散。

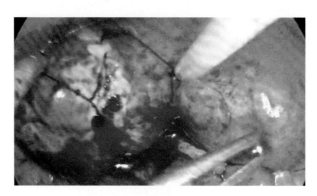

图 1-5-184　丝线套扎肌瘤根部

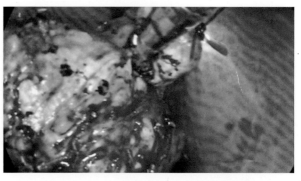

图 1-5-185　分离包壁与肌核之间的间隙

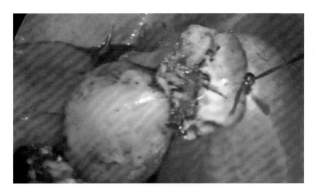

图 1-5-186　剥离肌瘤

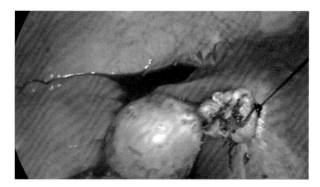

图 1-5-187　用可吸收缝线关闭瘤腔

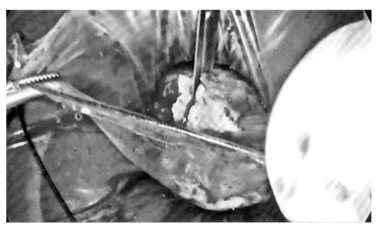

图 1-5-188　肌瘤放置于取物袋中经脐部切口处取出

（五）宫内合并输卵管妊娠输卵管切除术

1. 麻醉及脐部切口入路步骤同前，探查盆腔情况。

2. 探查输卵管，暴露异位妊娠形成的紫蓝色包块（图 1-5-189），如有粘连则进行输卵管与周围组织之间的粘连分离。

3. Enseal、超声刀或双极电凝沿着输卵管系膜进行切除（图 1-5-190、图 1-5-191）。

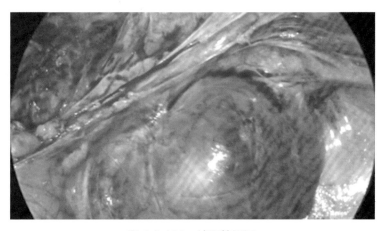

图 1-5-189　输卵管妊娠

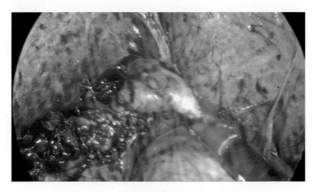

图 1-5-190 沿着输卵管系膜进行异位妊娠
输卵管的切除

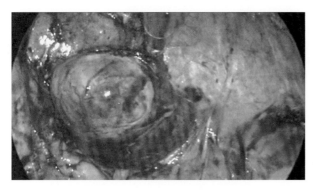

图 1-5-191 切除妊娠的输卵管

4. 将切除的输卵管置于取物袋中取出,剖视
查看妊娠组织(图 1-5-192)。

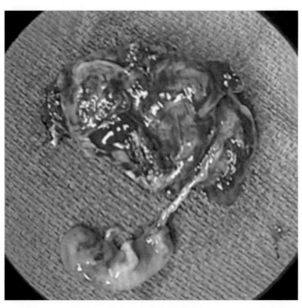

图 1-5-192 异位妊娠的胚胎

五、手术技巧与难点

1. 手术患者体位可取左侧倾斜卧位,以减缓
增大的子宫对下腔静脉的压迫,使心排血量增加,
增加胎盘灌注。

2. **单孔 Port 的放置** 采用开腹手术切口的技巧
在脐部逐层打开进入腹腔,直视下操作确保子宫安全。

3. 尽量减少子宫操作。

4. 建议手术前后胎心监护,以评估胎儿情况。

5. CO_2 气腹压力在 10~15mmHg(1.33~2kPa)
对胎儿是安全的,根据术中情况尽量使用手术可行
的最低压力,术中应进行 CO_2 监测。

6. 借助取物袋将标本完整地取出,避免标本
遗落及播散。

7. 为避免脐疝的发生,采用 0 号不可吸收缝
线间断缝合切口筋膜。

六、手术经验荟萃分析

1. **妊娠期患者选择** 附件区包块(直径 ≤ 15cm
的附件区包块或 < 20cm 单纯卵巢囊肿)、子宫肌瘤
变性且保守治疗失败影响继续妊娠、宫内合并输卵
管妊娠的复合妊娠、与流产相关的宫颈功能不全
(包括双胎妊娠),无腹腔镜手术禁忌证。建议应由
经验丰富的妇科医生进行此类手术操作,术者应有
单孔手术经验并完成学习曲线。

2. **手术时间选择** 如果手术指征明确,选择
妊娠中期进行。

3. 妊娠期的经脐单孔腹腔镜手术对单纯囊肿
有一定的优势,如果囊肿较大或被子宫推至脐部位
置,吸出囊液后,将卵巢囊肿牵拉到体外进行剥除,
简化手术过程。

4. 术中确保无瘤原则。

5. 倒刺线缝合,尽量缩短手术时间。

七、专家点评

妊娠期的妇科手术非常富有挑战性。目前此
类手术多为个案报道。本节描述了各类单孔手术
步骤解析和要点分析,可以给妇科医生在做同类手
术时提供一定的经验借鉴。

(张意茗 关小明 楼微华)

参考文献

[1] GAO BS, CHENG CX, PAN Q, et al. Laparoscopic Strategy for Heterotopic Interstitial Pregnancy Following Assisted Reproductive Techniques. JSLS, 2019, 23 (2): e2018. 00109.

[2] VITALE SG, TROPEA A, ROSSETTI D, et al. Management of uterine leiomyomas in pregnancy: review of literature. Updates Surg, 2013, 65 (3): 179-82.

[3] MOAWAD GN, TYAN P, BRACKE T, et al. Systematic Review of Transabdominal Cerclage Placed via Laparoscopy for the Prevention of Preterm Birth. J Minim Invasive Gynecol, 2018, 25 (2): 277-286.

[4] WEINER E, MIZRACHI Y, KEIDAR R, et al. Laparoscopic surgery performed in advanced pregnancy compared to early pregnancy. Archives of Gynecology and Obstetrics, 2015, 292 (5): 1063-1068.

[5] CHADEE A, REZAI S, KIRBY C, et al. Spontaneous Heterotopic Pregnancy: Dual Case Report and Review of Literature. Case Reports in Obstetrics and Gynecology, 2016, 2016: 1-5.

第十二节　经脐单孔腹腔镜在女性不孕症中的应用

一、引言

不孕症是指一年以上未采取任何避孕措施,性生活正常而没有成功妊娠。常见的因素包括排卵障碍、输卵管因素、盆腔粘连、子宫内膜异位症、男方因素等。不孕症中最常见的病因是盆腔炎性疾病,占所有病因的 50% 以上。盆腔炎性疾病多是混合性感染,会造成盆腔粘连、输卵管扭曲变形、输卵管阻塞积水,从而导致不孕。在术前排除单纯由排卵障碍及男方因素引起的不孕症后,腹腔镜手术因具有全面探查盆腔的优势,成为不孕症最常见的检查及治疗术式。对于盆腔粘连严重、合并包裹性积液患者,术中可同时分离粘连、切除包裹性积液;对于输卵管积水、伞端闭锁患者,应行输卵管伞端整形造口术;如术中发现输卵管积水严重、管腔严重变形导致无法自然受孕、宫角呈"牛角样改变"且宫腔镜插管通液后见输卵管形态僵硬、扭曲严重者,均可以建议行输卵管结扎术,为辅助生殖创造条件。对于输卵管结扎术后,希望通过输卵管复通术后自行怀孕的患者,可行输卵管-输卵管吻合术,因辅助生殖技术的进步,目前该术式比例明显降低,对于强烈要求自然生育的患者,仍有临床应用价值。卵巢因素及子宫因素的单孔腹腔镜手术详见其他章节,本节详细介绍输卵管因素引起的不孕症的单孔腹腔镜手术。

二、手术相关解剖

详见第一篇第二章。

三、手术适应证、禁忌证及并发症

(一) 适应证

1. 原因不明一年以上未采取任何避孕措施,性生活正常而没有成功妊娠。

2. 输卵管因素导致的不孕症,包括输卵管闭锁、积水、输卵管畸形、盆腔包裹性积液等。

3. 输卵管绝育术后,有复通再生育要求患者。

4. 术前需排除单纯由排卵障碍、男方因素等引起的不孕症,均行性激素测定评估卵巢功能。

(二) 禁忌证

1. 盆腔结核导致严重的盆腔粘连。

2. **其他**　见第一篇第五章第一节。

(三) 并发症

详见第一篇第五章第一节。

四、手术步骤

(一) 腹腔镜检查联合宫腔镜检查及输卵管插管通液术

1. 患者采取全麻,取膀胱截石头低位,于脐孔处纵行切开皮肤及皮下组织 2~3cm,切开腱鞘,气腹针建立气腹，打开腹膜，直视下进入腹腔，置入切口保护套及单孔 Port；充气，维持气腹压力 13mmHg（1.73kPa），用 30° 腹腔镜经单孔 Port 进入腹腔，探查盆、腹腔脏器情况。

2. 全面探查盆腔及上腹部，腹腔镜下检查输卵管形态、走行、与子宫卵巢盆腔粘连等情况，明确是否有肝脏周围琴弦样改变（图 1-5-193）。如有盆腹腔膜状粘连，先行钝、锐性分离粘连带，暴露双侧输卵管走形及伞端（图 1-5-194）。如有包裹性积液，充分打开包裹性积液的囊壁，尽量予以切除。

3. 行宫腹腔镜双镜联合手术，宫腔镜下检查宫腔形态、子宫内膜情况，检查双侧输卵管开口，亚甲蓝液体分别在两侧输卵管管口插管通液。腹腔镜直视下探查伞端有无亚甲蓝液体流出，检查输卵管通畅、阻塞情况及阻塞部位。探查双侧输卵管形态、走行，有无扭曲、肿胀（图 1-5-195、图 1-5-196）。

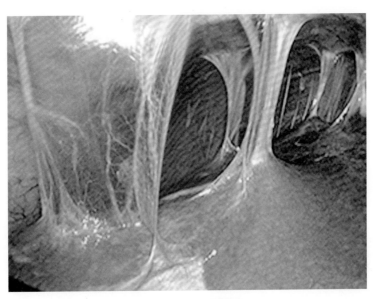

图 1-5-193　肝周围炎

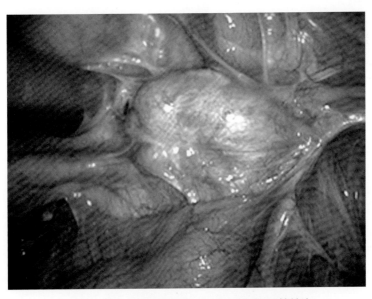

图 1-5-194　输卵管严重扭曲并与腹膜、肠管粘连

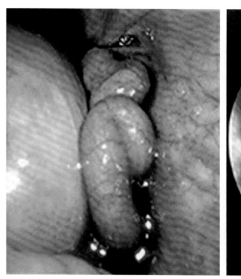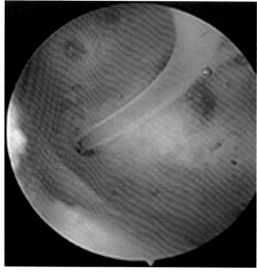

图 1-5-195 右侧输卵管通液

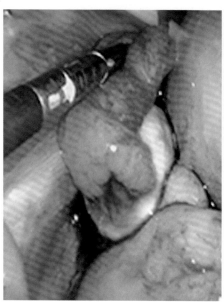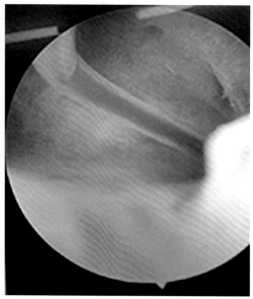

图 1-5-196 左侧输卵管通液

（二）输卵管造口术

1. 对于输卵管伞端闭锁及盆腔粘连患者，钝、锐性分离盆腔粘连带，尽量恢复两侧输卵管正常解剖结构及走行，对于输卵管伞端闭锁及输卵管积水患者，行输卵管伞端造口术（图 1-5-197、图 1-5-198）。

2. 分离钳牵拉输卵管，上举至盆腔，使之远离肠管。同时通过旋转钳尖、调整角度，避免筷子效应，暴露输卵管伞端，于输卵管末端最膨出处行十字切开（图 1-5-199、图 1-5-200）。

3. 分离钳自输卵管伞端伸至管腔内，尽量撑开输卵管伞端开口（图 1-5-201、图 1-5-202）。调整输卵管管腔角度，双极电凝分别位于距离输卵管伞端 0.5cm 处的浆膜面的 4 个方向，紧贴输卵管行环状点凝（图 1-5-203）。翻出黏膜面行伞端造口术（图 1-5-204）。

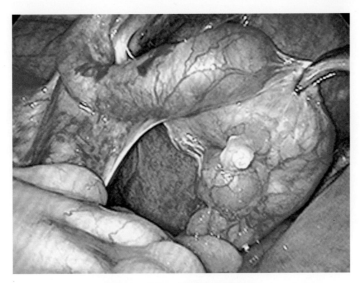

图 1-5-197　左侧输卵管积水

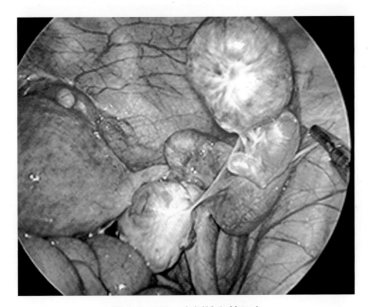

图 1-5-198　右侧输卵管积水

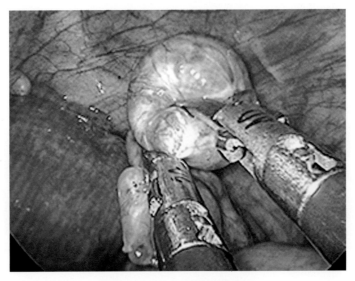

图 1-5-199　剪开输卵管伞端

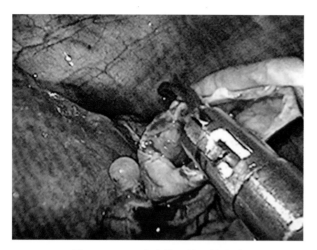

图 1-5-200　十字剪开输卵管伞端

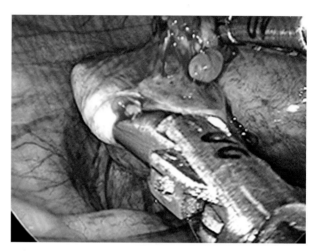

图 1-5-201　分离钳打开伞端开口

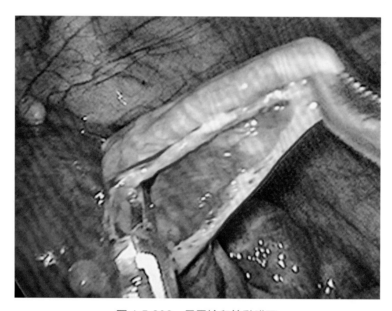

图 1-5-202　暴露输卵管黏膜面

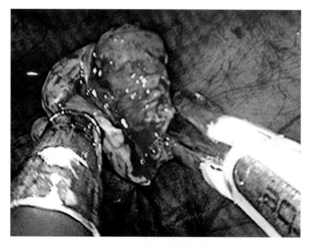

图 1-5-203　双极电凝输卵管浆膜面

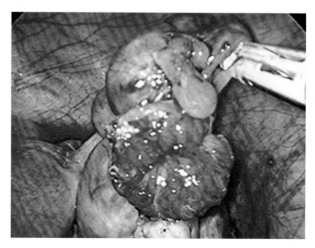

图 1-5-204　输卵管伞端成形后

（三）经脐单孔腹腔镜下输卵管结扎术

严重积水患者,通液后检查输卵管走行严重变形,管腔肿胀明显,通液后双侧宫角呈"牛角样改变"(图1-5-205),行患侧经脐单孔腹腔镜下输卵管结扎术。沿子宫角处,辨明输卵管根部及走行。位于输卵管峡部靠近间质部,双极电凝输卵管根部,剪开部分输卵管组织(图1-5-206、图1-5-207)。

（四）输卵管绝育后再通术

1. 单孔入路建立同前。

2. 找出输卵管结扎瘢痕处,注水垫分离输卵管浆膜层与管腔的间隙,暴露输卵管管腔,左右旁开瘢痕0.5cm,剪去陈旧性瘢痕管腔(图1-5-208)。宫腔镜下再次插管通液,判断输卵管子宫端侧管腔是否柔软、纤细,评估输卵管吻合成功可能性(图1-5-209)。尽量保留正常输卵管组织,暴露输卵管开口,4-0或5-0可吸收线将输卵管端端吻合,缝合3~4针,避免缝合过度严密,贯穿输卵管浆膜层和黏膜层(图1-5-210~图1-5-214)。再次经宫腔镜行插管通液术(图1-5-215)。明确伞端有无亚甲蓝液体流出,最后予以3-0可吸收线缝合输卵管系膜。

3. 冲洗盆腔,检查腹腔内无活动性出血,逐层关腹,4-0可吸收线连续皮内缝合伤口。

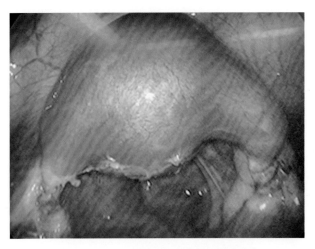

图1-5-205　双侧宫角呈"牛角样改变"

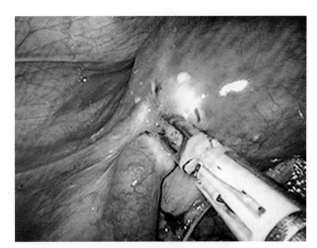

图1-5-206　左侧输卵管截断

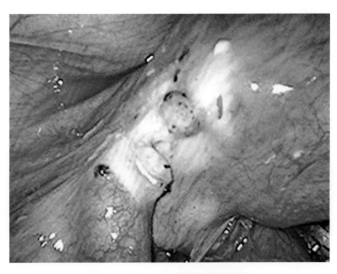

图1-5-207　左侧输卵管截断后

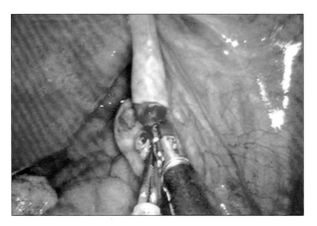

图 1-5-208　剪切输卵管梗阻部位

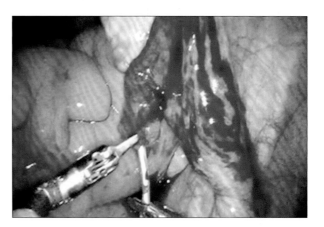

图 1-5-209　检查输卵管通畅度

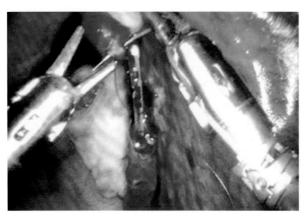

图 1-5-210　输卵管端端吻合（近端）

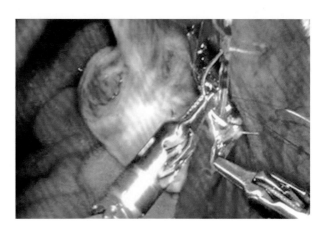

图 1-5-211　输卵管端端吻合（远端）

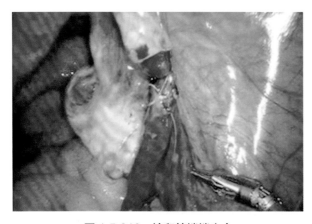

图 1-5-212　输卵管端端吻合

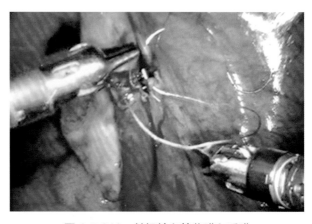

图 1-5-213　关闭输卵管浆膜和系膜

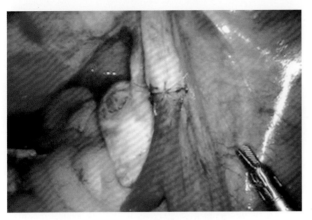

图 1-5-214　输卵管端端吻合后状态

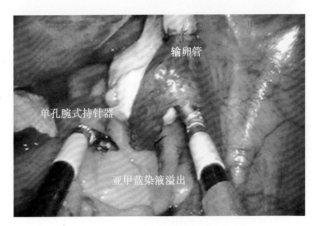

图 1-5-215　输卵管通畅度再检查

五、手术技巧与难点

1. 行输卵管造口过程中，需找到输卵管末端膨隆凹陷处，如无法判断位置，可先行宫腔镜注射通液明确位置。伞端行十字切开后，环状点凝浆膜层，使伞端外翻，分离钳尽量撑开输卵管伞端，避免术后短时间内再次闭锁。手术过程中尽量减少对黏膜层的影响，从而不影响管腔纤毛的摆动。对于严重的输卵管积水或既往曾行输卵管造口术的患者，行造口术后建议截断积水的输卵管。

2. 因单孔腹腔镜手术操作时器械容易"打架"，无论哪种手术方式，如出现"打架现象"，可通过使用 5mm 长镜头、长短腹腔镜器械，降低手术难度；输卵管吻合术无法使用倒刺线缝合，需更多地用到缝合、打结技术。缝合操作时可将左手、右手缝合；正向持针、反向持针相结合。打结操作时可使用"下压法""上挑法"，降低手术难度。

六、手术经验荟萃分析

1. 分离粘连过程中，应当尽量恢复输卵管正常解剖结构，便于提高妊娠成功率。术中应同时全面探查上盆腔，检查肝脏周围有无琴弦样粘连，盆腔有无膜状粘连，以便指导术后药物治疗。如出现上述改变，考虑合并支原体、衣原体感染，建议术后口服阿奇霉素治疗。

2. 单孔腹腔镜术前，建议行宫腔镜操作后再放置举宫器，以免举宫器影响宫腔镜视野。分离附件区粘连时，应避免过多使用双极电凝，避免引起输卵管挛缩。输卵管造口时将输卵管伞端游离至

离卵巢 2cm 左右，可增加拾卵成功率。分离卵巢与侧盆壁粘连后，侧腹膜粘连面易渗血，如出现创面渗血活跃，建议使用腹腔镜纱布压迫止血，减少双极电凝使用，避免输尿管热损伤。

3. 输卵管积水行输卵管切除术理论上可能损伤该动脉弓，破坏部分卵巢的血供而影响卵巢功能。因此临床目前最常用的术式是以输卵管截断术代替输卵管切除以处理输卵管积水。在截断过程中，将电凝部位避开子宫角处。从而避免破坏正常子宫肌层完整性，同时避免损伤卵巢固有韧带。

4. 行输卵管端端吻合术中，两侧均旁开结扎瘢痕处 0.5cm，尽量保留正常输卵管组织，保留输卵管的长度与再次妊娠成功率密切相关。保留的输卵管端不能过于僵硬、纤细。缝合输卵管黏膜过程中，避免缝合过密，再次形成瘢痕。吻合后再次行宫腔镜通液，即使吻合口少量流液也属于正常现象。

七、专家点评

不孕症的单孔腹腔镜治疗是目前不孕症治疗的推荐手术方式。患者年龄群体偏轻，有更高的手术切口美容需求。输卵管手术操作精细，需要较高的准确性和稳定性，对手术医师的技术要求比较高。我们同样不能忽视传统单孔腹腔镜的不足，传统单孔腹腔镜手术因为操作区间较为狭窄，筷子效应和强迫体位对术者的舒适度影响都较大。而达·芬奇下的单孔腹腔镜手术在传统单孔腔镜手术微创的基础上，联合计算机技术，提高手术的操控性、精确性和稳定性，可让术者在术中保持舒适体位，消除主刀医生可能的手部颤动对手术造成的不

利影响。机器人通过其手术系统三维放大的手术视野、自由活动的仿真器械以及直观的器械运动模式可以弥补术者操作时的生理"盲区",最大限度地克服传统 LESS 操作过程中的存在的"瓶口"效应,缩短学习曲线,使得患者受益。而在达·芬奇机器人未能使用的地区,单孔腹腔镜手术对于不孕症患者还是很好的选择。

(孙静)

参考文献

［1］KESSLER LM, CRAIG BM, PLOSKER SM, et al. Infertility evaluation and treatment among women in the United States. Fertil Steril, 2013, 100 (4): 1025-1032.

［2］TSUJI I, AMI K, FUJINAMI N, et al. The significance of laparoscopy in determining the optimal management plan for infertile patients with suspected tubal pathology revealed by hysterosalpingography. Tohoku J Exp Med, 2012, 227 (2): 105-108.

［3］PONTIS A, SEDDA F, MEREU L, et al. Review and meta-analysis of prospective randomized controlled trials (RCTs) comparing laparo-endoscopic single site and multiport laparoscopy in gynecologic operative procedures. Arch Gynecol Obstet, 2016, 294 (3): 567-577.

［4］孙大为. 妇科单孔腹腔镜及经自然腔道内镜手术在中国大陆的发展及展望. 中国计划生育和妇产科, 2019, 11 (3): 14-16.

［5］YE XP, YANG YZ, SUN XX. A retrospective analysis of the effect of salpingectomy on serum antiMullerian hormone level and ovarian reserve. Am J Obstet Gynecol, 2015. 212 (1): 53 e51-10.

第六章

经脐单孔腹腔镜在妇科恶性肿瘤手术中的应用

第一节 经脐单孔腹腔镜下淋巴结切除术

一、引言

淋巴结切除是妇科常见恶性肿瘤手术中的重要组成部分,对于妇科恶性肿瘤的分期、术后指导治疗及预后有着十分重要的意义。随着内镜技术的发展,淋巴结切除也由最初的经腹切除发展到经腹腔镜、机器人切除,并且技术日益成熟。Vasilev和McGonigle开展了首例腹腔镜下腹膜外腹主动脉旁淋巴结切除术,证实了腹腔镜下腹膜外腹主动脉旁淋巴结切除术具有可行性。2009年Fader等首次描述了单孔腹腔镜手术应用于13例妇科肿瘤患者的处理,其中1例进行了单孔腹膜后盆腔淋巴结切除。自2011年我国报道首例单孔腹腔镜下的盆腔淋巴结切除术以来,随着手术经验的积累,单孔腹腔镜盆腔淋巴结切除术应用范围已越来越广。腹腔镜下盆腔淋巴结切除术成功率可达95%~100%。

腹股沟淋巴结切除术是恶性黑色素瘤、肛管癌和泌尿系统恶性肿瘤的常用治疗手段,也是外阴癌和阴道癌手术治疗的重要部分。传统的开放性腹股沟淋巴结清扫术(Open Inguinal Lymphadenectomy,OIL)的腹股沟区切口大,术后并发症高达50%以上。常见的并发症有伤口感染、皮瓣坏死、下肢水肿、淋巴囊肿等,严重影响了患者生活质量和后续治疗的疗效。为减少术后并发症,腹腔镜腹股沟淋巴结切除术(Video Endoscopic Inguinal Lymphadenectomy,VEIL)逐渐开展。目前单孔腹腔镜下腹股沟淋巴结切除术(Laparoendoscopic Single-site Inguinal Lymphadenectomy,LESS-IL)主要在阴茎癌中应用。Tobias-Machado等首先报道了1例阴茎癌患者的腹股沟淋巴结清扫术,右侧行LESS-IL、左侧行VEIL,两者在手术时间、出血量、引流量、淋巴结切除数目、疼痛和肿瘤预后等方面均无差异。Yuan等比较了12例阴茎癌患者的腹股沟淋巴结清扫术,一侧实施LESS-IL,另一侧实施VEIL,通过对比,发现两者在手术时间、术后并发症发生率、淋巴结清除率与组织学阳性淋巴结检出率等方面也均无差异。初步研究表明,LESS-IL具有更好的美容效果和患者满意度,是安全可行的。

二、手术相关解剖

(一)腹主动脉旁淋巴结切除范围

上界为左侧肾静脉,下界为髂总动脉水平(与盆腔淋巴结切除范围上界相接)以上,系统性淋巴结切除应切除此范围内的血管周围淋巴结及相关淋巴管、脂肪组织。同时又以肠系膜下动脉为标志,将肠系膜下动脉以下水平的淋巴结切除称为A水平切除,左肾静脉水平以下的淋巴结切除称为B水平切除(图1-6-1)。

腹主动脉旁淋巴结又称腰淋巴结,沿腹主动脉和下腔静脉排列,收纳双侧髂总淋巴结的输出管。包括左腰淋巴结(分为主动脉前、外和后淋巴结)、腰中部淋巴结(腹主动脉和下腔静脉之间)以及右腰淋巴结(分为下腔静脉前、外和后淋巴结)。其输出管汇入乳糜池或胸导管。

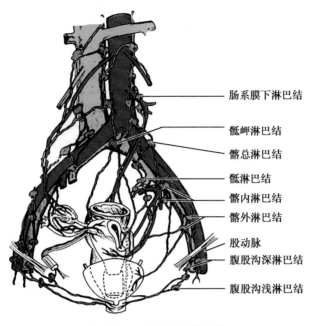

图 1-6-1　腹腔淋巴结分布

肠系膜下淋巴结

骶岬淋巴结

髂总淋巴结

骶淋巴结

髂内淋巴结

髂外淋巴结

股动脉

腹股沟深淋巴结

腹股沟浅淋巴结

（二）盆腔淋巴结切除范围

上界为髂内、外动脉交叉处上3cm处；下界为旋髂深静脉横跨髂外动脉处，此处表面为腹股沟深淋巴结；外界为腰大肌表面；内界为输尿管外侧；底部为闭孔窝。该范围内的所有淋巴脂肪组织等均需全部切除（图1-6-2）。

盆腔淋巴结沿血管排列于3个区域：一组位于骨盆入口附近，包括沿髂外血管排列的髂外淋巴结和位于髂总动脉两侧及后方的髂总淋巴结，前者淋巴结数量有8~10个，后者一般为4~6个，髂总淋巴结中有1~2个位于腹主动脉分叉处的下方，称主动脉下淋巴结或骶岬淋巴结；另一组沿髂内动脉及其分支排列，包括髂内淋巴结和闭孔淋巴结，后者位于闭孔动脉进入闭膜管的附近；第三组淋巴结数量

较少，分别为沿骶正中动脉排列的骶中淋巴结和沿骶外侧动脉排列的骶外侧淋巴结。

（三）腹股沟淋巴结切除的解剖部位

位于左、右腹股沟部的淋巴结分浅、深两群，引流下肢、下腹壁和会阴部的淋巴。腹股沟浅淋巴结位于阔筋膜的表面。一部分与腹股沟韧带平行（横行组），另一部分垂直沿大隐静脉走行（纵行组），淋巴结数目较多。腹股沟深淋巴结位于阔筋膜的下面，阔筋膜的卵圆孔内，被筛状筋膜覆盖。

腹股沟淋巴结切除的重要解剖部位是股三角。股三角的上界即三角的底边为腹股沟韧带，外界为缝匠肌，内界为长收肌。股三角为阔筋膜所覆盖，上方附于腹股沟韧带和髂嵴，并在靠近腹股沟韧带处与Scarpa筋膜融合，下方与小腿及腘部深筋膜相续。股三角中由外向内依次排列的是股神经、股动脉和股静脉。大部分淋巴脂肪组织位于股三角内。

（四）腹股沟区血管和神经

大隐静脉是股三角解剖的"核心"，是腹股沟淋巴结清扫的重要解剖结构。大隐静脉起自股内侧区域，在长收肌上方的脂肪内侧上行，向腹股沟韧带下方中点的方向延伸。大隐静脉穿过覆盖卵圆窝和股动、静脉的筛筋膜，并在筋膜下汇入股静脉。腹股沟区神经包括髂腹下神经、髂腹股沟神经、生殖股神经、股外侧皮神经和股神经。股神经位于股动脉外侧的肌腔隙中，股神经在股部发出多条分支，分散成神经纤维。股神经与腹股沟韧带的方向垂直，在其上方越过，这也是股神经最易暴露的位置。当四肢严重屈曲时，腹股沟韧带对股神经的压迫可造成股神经麻痹。生殖股神经来自腰丛（L_{1-2}神经），进入腹股沟管内环前分出股支和生殖支，股支从腹股沟韧带穿出，术中容易碰到，应尽可能避免损伤。

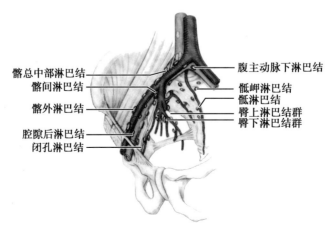

髂总中部淋巴结

髂间淋巴结

髂外淋巴结

腔隙后淋巴结

闭孔淋巴结

腹主动脉下淋巴结

骶岬淋巴结

骶淋巴结

臀上淋巴结群

臀下淋巴结群

图 1-6-2　盆腔淋巴结分布

三、手术适应证、禁忌证及并发症

(一) 适应证

根据术前的病理结果、临床分期、影像学检查等评估,有腹主动脉旁淋巴结、盆腔淋巴结、腹股沟淋巴结转移的恶性肿瘤。

(二) 禁忌证

详见第一篇第五章第一节。

(三) 并发症

1. 血管、神经节及肠管损伤。

2. 淋巴瘘及淋巴水肿。

3. 其他:详见第一篇第五章第一节。

四、手术步骤

(一) 经脐单孔腹腔镜下腹主动脉旁淋巴结切除术(视频 1-6-1)

视频 1-6-1
经脐单孔腹腔镜腹主动脉旁淋巴结清扫术

1. 患者采取全麻,取仰卧头低位,肥胖者可稍左侧低位。

2. 脐轮作一长约 2.5cm 纵行切口,切开皮肤、皮下组织,钝性分离肌层,打开腹膜,鱼钩针 2-0 线在切口上下缘提拉腹膜,以利于腹膜的暴露,直视下进入腹腔,置入切口保护套及单孔 Port;充气形成满意气腹,维持气腹压力 10~12mmHg(1.60kPa),用 50cm 的 30°

腹腔镜经单孔 Port 进入腹盆腔,探查腹盆腔脏器情况。

3. 行低位腹主动脉旁淋巴结切除时,术者站在患者头侧;行高位腹主动脉旁淋巴结切除时,术者站在患者双腿之间。

4. 术者位于患者足侧,将肠管上推,显露腹主动脉,沿腹主动脉表面用超声刀切开后腹膜至十二指肠水平,7 号丝线悬吊后腹膜。在左右两侧后腹膜内仔细辨认双侧输尿管,并用超声刀锐性游离出双侧输尿管,避免损伤输尿管系膜及血管;其中右侧输尿管往往与右侧卵巢静脉伴行,左侧输尿管在肠系膜下动脉及以上水平较难暴露,需先显露出肠系膜下动脉。上推十二指肠,锐性游离出与下方血管的间隙,显露出左侧肾静脉(图 1-6-3)。

5. 从髂总动脉分叉处用超声刀切开腹主动脉血管鞘,避免损伤腹主动脉,向上切开至左肾静脉水平(图 1-6-4)。

6. 沿腹主动脉右侧提夹并切除腹主动脉与下腔静脉之间的淋巴结,注意下方的腰动静脉,同时打开下腔静脉血管鞘,再沿下腔静脉切除表面及其外侧淋巴结至左肾静脉水平(图 1-6-5、图 1-6-6)。

7. 沿腹主动脉左侧切除其表面及外侧淋巴结至左肾静脉水平,锐性游离出肠系膜下动脉,同时需注意淋巴结外侧的输尿管及内侧椎体表面的腰动静脉(图 1-6-7、图 1-6-8)。

8. 术者转换位置至患者头侧,提夹骶前区淋巴结并超声刀锐性切除(图 1-6-9)。

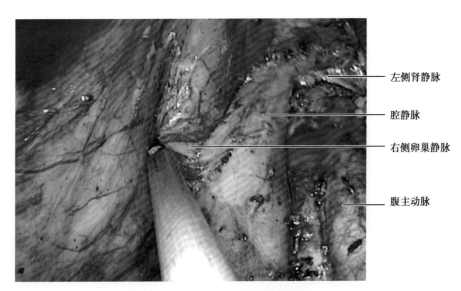

左侧肾静脉

腔静脉

右侧卵巢静脉

腹主动脉

图 1-6-3　盆腹腔动静脉走行

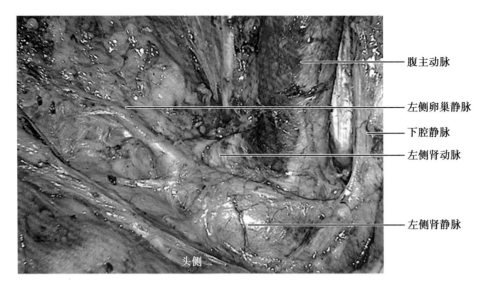

图 1-6-4　盆腹腔动静脉走行

腹主动脉

左侧卵巢静脉

下腔静脉

左侧肾动脉

左侧肾静脉

头侧

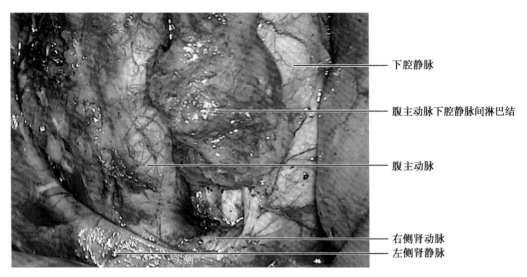

图 1-6-5　腹主动脉与下腔静脉间淋巴结

下腔静脉

腹主动脉下腔静脉间淋巴结

腹主动脉

右侧肾动脉

左侧肾静脉

头侧

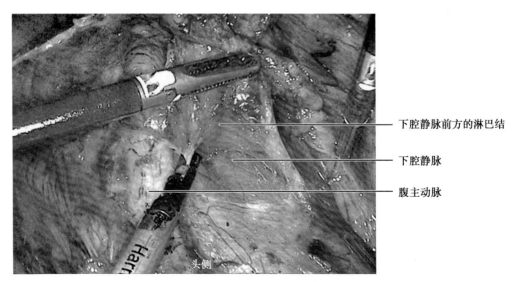

图 1-6-6　下腔静脉前方淋巴结

下腔静脉前方的淋巴结

下腔静脉

腹主动脉

头侧

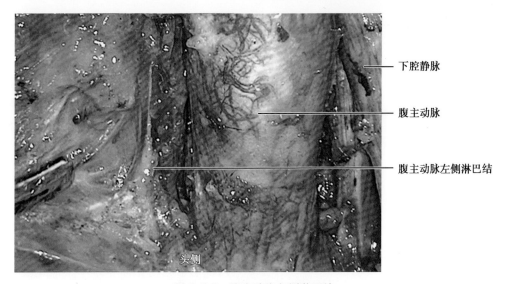

图 1-6-7　腹主动脉左侧淋巴结

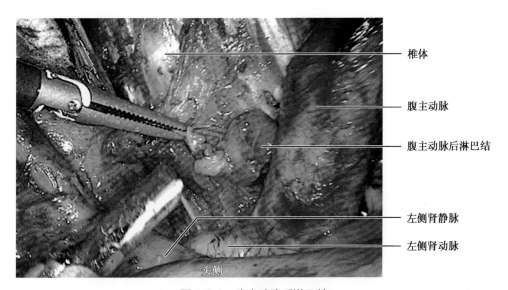

图 1-6-8　腹主动脉后淋巴结

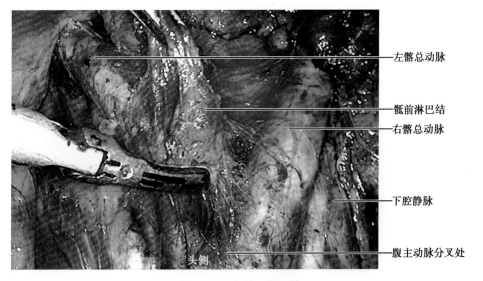

图 1-6-9　骶前区淋巴结

（二）经脐单孔腹腔镜下盆腔淋巴结切除术

见视频 1-6-2~ 视频 1-6-4。

视频 1-6-2
盆腔淋巴结清扫术

视频 1-6-3
经脐单孔腹腔镜下盆腔淋巴结切除术

视频 1-6-4
免举宫淋巴结清扫术

1. 手术体位与建立单孔入路同前。

2. 显露右侧髂总动脉，沿髂总及髂外动脉切开后腹膜至子宫圆韧带处；并用超声刀游离显露出髂外动脉、髂内动脉-脐侧韧带以及输尿管这3条重要解剖结构。由于单孔腹腔镜缺乏助手，为方便手术，需将双侧的脐侧韧带用丝线悬吊以方便暴露，同时显露出闭孔间隙（图 1-6-10、图 1-6-11）。

3. 提拉、钳夹髂总淋巴结，用超声刀打开髂总动脉及髂外动静脉血管鞘，向下逐步切除髂总、髂外淋巴结，切除髂外淋巴结的外界为腰大肌表面的生殖股神经。并将下方的髂外血管腰大肌间隙打开，注意下方闭孔神经，向内推髂总动脉，用超声刀仔细切除髂总动脉后方的淋巴结，并游离出闭孔神经（图 1-6-12~ 图 1-6-14）。

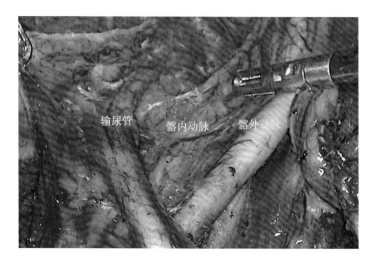
图 1-6-10　输尿管及髂血管毗邻关系

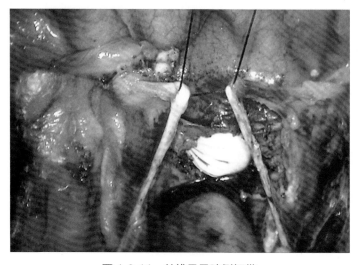
图 1-6-11　丝线悬吊脐侧韧带

5. 从髂内外血管分叉处开始,将闭孔神经表面及下方淋巴结逐步切除,注意闭孔动静脉及下方的腰骶干神经(图 1-6-18、图 1-6-19)。

(三)经脐单孔腹腔镜下腹股沟淋巴结切除术

见视频 1-6-5。

视频 1-6-5
经脐单孔腹腔镜下腹股沟淋巴结清扫

1. 患者全身麻醉后取仰卧位,双下肢伸直稍外展约 45°,呈八字形分开以展平腹股沟区。

2. 术前用记号笔标记两侧股三角边界,其中上界为腹股沟韧带,内界为长收肌,外界为缝匠肌(图 1-6-20)。

3. 术野常规消毒铺巾,取腹股沟韧带中点上方 1cm 行长 2.5~3cm 平行切口,逐层切开皮肤、浅筋膜脂性层(Camper 筋膜),直达腹外斜肌腱膜及浅筋膜膜性层(Scarpa 筋膜),用手指在耻骨结节及髂前上棘间钝性分离出一个腔隙,充分扩张分离此间隙以建立操作空间,浅层的 Camper 筋膜完全被推至腹股沟韧带的下方。置入单孔多通道 Port。置入 Port 时注气压力为 13mmHg(1.73kPa),随后调整气压并维持在 12mmHg(1.60kPa),分别置入常规腹腔镜手术器械。

4. 自腹外斜肌表面开始,用超声刀在 Scarpa

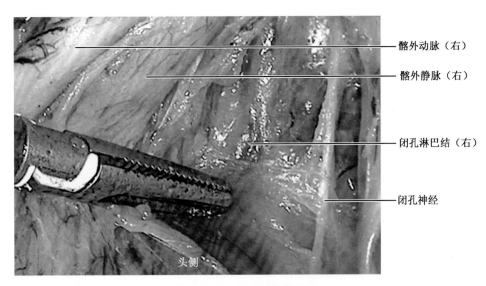

髂外动脉（右）

髂外静脉（右）

闭孔淋巴结（右）

闭孔神经

头侧

图 1-6-18　切除闭孔淋巴结

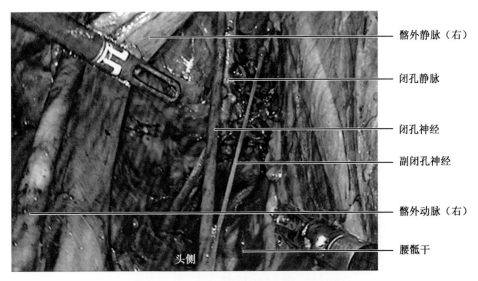

髂外静脉（右）

闭孔静脉

闭孔神经

副闭孔神经

髂外动脉（右）

腰骶干

头侧

图 1-6-19　髂外血管及闭孔血管、神经走行

91

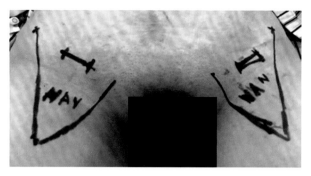

图 1-6-20　标记两侧股三角边界

筋膜表面和 Camper 筋膜间的疏松结缔组织间进行由外向内的操作，将皮下脂肪、淋巴管、淋巴结等组织从上到下分离至腹股沟韧带，外侧至髂前上棘，内侧至耻骨结节，完全暴露腹股沟韧带。分离过程中需紧贴 Scarpa 筋膜表面，避免损伤皮瓣血供。

5. 在腹股沟韧带下方暴露阔筋膜，紧贴阔筋膜表面沿韧带向外将皮下淋巴脂肪组织自缝匠肌内侧缘向内剥离至股三角尖部，沿韧带向内将皮下组织切除至耻骨结节下 3cm 左右。

6. 切开阔筋膜，向左右两侧分离暴露长收肌和缝匠肌，显露股三角。依次打开阔筋膜下方的血管腔隙和股管上方结构，显露 Cloquet's 淋巴结，分离其周围脂肪组织及阴部外动、静脉血管分支，完整切除 Cloquet's 淋巴结，显露其下方耻骨肌（图 1-6-21）。

7. 打开筛筋膜，暴露隐静脉裂孔，显示大隐静脉，依次分离大隐静脉各个分支，用超声刀完整切除大隐静脉周围淋巴结及脂肪组织直至股三角顶

部，在保证淋巴结完整清扫的同时尽可能地保留大隐静脉主干及各属支。

8. 分离显露血管腔隙内的股动脉、股静脉及肌腔隙内的股神经，超声刀逐步切除腹股沟韧带下方、股静脉内侧和长收肌外缘的腹股沟深淋巴结组织，注意保留股动、静脉的深部分支（图 1-6-22）。

9. 腹股沟淋巴结清扫术后组织自单孔 Port 完整取出。

10. 术中行腹股沟淋巴结快速病理检查，如发现肿瘤转移，则同期行盆腔淋巴结清扫术。

11. 术后腹股沟区放置硅胶引流管并给予持续负压吸引，伤口常规缝合，并覆盖敷料加压包扎。

五、手术技巧与难点

（一）经脐单孔腹腔镜下腹主动脉旁淋巴结切除术

1. 腹主动脉旁淋巴结切除术的手术范围广，涉及更多的腹腔大动脉血管，稍有不慎，可能引起严重血管损伤，导致出血量增加，危及患者生命。腹主动脉旁血管分支较多，存在多种血管畸形与变异。术者应掌握解剖结构，术中操作轻柔，先凝后切或边凝边切，尽量不撕扯血管分支及淋巴管。若发生腔静脉损伤出血，应先压迫止血，切不可盲目钳夹，必要时根据情况行镜下缝合或开腹处理（图1-6-23、图1-6-24）。

2. 腹主动脉旁淋巴结切除时，腹主动脉表面的淋巴结较容易切除。其左侧淋巴结有腰动静脉及腰交感干位于其中，因此操作中应格外注意，避免损伤；左侧淋巴结与左侧输尿管邻近，在切除前需先游

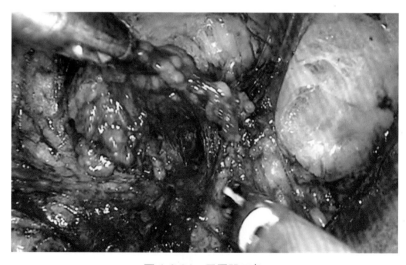

图 1-6-21　显露股三角

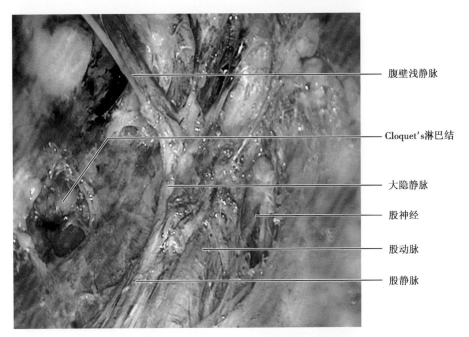

腹壁浅静脉

Cloquet's淋巴结

大隐静脉

股神经

股动脉

股静脉

图 1-6-22 股三角内血管、神经及淋巴结走行

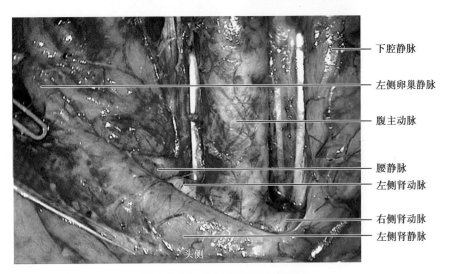

下腔静脉

左侧卵巢静脉

腹主动脉

腰静脉
左侧肾动脉

右侧肾动脉
左侧肾静脉

头侧

图 1-6-23 腹主动脉旁血管走行

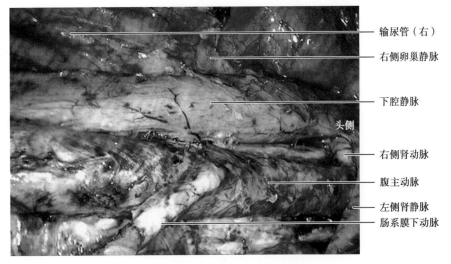

输尿管（右）

右侧卵巢静脉

下腔静脉

头侧

右侧肾动脉

腹主动脉

左侧肾静脉

肠系膜下动脉

图 1-6-24 下腔静脉旁血管走行

离出左侧输尿管,防止术中热损伤。腹主动脉与下腔静脉之间的淋巴结下方是椎体表面的前纵韧带,只有2~3对腰动静脉,小心切除即可。下腔静脉表面及后方的淋巴结是切除比较危险的区域。下腔静脉壁薄,钝性表面分离组织时容易撕断分支血管的汇入端或下腔静脉壁,引发血肿或破裂,因此,此处操作应轻柔、锐性,切勿撕拉。还应注意的是,下腔静脉及肾静脉以下段的属支多而复杂,手术时应留意该段血管分支,避免损伤;下腔静脉后方有多支腰静脉,提拉下腔静脉时需缓慢适度,否则出血后无法缝合止血,会造成严重并发症(图1-6-25、图1-6-26)。

3. 肾血管水平的淋巴结切除,腹腔镜下手术野的暴露和操作相对困难,手术难度和风险较大。腹腔镜下进行该组淋巴结切除时后腹膜切开要充分,需向上朝向横结肠系膜附着处打开后腹膜直达十二指肠水平部下缘,并且需上推十二指肠,充分暴露腹主动脉区手术野。此处需格外小心十二指肠,如果损伤出现十二指肠瘘,致死率可达90%以上,切勿用锐性器械提拉、钳夹、电凝肠管,最好用纱布垫在肠管表面进行游离操作(图1-6-27)。

4. 在进行高位腹主动脉旁淋巴结切除时,需要将左右卵巢静脉连同左右输尿管一起显露出来。在寻找输尿管时,经常容易将卵巢血管误判为输尿管,所以需要手术医生认真、细致判断。在游离肠系膜下动脉时不可伤及此血管,否则容易导致肠段坏死,且肠系膜下动脉血流压力较大,损伤后难以止血,因此术中需注意避免损伤(图1-6-28、图1-6-29)。

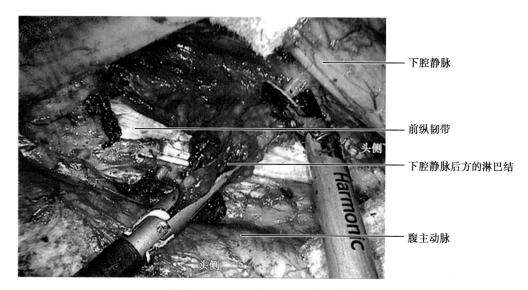

下腔静脉

前纵韧带

头侧

下腔静脉后方的淋巴结

腹主动脉

头侧

图 1-6-25 暴露下腔静脉后方淋巴结

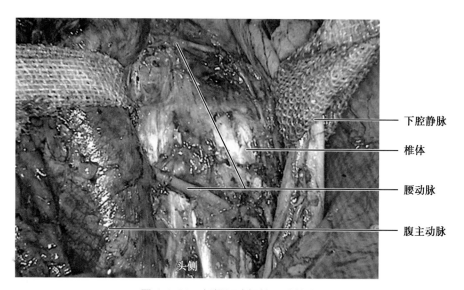

下腔静脉

椎体

腰动脉

腹主动脉

头侧

图 1-6-26 缓慢适度提拉下腔静脉

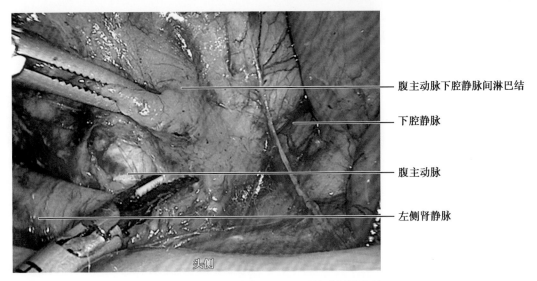

腹主动脉下腔静脉间淋巴结

下腔静脉

腹主动脉

左侧肾静脉

头侧

图 1-6-27 处理腹主动脉下腔静脉间淋巴结

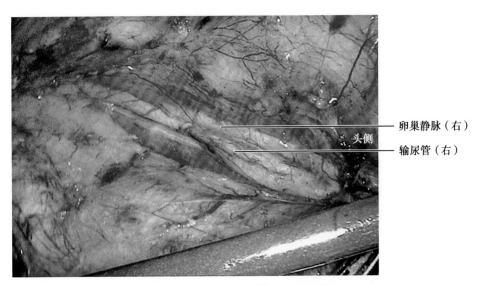

卵巢静脉（右）

输尿管（右）

头侧

图 1-6-28 显露卵巢静脉和输尿管

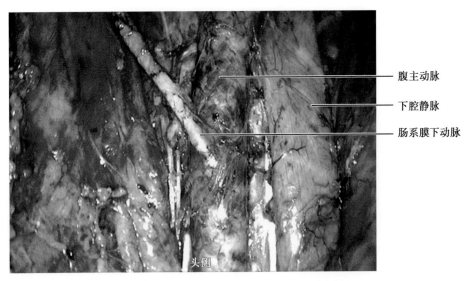

腹主动脉

下腔静脉

肠系膜下动脉

头侧

图 1-6-29 游离肠系膜下动脉

5. 在进行腹主动脉旁淋巴结切除时,建议超声刀避免切入深部,因为当腰静脉及腰动脉出现损伤后会缩至腹主动脉后方,加大止血难度,但是大多数情况直接用双极电凝即可有效止血,无须缝合止血(图1-6-30)。

6. 由于右腰交感干位于下腔静脉后方,故不易损伤;而在左侧腹主动脉旁淋巴结切除术中可能会损伤到腰交感干神经节(图1-6-31)。

7. 由于单孔腹腔镜缺少助手的协作,暴露术野困难,故在手术前需用缝线将后腹膜悬吊,以方便暴露术野;由于器械处于垂直状态,因此在腹主动脉下段近髂总动脉处一定要注意刀头下方与血管的距离,避免太近造成血管破损。

8. 术中由于筷子效应明显,对淋巴结的提夹

应注意力度,避免撕拉,切除也要遵循锐性、"小口"切除,避免钳夹过多组织。对于部分不能提拉的淋巴结,应用超声刀夹住根部,上挑后切除,避免损伤后方血管。

(二)经脐单孔腹腔镜下盆腔淋巴结切除术

1. 盆腔淋巴结切除时,需要特别注意髂外静脉的解剖,其内下方有闭孔神经,外侧需打开髂血管腰大肌间隙。其中旋髂深静脉是腹股沟淋巴切除的最下端(终点),也是淋巴结切除时较易损伤的大血管之一。由于头高脚低位以及下肢弯曲的缘故,髂血管不会很充盈,损伤后出血不会很汹涌,但当上端压力增大时,便可出现明显出血。其中旋髂深静脉位于髂外静脉下段前方,旋髂后静脉位于髂外静脉后方,旋髂后静脉常有变异,多数1支,少数

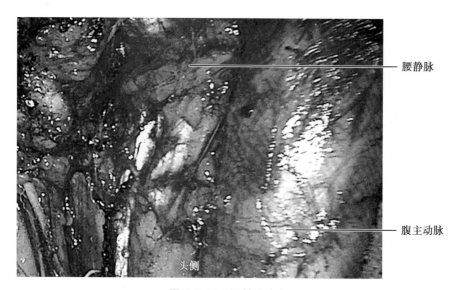

图 1-6-30 腰静脉走行

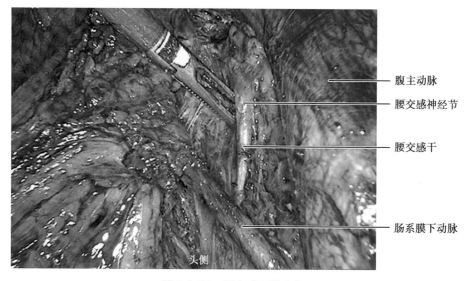

图 1-6-31 腰交感干的分布

2支。所以,在腹腔镜手术中打开髂外静脉血管鞘,向下解剖分离髂外静脉下段上方时,要注意前方的旋髂深静脉。解剖分离下段后方时,需注意后方的旋髂后静脉,避免损伤。向上继续解剖髂外静脉后方中、上段时,应特别注意重要的解剖标志——髂内外静脉交叉处,避免撕拉损伤(图1-6-32)。

2. 左侧盆腔血管的解剖与右侧略有不同,左侧髂总静脉位于髂总动脉的内侧,左侧髂总淋巴结位于髂总动脉与髂腰肌之间,所以切除左侧髂总淋巴结较右侧安全。但左侧髂总淋巴结的下方是骶骨,有时髂总静脉位于髂总动脉之下,需注意避免误伤或拉扯过度引起术中出血,这是切除左侧髂总淋巴结应注意的关键点。而右侧髂总淋巴结位于髂总静脉表面,此处静脉壁薄,血管较粗大,静脉

表面常有细小属支,极易损伤造成难以控制的大出血,故切除右侧髂总淋巴结是盆腔淋巴结切除术中最为关键的手术步骤。在离断髂总淋巴组织时,尽量不要钝性撕拉,因为在髂总淋巴结上有一些小静脉属支回流到髂总静脉,如过度撕拉会导致出血。

3. 在对髂总动脉后方的淋巴结切除时,需用缝线将输尿管牵拉至一旁,打开髂血管腰大肌间隙。淋巴结的切除往往需要单手操作,此时用一把钳子推开血管,超声刀应小口切除,边切边推,逐步暴露下方闭孔神经、髂腰静脉及腰骶干。在切除淋巴结时,需要不时调整左右交叉为上下交叉,部分区域不能形成有效的交叉提拉,需要单手切除,因此对术者的手术熟练度要求更高(图1-6-33)。

4. 腹腔镜下髂内淋巴结切除时,只需从髂内

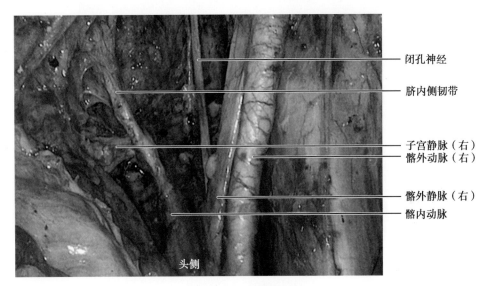

闭孔神经
脐内侧韧带

子宫静脉(右)
髂外动脉(右)

髂外静脉(右)
髂内动脉

头侧

图 1-6-32　髂血管走行

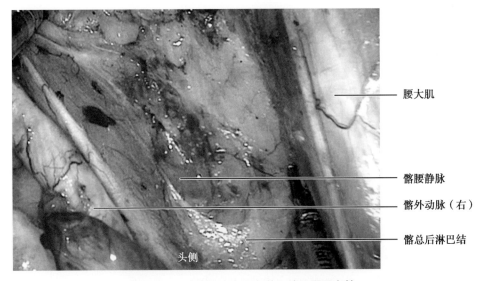

腰大肌

髂腰静脉

髂外动脉(右)

髂总后淋巴结

头侧

图 1-6-33　髂总动脉后方淋巴结及周围血管

血管表面切除即可,不必像分离髂外血管那样完全游离出髂内动静脉,但在切断闭孔神经下方的脂肪组织及淋巴结时,需看清楚髂外静脉、髂内静脉和闭孔神经的解剖关系。由于髂内静脉旁淋巴结深藏盆底,极难切除,因此一般只能切除髂内动脉内、外侧群。

5. 闭孔淋巴结切除,其实是切除闭孔神经下方、围绕闭孔动静脉的2~3个淋巴结。在切除闭孔淋巴结时要注意髂内静脉及其属支的变异。闭孔神经损伤容易发生在两个部位:一是髂内外静脉分叉处,二是闭孔神经出骨盆处。以闭孔神经为标记,

神经上方一般没有细小血管,神经下方则有丰富的静脉丛,静脉丛下方为腰骶干或骶丛,因此闭孔神经下方的淋巴结切除应小心谨慎。因为神经为鞘内传导,在腹腔镜手术时,应避免钳夹神经和在神经表面使用能量器械。暴露神经时应仔细游离,避免剪断闭孔神经。当该神经损伤后,会出现大腿内收肌群瘫痪,两下肢交叉有困难,大腿外旋无力等症状。一般情况下,闭孔神经切断后需要立即应用显微外科技术进行修复,做到及时发现,早期、快速修复,从而避免开放性手术,防止长期损伤(图1-6-34、图1-6-35)。

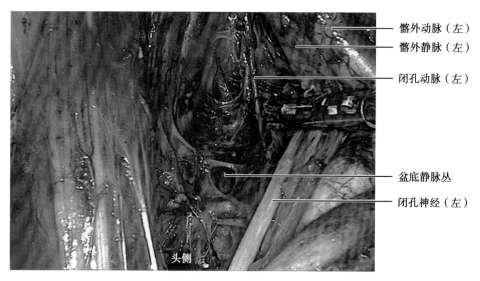

图1-6-34　闭孔神经及周围血管走行

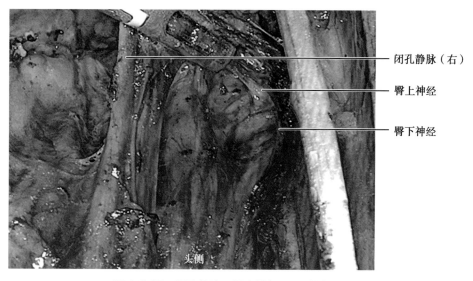

图1-6-35　闭孔静脉及臀上神经、臀下神经走行

6. 输尿管是所有经腹（开腹或腹腔镜）或经阴的妇产科手术中最需要手术医生注意的结构。大多数的输尿管损伤发生于妇产科良性疾病的手术。50% 的损伤不能在手术中立刻诊断。最常见的损伤部位包括：①骨盆漏斗韧带；②子宫峡部与子宫动脉交叉处；③骶韧带以及缝合盆底腹膜时；④阴道穹窿旁。此外，在输尿管走行过程中，支配肾脏、卵巢、子宫及膀胱的血管在其周围分支并相互吻合，形成丰富的血管丛营养输尿管，在盆腔手术时应注意保护输尿管血运，避免因缺血形成输尿管瘘（图 1-6-36）。

（三）经脐单孔腹腔镜下腹股沟淋巴结切除术

1. 术前需用记号笔在腹股沟区皮肤表面做好定位，标记出手术范围，术中可通过间断按压皮肤界限确定清扫范围。

2. 单孔入路通道以 2.5~3cm 切口为宜，满足单孔多通道 Port 的置入。尽量选择多通道的入路平台，当术中遇到操作困难时可及时转换到不同的通道进入器械以便操作。

3. 腹股沟区手术操作空间狭小，显露困难，需要人为的钝性分离扩大手术空间，具体可采用手指钝性分离或加大 CO_2 气体压力，当操作空间建立后下调 CO_2 压力，防止发生皮下气肿。

4. 为减少手术对腹股沟组织血供的影响，术中在 Scarpa 筋膜和 Camper 筋膜间的疏松结缔组织内进行游离。

5. 单孔腹腔镜存在"筷子效应""同轴操作"，器械间相互干扰，LESS-IL 操作时可站在同侧，向前内侧方向操作时可采用交叉操作、前后操作的方法，即牵右切左（牵左切右），牵后切前，牵远切近。同时 LESS-IL 操作时没有助手的帮助，可以利用超声刀反向撑开技术进行疏松组织的分离。

6. 术中尽量使用能量器械，电凝与电切相结合，可减少手术器械进出，增加操作稳定性；术中应用超声刀，而不使用电刀；术中对淋巴管组织残端进行充分闭合，可有效避免术中血管、淋巴管凝切不严而引起的皮下血肿和淋巴瘘。

7. 切除了 Cloquet's 淋巴结之后再将 Camper 筋膜在皮肤表面加以分离，防止 Camper 筋膜下坠影响操作视野。

8. 术中需仔细辨认大隐静脉主干及各属支，除非有肉眼可见的肿大淋巴结固定在大隐静脉上，否则应尽量保存大隐静脉及其属支，可有效减少下肢水肿的发生。

9. 术后腹股沟区引流需选用比较粗的引流管，建议至少保留 5 天，既可以保证充分的引流，又可减少皮下血肿及皮瓣漂浮。

10. 充分了解能量器械的组织管理科学，熟练应用超声刀的分离、切割、反向撑开等技巧。

六、手术经验荟萃分析

（一）经脐单孔腹腔镜下腹主动脉旁淋巴结切除术

1. 腹主动脉旁淋巴结的解剖位置深，分布范围广，邻近组织和脏器较多且复杂，手术充分显露困难，因而损伤风险高，手术并发症的发生率高，甚至出现死亡等严重并发症，因此对术者的要求也非常高。术者需要至少 100 台以上的恶性肿瘤开腹

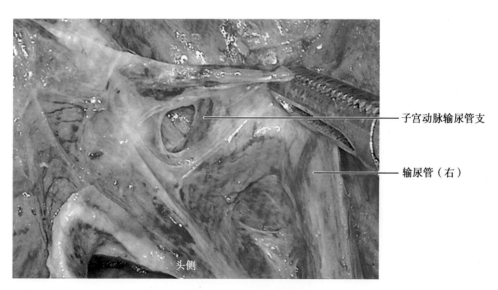

图 1-6-36　输尿管走行

子宫动脉输尿管支

输尿管（右）

头侧

手术经验,并且能够熟练完成腹腔镜下的恶性肿瘤手术,还需经过单孔腹腔镜的培训,这样才能在安全的前提下开展单孔腹腔镜下腹主动脉淋巴结切除术。

2. 单孔腹腔镜的手术器械及光学系统均由同一个切口进入,违背了传统的三角分布原则,使得器械在体外及体内拥挤牵绊,难以展开。器械和操作基本处于同一条直线上,因此在操作过程中极易干扰视线,使手术医师对切口的深度和宽度判断困难,导致手术准确性降低。这需要腔镜医师从平面视野过渡到线状视野,有一个适应和学习的过程。

3. 由于缺乏助手及暴露困难,腹主动脉后方及下腔静脉后方的淋巴结很难切除,因此在单孔腹腔镜下不建议切除,否则容易造成比较严重的并发症。

4. 在腹主动脉旁淋巴结切除过程中,还应特别注意隐形的热损伤,特别是肠管和输尿管,且往往在术后几天或数周才出现症状,因此在术中应注意对周围脏器的保护。能量器械操作时应观察周围情况,避免因视野太近而忽视了临近组织损伤。

5. 合理使用能量器械,掌握各种能量器械的工作原理及特点,有的放矢,预防不必要的损伤。

(二) 经脐单孔腹腔镜下盆腔淋巴结切除术

1. 单孔腹腔镜盆腔淋巴结切除术中,暴露仍然是最大的问题,所以应充分利用缝线悬吊的方式辅助手术,同时在操作时应小心谨慎,小口切除,步步为营,切忌急躁及暴露不清的盲目切除,否则会出现较为严重的并发症。

2. 血管损伤是腹腔镜手术的主要并发症之一,占腹腔镜手术并发症的30%~50%。众多研究显示,当出现动脉阻塞时,盆腔动脉系统如同"循环交换器"。在进行手术时,务必保留这些盆腔动脉血管。这就要求行腹膜后淋巴结切除的医生具有高超的外科技术和控制血管出血的能力。预防出血比止血更重要,熟悉解剖精细操作是预防出血的关键。

3. 妇科腹腔镜手术并发症中,泌尿系统损伤最常见,且输尿管损伤一半来自电器械的热损伤。但由于电热损伤较隐匿,仅少数输尿管损伤能在术中发现。因此,术中要充分游离暴露双侧输尿管的走行,在切断任何组织前必须先辨认输尿管,避免将其损伤;术中、术后发现输尿管电热损伤时,应立即行输尿管膀胱吻合术、输尿管端端吻合术或输尿管支架置入术。

4. 腹腔镜下盆腔淋巴切除时,尽量保留生殖股神经,其分支包括生殖支及股支。生殖股神经在穿出腰大肌时最容易受到损伤,此处淋巴结常包绕此神经,部分神经可能会被切断或在电凝止血时损伤,该神经损伤可导致手术后感觉异常、疼痛及麻木,主要为大腿内侧及手掌大部分区域,但不会出现运动障碍,所以我们应在术前向患者和家属交代可能对该神经的损伤。

5. 以往的闭孔淋巴结切除只是在闭孔神经水平以上进行,随着腹腔镜技术的进步,闭孔神经以下的解剖也逐步为人所知,下方的淋巴结切除也越来越多。但在下方还有个重要的神经就是腰骶干,其损伤后的症状较闭孔神经损伤更为严重,可出现下肢运动障碍及下肢感觉障碍,因此在切除髂总后淋巴结及闭孔神经下方的淋巴结时、出血电凝止血时,不能只注意闭孔神经,还应注意保护腰骶干神经及骶丛。

(三) 经脐单孔腹腔镜下腹股沟淋巴结切除术

1. 与 OIL 相比,VEIL 术后与伤口/皮肤相关的并发症似乎较少。切除淋巴结的数量和局部复发率与 OIL 相当。LESS-IL 侵入性更小且能尽可能地保留大隐静脉及其属支,有助于降低术后并发症发生率,减少了下肢水肿、伤口感染、淋巴囊肿的发生,但是其安全性仍然有待对术后患者更长期的随访。该术式也对术者提出了更高的要求,其学习曲线相关数据有待进一步总结。

2. Panici 等人的前瞻性研究表明,淋巴结状态是影响外阴鳞状细胞癌预后最重要的因素之一。阳性淋巴结和切除淋巴结的数量影响存活率。双侧淋巴结切除术中少于 15 个淋巴结的切除似乎对生存率有负面影响。但是关于切除淋巴结的具体数目尚无共识。由于腹股沟区手术的空间限制,应用微创技术时应当注意选择合适的患者,从而取得更满意的预后。

七、专家点评

(一) 经脐单孔腹腔镜下腹主动脉旁淋巴结切除术

腹主动脉旁淋巴结切除是妇科恶性肿瘤治疗中的重要组成部分,由于其手术难度大,风险高,因此只有部分妇科肿瘤医生能够完成此手术。单孔腹腔镜作为一种新的手术方式正在逐步发展壮大,但是单孔腹主动脉淋巴结的切除对术者要求更高,且目前开展的例数不多,经验有限,所以在做此类手术时应充分评估手术风险，在确保患者安全的前提下进行。

（二）经脐单孔腹腔镜下盆腔淋巴结切除术

妇科恶性肿瘤的盆腔淋巴结切除是十分必要的，单孔腹腔镜作为一种新的术式为患者的治疗提供了新的选择。由于腹腔镜淋巴结切除技术已十分成熟，故单孔技术在此类手术中很快显现了巨大的优势。但是术者还应根据患者的具体情况、设备条件以及自身能力综合考虑，选择对患者最有益的手术方式。在不久的将来，随着机器人辅助单孔腹腔镜的发展，单孔技术必将占据越来越重要的地位。

（三）经脐单孔腹腔镜下腹股沟淋巴结切除术

腹股沟淋巴结切除术是治疗泌尿生殖肿瘤和其他皮肤恶性肿瘤腹股沟淋巴结转移的标准方法。LESS-IL 是治疗腹股沟淋巴结转移的一种新方法，目的是减少淋巴结转移术后并发症。然而，这种新方法的安全性和有效性尚不清楚。对于具有先进单孔腹腔镜技术和熟悉腹股沟解剖的有经验的外科医生来说，LESS-IL 是安全可行的。但是仍需要进一步的随机对照试验来评估其安全性和有效性以及肿瘤学结果。

（刘畅　沈杨）

参考文献

［1］蒋芳，向阳．妇科恶性肿瘤腹膜后淋巴结切除术路径、要点及并发症防治．中国实用妇科与产科杂志，2017, 33 (12): 1233-1237.

［2］邓黎，梁志清．单孔腹腔镜技术在妇科恶性肿瘤中的应用现状．中国计划生育和妇产科，2019, 11 (3): 11-13.

［3］张蔚，吴寒舒，易跃雄．腹腔镜下腹膜外腹主动脉旁淋巴结切除术治疗妇科恶性肿瘤的相关问题．中华妇产科杂志，2017, 52 (2): 171-173.

［4］蒋叠，姚德生，卢艳，等．腹腔镜下腹膜外淋巴结切除术在局部晚期宫颈癌中的初步临床研究．国际妇产科学杂志，2016, 43 (3): 343-347.

［5］黄晖媛，赵仁峰．经脐单孔腹腔镜子宫切除术的安全性研究．中华腔镜外科杂志（电子版），2018, 11 (1): 32-34.

第二节　经脐单孔腹腔镜宫颈癌广泛子宫全切术及淋巴结清扫术

一、引言

子宫根治术（radical hysterectomy）最初由奥地利的 Wertheim 在 20 世纪初提出，后经日本的 Okabayashi、美国的 Meigs 等学者的改良以及加入区域（盆腔）淋巴结的切除后，成为用于宫颈癌治疗的经典术式并沿用至今。

1992 年，C.R.Nezhat 等首次报道了腹腔镜下宫颈癌根治术及盆腔和腹主动脉旁淋巴结切除。2000—2009 年腹腔镜下宫颈癌根治术式进一步得到了规范，并逐渐在世界上得到了推广。经脐单孔腹腔镜手术的概念在 20 世纪 70 年代由 Wheeless 和 Thompson 首次应用在输卵管结扎术中。单孔腹腔镜手术本质也是腹腔镜手术，与传统腹腔镜手术有所不同的是，手术操作孔仅限于脐孔一处而已。随着单孔腹腔镜手术在妇科良性疾病中应用的日益增多和操作者熟练度的提高，单孔腹腔镜手术应用于恶性肿瘤的治疗逐步展开。

Fader 和 Escobar 在 2009 年首次报道利用单孔腹腔镜手术完成了 13 例妇科肿瘤手术的病例报告，其中包括宫颈癌根治术、卵巢癌全面分期手术等。

在国内，单孔腹腔镜手术在妇科领域的应用尚处于起步阶段，自 2007 年开始才有相关报道，主要是卵巢良性肿瘤切除、异位妊娠输卵管切除以及腹腔镜辅助阴式子宫全切术数例。关于单孔腹腔镜手术在宫颈恶性肿瘤方面的应用，2017 年，王延洲等报道了一项单中心的初步研究，探讨单孔腹腔镜子宫根治术及盆腔淋巴结清扫治疗早期宫颈癌的可行性、安全性和短期临床结局，结论是采用单孔腹腔镜手术进行子宫根治术及盆腔淋巴结清扫手术是可行的。

二、手术相关解剖

详见第一篇第二章。

三、手术适应证、禁忌证及并发症

1. **适应证**　临床早期（ⅠA2、ⅠB1、ⅡA1）的宫

颈癌患者。

2. **禁忌证** 详见第一篇 第五章第一节。

3. **并发症** 详见第一篇 第五章第一节。

四、手术步骤

见视频 1-6-6。

视频 1-6-6
免举宫广泛全子宫切除术

1. 切开脐部,建立经脐简易操作平台,形成气腹,探查上腹部及盆腔。

2. 沿右侧腰大肌表面切开盆腹膜,近侧切开至回盲部水平,远侧切开至圆韧带与腹壁交界处(图 1-6-37),向内侧沿圆韧带下缘切开至前者与骨盆漏斗血管会合处(图 1-6-38)。

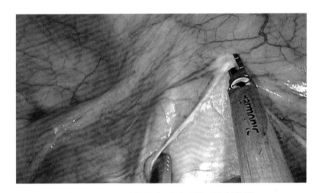

图 1-6-37 沿腰大肌表面打开盆腹膜

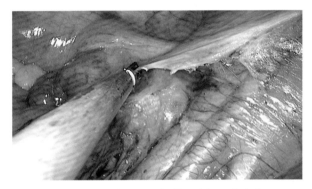

图 1-6-38 向内沿圆韧带下方切开盆腹膜

3. 打开盆腹膜与髂血管之间的间隙,近侧至髂内、外动脉分叉水平上 2cm,远侧开放至直肠侧间隙(图 1-6-39),注意此时无须游离骨盆漏斗韧带及其下方的输尿管。沿侧脐韧带外侧缘开放闭孔间隙(图 1-6-40)。子宫可以置入举宫器加以固定,

或使用经腹壁线悬吊法固定在下腹正中,也可使用左下的多功能镜下拉钩拉起右侧圆韧带或侧脐韧带,将子宫拉向对侧。

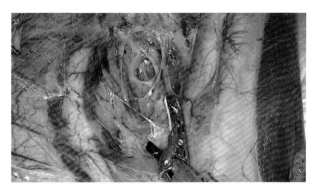

图 1-6-39 打开直肠侧间隙

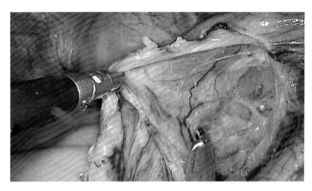

图 1-6-40 打开闭孔间隙

4. **清扫右髂总淋巴结** 助手使用负压吸头在髂内、外动脉分叉水平向内上方拨开骨盆漏斗韧带及其下方的输尿管,暴露髂总区,术者牵起右髂总静脉表面脂肪淋巴组织,切除髂总淋巴结(图 1-6-41、图 1-6-42)。

5. **清扫右髂外及腹股沟深淋巴结** 夹持髂总淋巴脂肪组织断端,先沿髂外动脉、腰大肌表面切除髂外淋巴结外侧缘,直至腹股沟韧带水平;助手可向内侧拨开髂总动脉以协助暴露(图 1-6-43)。

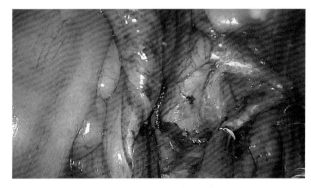

图 1-6-41 助手使用吸头向内拨开骨盆漏斗
韧带暴露髂总区淋巴结

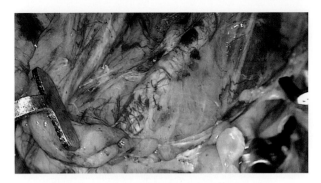

图 1-6-42　左上拉钩拉开右侧骨盆漏斗韧带和输尿管，暴露髂总淋巴结

在切除腹股沟深淋巴结时，助手可向内侧及远侧拨开侧脐韧带和圆韧带协助暴露（图 1-6-44）。进而将已游离的淋巴脂肪组织向近侧牵起，从腹股沟折返切除髂外静脉表面及髂外动、静脉间脂肪淋巴组织，直至髂内外动脉分叉处。

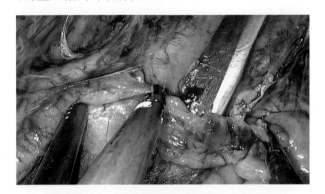

图 1-6-43　助手使用吸头拨挡髂外动脉协助髂外淋巴结清扫

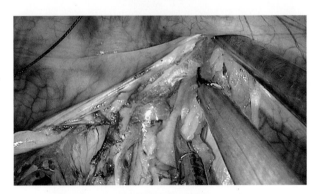

图 1-6-44　助手使用吸头撩起圆韧带协助腹股沟深淋巴结清扫

6. 清扫右闭孔、闭孔深及髂内淋巴结　暴露闭孔间隙的淋巴结（图 1-6-45、图 1-6-46）。术者由远及近，先沿闭孔神经表面切除闭孔淋巴结及髂内淋巴结（图 1-6-47）。

7. 清扫右髂总深淋巴结　助手使用吸头拨挡髂血管远端，清扫右髂总深淋巴结（图 1-6-48）。

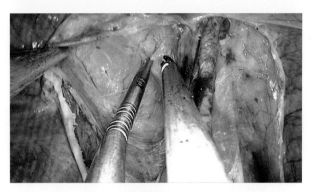

图 1-6-45　助手使用吸头向内拨开侧脐韧带远端暴露闭孔区淋巴结

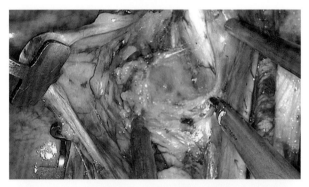

图 1-6-46　左下拉钩拉开侧脐韧带，暴露闭孔淋巴结

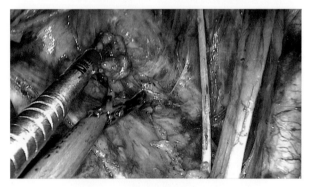

图 1-6-47　闭孔及闭孔深淋巴结清扫后

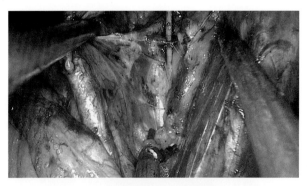

图 1-6-48　助手使用吸头拨开髂外血管远端暴露髂总深淋巴结

8. 清扫子宫旁淋巴结　髂总动脉内侧分离切除

腹主动脉分叉下方、左髂总静脉表面淋巴脂肪组织，并沿髂内动脉内缘连续向下分离髂内静脉前干表面的脂肪淋巴组织（图1-6-49~图1-6-51）。子宫旁淋巴结切除时需先打开子宫动脉与侧脐韧带之间的间隙，从而分开子宫系膜（主韧带）与膀胱系膜（膀胱上动脉等）（图1-6-52）。切除时由助手向内拨开阔韧带后叶，术者一手向外侧牵起侧脐韧带远侧，另一手通过单手操作游离、切除子宫动静脉周围脂肪淋巴结组织，直至子宫血管可视化和骨骼化，此时可先从其起点离断子宫动脉，而尽量不切断子宫深静脉。如采用多功能镜下拉钩的话，可以使用右下钩拉开侧脐韧带、左下拉钩拉开阔韧带后叶（通过勾拉输尿管）来暴露宫旁区，此时术者可使用两手进行操作，有助于提高手术安全性和效率（图1-6-53~图1-6-55）。

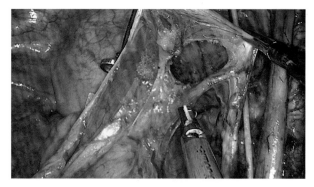

图1-6-52 分离膀胱系膜和子宫系膜（主韧带）

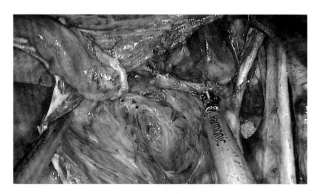

图1-6-53 助手使用吸头向内拨开阔韧带后叶，术者辅助手向外上方牵起侧脐韧带远端暴露子宫旁淋巴结

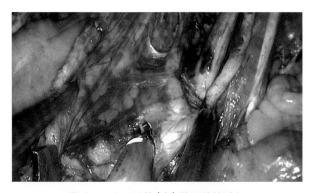

图1-6-49 骶前（右）淋巴结的清扫

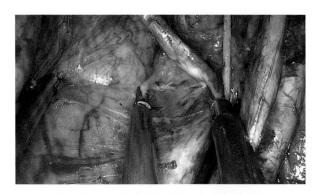

图1-6-50 清扫髂内静脉前干表面淋巴结

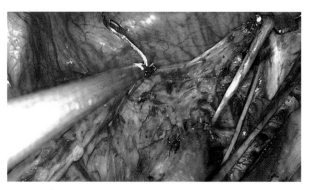

图1-6-54 拉钩暴露右侧宫旁区

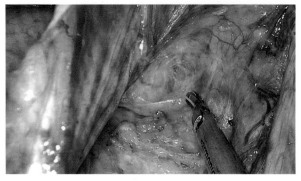

图1-6-51 清扫髂内静脉前干表面淋巴结

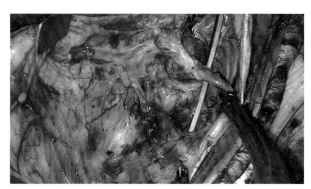

图1-6-55 子宫旁淋巴结清扫后子宫动脉及子宫深静脉可视化后

9. **切除骨盆漏斗韧带、骶韧带** 完成右侧清扫后，可根据情况切断骨盆漏斗韧带或切断卵巢固有韧带、保留同侧卵巢，切除输卵管。为避免附件对术野的干扰，必要时可以将一侧附件沿子宫角离断，取出或置于标本袋中。从阔韧带上游分离右侧输尿管时注意保留其外膜及滋养血管的完整，输尿管需游离至其与子宫动脉相交处。切断右骶韧带时需助手将子宫举向对侧（使用举宫器时）或由助手/术者将子宫牵向对侧（不使用举宫器、仅悬吊子宫时）（图1-6-56、图1-6-57）。骶韧带需切断至子宫深静脉水平，随后转向内侧，打开阴道直肠反折腹膜，下推直肠至宫颈下方3cm（图1-6-58）。

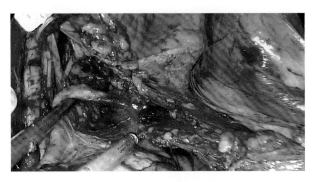

图 1-6-56　暴露骶韧带

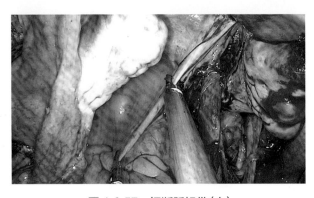

图 1-6-57　切断骶韧带（右）

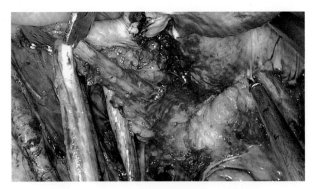

图 1-6-58　打开直肠反折腹膜，下推直肠

10. 左侧盆腔淋巴结的清扫、左侧骨盆漏斗韧带、骶韧带的切除手术方法与右侧相同，在此不再赘述。

11. **切断圆韧带、打开膀胱反折腹膜** 这一步操作需仔细识别膀胱与子宫颈间解剖层次，尤其是无举宫的情况下（图1-6-59）。注意下推膀胱需充分，即至阴道穹窿下3cm。术野暴露方面，需嘱助手将子宫举向对侧（使用举宫器时）、或由助手/术者将子宫牵向对侧（不使用举宫器、仅悬吊子宫时）。

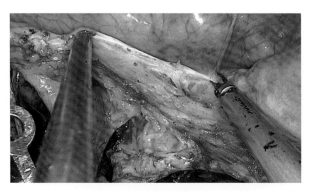

图 1-6-59　打开膀胱腹膜反折，下推膀胱
（无举宫状态）

12. **打开膀胱宫颈韧带前、后叶（左侧）** 由助手向内、沿子宫纵轴方向牵起子宫动脉断端，术者一手牵起输尿管末段，另一手沿子宫动脉背侧逐一凝切输尿管末段的滋养支，直至将子宫动脉全程内翻，显露输尿管即将进入膀胱段。也可使用左下钩向外侧勾起输尿管，术者一手牵起子宫动脉，另一手进行输尿管的游离（图1-6-60、图1-6-61），这一步骤称为"打隧道"。暴露阴道旁与膀胱壁间的间隙（图1-6-62、图1-6-63）。

13. **切断主韧带** 根据QM分型法，术者可在此时决定主韧带的范围。如在子宫深静脉与闭孔静脉或髂内静脉汇合处切断该静脉（图1-6-64），继而向内切断阴道旁组织至阴道侧壁，则达到了C型切除（C1或C2则取决于是否切断子宫深静脉背侧的盆丛神经等）（图1-6-65、图1-6-66）；如是在主韧带血管部（子宫深静脉的外侧段）与内侧的间质部交界处切除至阴道侧壁，则为B2型切除（膀胱宫颈韧带后叶已切断）（图1-6-67、图1-6-68）。术者可根据患者病期的早晚、对术后膀胱恢复的期待程度加以选择。

14. 左侧膀胱宫颈韧带和主韧带的处理方式同右侧。

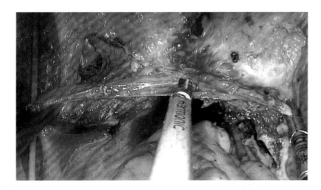

图 1-6-60 助手使用吸头向外侧拨开输尿管、术者辅助手牵起子宫动脉断端,准备切断膀胱宫颈韧带前叶

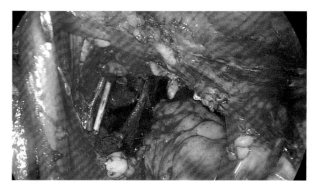

图 1-6-61 左下拉钩拉开输尿管,显露膀胱宫颈韧带前叶

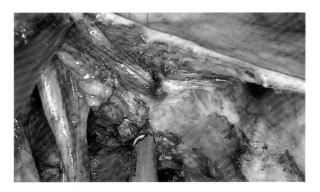

图 1-6-62 切断膀胱宫颈韧带后叶

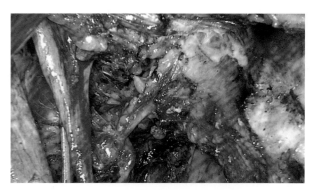

图 1-6-63 显露主韧带全程(外侧部见子宫深静脉主干)

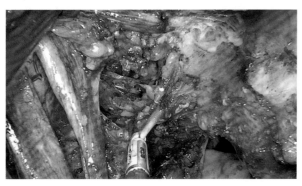

图 1-6-64 凝切子宫深静脉(在其汇入髂内静脉处)(QM-C1 型)

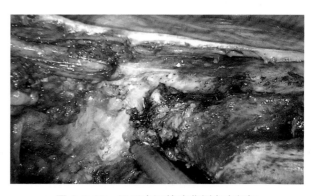

图 1-6-65 沿子宫深静脉背侧向内凝切主韧带至阴道旁(QM-C1 型)

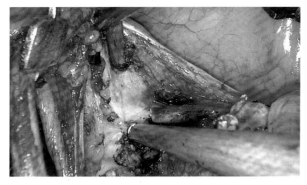

图 1-6-66 沿子宫深静脉背侧向内凝切主韧带至阴道旁(QM-C1 型)

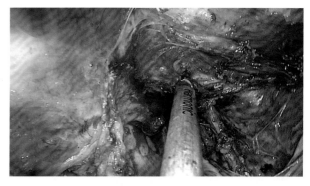

图 1-6-67 处理完膀胱宫颈韧带后叶后,沿主韧带外侧血管部与内侧间质部交界处凝切主韧带(QM-B2 型)

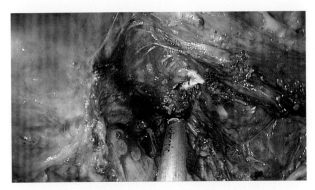

图 1-6-68　处理完膀胱宫颈韧带后叶后,沿主韧带外侧血管部与内侧间质部交界处凝切主韧带(QM-B2 型)

15. **离断阴道**　阴道可以在镜下直接切断,也可经由阴道切断。如果保持阴道开放的话,两种方式在离断过程中都有可能造成宫颈肿物与腹腔的相通。为隔断肿瘤与腹腔或外界的连通,笔者提出了阴道预闭合式的镜下切除法,即在手术开始(计划免举宫的单孔腹腔镜宫颈癌根治术时)或准备离断阴道时,先经阴道将阴道前后壁相对连续缝合起来,将宫颈的肿瘤隔离在阴道穹隆或阴道上段内,进而在镜下沿封闭线的远端切断阴道(图 1-6-69、图 1-6-70)。笔者一般选择经阴道缝合阴道残端,并放置引流。冲洗盆腔(图 1-6-71),妥善止血后,缝合脐部切口(图 1-6-72)。

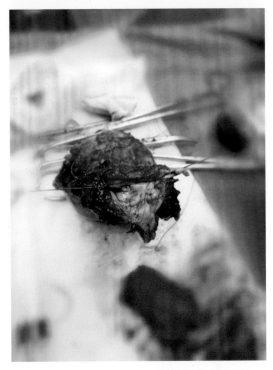

图 1-6-70　子宫离体后见阴道闭合效果良好

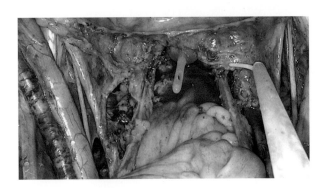

图 1-6-71　冲洗后的盆腔

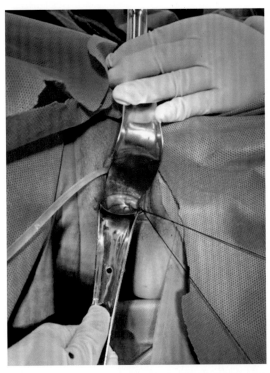

图 1-6-69　手术开始时经阴道缝合阴道上段前后壁

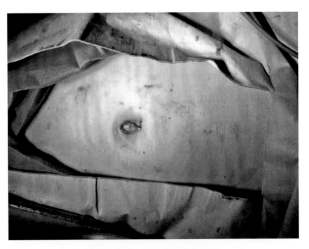

图 1-6-72　缝合后的脐部

五、手术难点及技巧

1. 筷子效应,即镜头与器械经过同一个通道进入腹腔,导致观察和操作时相互干扰。可使用长短器械配合,利用器械长短的差异来减少操作手柄的碰撞。

2. 操作通道的数量限制导致可用的手有限。操作通道的数量限制的对策:目前成品的脐部穿刺器一般为三或四通道的,即使使用四通道穿刺器,除去镜头以外,术者和助手可用的只有三个操作通道。而在采用传统腹腔镜进行宫颈癌手术时,术者和助手最多、也最常使用四个不同位置的穿刺通道。因此从传统腹腔镜过渡到单孔腹腔镜手术时会感觉到明显的操作不适应,必要时可以增加一个操作通道。

3. 单孔腹腔镜手术中,气体的进出均经由脐部的切口。成品穿刺器尽管配有排烟接口,但由于远离术野,排烟的效率低下,常常影响手术操作的连续性。具体解决方案有:①助手使用负压吸头作为主要器械,是指在单孔腹腔镜手术过程中,助手绝大部分时间手持负压吸头,如影随形地跟随在术者的器械附近来及时地排去烟雾。并学会使用吸头来代替分离钳,进行前述的一些重点步骤术野的暴露。②大号针头穿刺腹壁接负压排烟。顾名思义,就是在腹壁另觅一处作为排烟口。然而由于针头长度和管径均有限,且不一定靠近操作区域,因此根据笔者的经验,这一方法的有效性

一般。③此外助手在使用负压吸头作为操作工具时,在吸去术野烟雾的同时完成某些组织结构的拨挡。例如在进行髂总深淋巴结清扫时,助手可以使用吸头向内侧拨开髂外血管的远端,暴露髂总深淋巴结,在术者进行切除的过程中,同时兼顾吸去烟雾。

六、手术经验荟萃分析

1. 传统腹腔镜手术时,器械从不同的通道进入腹腔,形成"操作三角",三角尖所会聚到的某一点就是操作点,即"会聚式操作"。而单孔腹腔镜手术时,器械从同一通道进入腹腔后,需要彼此交叉、离散后才能完成具体的操作,即"离散式操作"(图1-6-73)。而且,辅助手所夹持的位置往往距离操作点越远时操作越方便,这是单孔腹腔镜操作上的"宁远勿近"原则。

单孔腹腔镜下另一常用的操作模式是单手操作。在辅助手"宁远勿近"地夹持或牵引组织的前提下,对操作对象要实施进一步的分离、切割时需要用到这一操作模式。方法是使用器械的头端,如超声刀的刀头等,通过刀头的开合,进行组织间隙的寻找和分离(图1-6-74)。

2. 单孔腹腔镜下宫颈癌根治术中术野暴露较为困难的几个手术步骤包括:①髂总淋巴结清扫;②闭孔淋巴结清扫;③髂总深淋巴结清扫;④子宫旁淋巴结清扫;⑤膀胱宫颈韧带前、后叶打开。以上难点步骤的术野暴露可以通过助手的协助拨挡

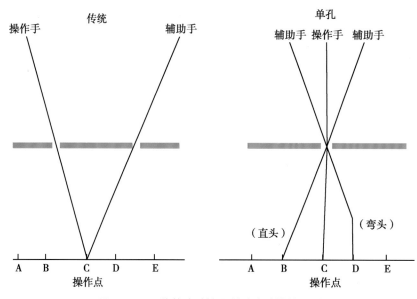

图 1-6-73　传统腹腔镜和单孔腹腔镜的区别

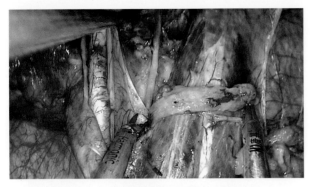

图 1-6-74　使用器械的头端进行基本操作

来完成。助手协助拨挡对操作能力以及主刀和助手配合度有一定的要求。与主刀的操作一样,助手的拨挡也需遵循"器械交叉"的原则,这样才不至于在完成暴露的同时干扰主刀的操作。另外,还需注意的是镜头、主刀和助手器械在脐孔的叠放顺序,比较理想的顺序是先调整好镜头,然后伸入助手的器械,再伸入主刀的辅助手器械(如分离钳),而最后进入的是操作手的器械,如超声刀等。这是因为如器械叠放的顺序不合适,助手的器械很可能会阻挡了超声刀头的运行方向。主刀如发觉运刀不顺时,可以将超声刀抽出后重新进入一次,问题往往就能得以解决。

3. 经腹壁线悬吊　经腹壁线悬吊是使用带线的缝针穿刺入腹腔,缝勾起相应的组织,再将缝针穿刺出腹壁,将线头和线尾拉紧固定于腹壁表面,借助气腹的张力来实现对腹腔内组织的悬吊,以暴露目标术野。线悬吊法不仅用于单孔腹腔镜,传统腹腔镜下进行腹主动脉旁淋巴结清扫时,也常用到这一技巧,以挡开小肠的蠕动、干扰,实现清扫术野的暴露。单孔腹腔镜下宫颈癌根治术时也可采用这一方法。韩国学者曾报道过经腹壁悬吊法,他们采用这一方法悬吊骨盆漏斗韧带和圆韧带,协助髂血管区的暴露(图 1-6-75)。线悬吊还可用于膀胱腹膜反折的悬吊,借以暴露阴道上段,便于进一步下推膀胱或行阴道上端的切断。线悬吊的优点是可以减轻助手的操作负担,维持较为稳定的暴露,对主刀和助手的操作干扰也少。其不足之处在于:①选点不准确时,暴露效果不尽如人意;②暴露区域固定、有限,如每个困难步骤均采用此法的话,则需要反复腹壁穿刺;③缝针勾吊组织时容易误伤造成出血、血肿,牵引力度过大时割裂组织等。笔者在历经了助手协助拨挡、线悬吊法之后,开始思考改进的暴露方法并设计出一种单孔腹腔镜下用的多功能迷你拉钩(图 1-6-76)。多功能迷你拉钩使

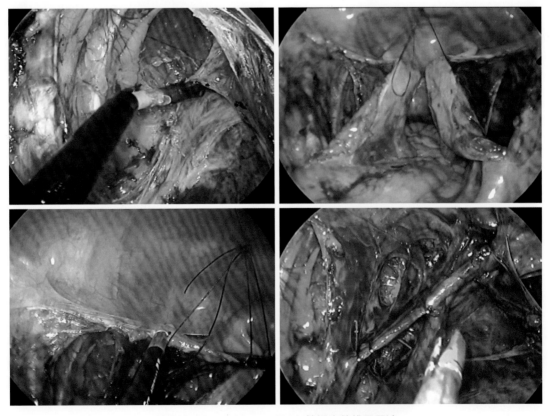

图 1-6-75　Ju Young Park 等提出的线悬吊法

用方法：①在切开脐孔，建立气腹后，取1号可吸收线，从腹壁外穿刺入腹腔，穿刺点为左右脐旁10cm和左右髂前上棘内侧2~3cm处（图1-6-77）。②放空气腹，将缝针经脐孔拉出腹腔，剪去缝针，用线头绑住拉钩的尾圈（图1-6-78），完成后将4个拉钩放回腹腔内。根据其位置，在术中分别命名为左上拉钩、左下拉钩、右上拉钩和右下拉钩。③使用时将拉钩置于目标组织，在腹壁后拉紧线尾后固定于腹壁，就可实现相应的暴露。④使用左上拉钩拉开右侧骨盆漏斗韧带和输尿管，暴露髂总淋巴结、使用左下拉钩拉开侧脐韧带，暴露闭孔淋巴结、使用左下拉钩拉开输尿管，右下拉钩拉开侧脐韧带，暴露子宫旁淋巴结、使用左上和右上拉钩拉开后腹膜，显露腹主动脉旁淋巴结。手术完成后，将所有拉钩经脐孔取出回收即可。拉钩法悬吊最大的优点是操作灵活、不易误伤组织、适合多位点和多种组织的组合悬吊。

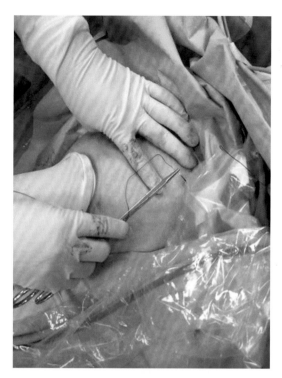

图1-6-77　建立气腹后，从腹壁进针
（可吸收1号线）

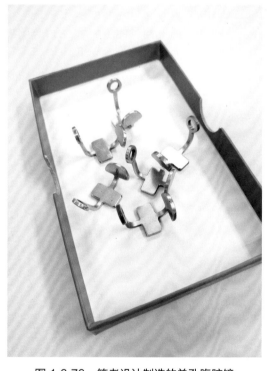

图1-6-76　笔者设计制造的单孔腹腔镜
多功能迷你拉钩

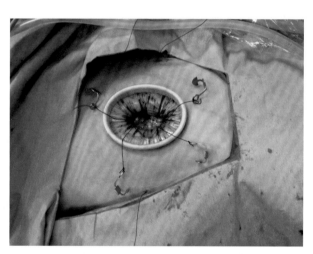

图1-6-78　结束气腹，将针从脐部拉出，剪去缝针，
在体外绑好拉钩后放回腹腔

七、专家点评

单孔腹腔镜宫颈癌根治术将微创的理念推向了一个新的台阶，充分体现了妇科医生对患者的人文关怀。单孔腹腔镜宫颈癌根治术具有一定难度，需要手术者有充分的妇科肿瘤手术理念和经验，同时熟练掌握单孔腹腔镜手术的操作，均需要较长的学习曲线。尽管目前手术器械已有相当的改进，单孔腹腔镜下的长时间手术仍会为手术者们带来更明显的疲劳感和精神压力，这也制约了临床工作者们对其的接受度。建议现阶段有条件的医疗单位就单孔腹腔镜在妇科恶性肿瘤的应用方面进行探索，在技术日渐完善的基础上开展前瞻性的研究进一步证实其临床价值。

（熊樱）

参考文献

［1］温宏武，胡君．腹腔镜手术治疗宫颈癌应用现状及进展．中国实用妇科与产科杂志，2015，31（6）：573-576.

［2］Jr WC. A rapid inexpensive and effective method of surgical sterilization by laparoscopy. Journal of Reproductive Medicine, 1969, 3 (5): 65-69.

［3］高树生，罗岳西，伍燕，等．经脐单孔腹腔镜卵巢囊肿剥除术．现代妇产科进展，2009，18（5）：396-397.

［4］PARK JY, KIM YM, LEE YY, et al. Laparoendoscopic single-site radical hysterectomy for early stage cervical cancer. Obstet Gynecol Sci, 2017, 60 (1): 110-114.

［5］周晖，白守民，林仲秋，等．《2018 NCCN 宫颈癌临床实践指南（第一版）》解读．中国实用妇科与产科杂志，2017，33（12）：1255-1261.

第三节　经脐单孔腹腔镜子宫内膜癌分期手术

一、引言

子宫内膜癌是发达国家是女性生殖系统最常见的恶性肿瘤，在我国居女性生殖系统恶性肿瘤的第二位，据国家癌症中心统计，2015 年我国发病率为 63.4/10 万，死亡率为 21.8/10 万。当前临床实践中，对于子宫内膜癌患者普遍建议手术以彻底根除病灶，其中传统的根治性子宫切除术由于可将病灶完全切除，因此在老年子宫内膜癌患者的治疗中占据着十分重要的地位。传统的根治性子宫切除术需要对病灶周围进行大范围的切除，术后会引发多种并发症，严重影响患者术后康复。随着妇科微创手术的发展，多孔腹腔镜手术及经脐单孔腹腔镜手术开始逐步应用于子宫内膜癌治疗，其中单孔腹腔镜手术可最大限度降低对患者的机体损伤，有利于患者术后康复。

二、手术相关解剖

（一）手术相关韧带

1. **膀胱宫颈韧带**　膀胱宫颈韧带连接于膀胱后侧壁、尿道后壁和宫颈前侧壁、阴道前侧壁之间，内有输尿管穿行。以输尿管为界，分为腹侧的前叶和背侧的后叶，又称浅层和深层。浅层覆盖在输尿管宫颈段的表面，又称输尿管隧道顶；深层位于其下方，内有血管和神经分布。膀胱宫颈韧带在跨过主韧带后移行为膀胱阴道韧带。

2. **子宫主韧带**　又称宫颈横韧带，位于阔韧带基底部，起自子宫下部和宫颈阴道上部侧缘，呈扇形向两侧走行。主韧带分为血管部和神经间质部，血管部由子宫浅静脉、子宫深静脉组成，神经间

质部内有盆腔内脏神经，对该神经及其膀胱分支的保留与否，是区分 C1 型和 C2 型子宫根治术的依据。

3. **子宫骶韧带**　子宫骶韧带起自宫体宫颈交界处后上侧方，向后绕过直肠两侧，止于第 2、3 骶椎前面的筋膜，分隔阴道直肠间隙与直肠侧间隙。韧带内侧为直肠，外上方为输尿管。

（二）手术相关盆腔间隙

1. **膀胱前间隙**　又称耻骨后间隙，前是耻骨，后是膀胱前壁，两侧是耻骨尿道韧带。

2. **膀胱、宫颈、阴道间隙**　前是膀胱底和后壁，后是子宫颈和阴道前壁，上为膀胱子宫腹膜反折，两侧是膀胱宫颈韧带，底部是泌尿生殖膈上筋膜。

3. **膀胱阴道旁间隙**　位于阴道侧壁与膀胱宫颈韧带之间，是阴道旁无血管间隙，前为输尿管入膀胱处，后为子宫颈主韧带和子宫深静脉，外侧为膀胱子宫颈韧带后叶。此间隙是游离输尿管的关键。

4. **膀胱侧间隙**　膀胱侧间隙后方是主韧带，内是膀胱侧壁、膀胱宫颈阴道韧带，外与闭孔窝毗邻，底为盆膈上筋膜。只有膀胱侧间隙和直肠侧间隙的充分解剖，才能把宫旁及主韧带切除。

5. **直肠侧间隙**　直肠侧间隙前方是主韧带，外为髂内动静脉，内是骶韧带，主韧带基底部与骨盆底疏松结合，可将膀胱侧间隙和直肠侧间隙相融合。与前方膀胱侧间隙呈"镜像"对称，是处理主韧带及骶韧带的重要间隙。

6. **直肠阴道间隙**　直肠阴道间隙前方是阴

道,后方是直肠,两侧是子宫骶韧带和直肠侧韧带(直肠柱),顶为直肠子宫陷凹的腹膜,下界为肛提肌纤维。分离直肠阴道间隙是子宫根治术切除足够阴道的关键。

7. 直肠后间隙 直肠后间隙前方是直肠,后是骶骨,两侧是子宫骶韧带延续部、直肠膈后鞘。此间隙为疏松结缔组织、脂肪和淋巴组织,手术钝性分离比较容易。

三、手术适应证、禁忌证及并发症

(一) 适应证

1. 肿瘤局限于子宫体。
2. 宫颈活检或 MRI 证实宫颈受侵者。
3. 高危组织类型子宫内膜癌(浆液性癌、透明细胞癌、未分化 / 去分化癌、癌肉瘤)。

(二) 禁忌证

1. 肿瘤扩散到子宫以外的晚期肿瘤患者。
2. 腹盆腔内广泛粘连。

(三) 并发症

详见第一篇第五章第一节。

四、手术步骤

见视频 1-6-7,视频 1-6-8。

视频 1-6-7
经脐单孔腹腔镜下大网膜切除术

视频 1-6-8
经脐单孔腹腔镜下广泛全子宫切除

1. 脐部建立单孔手术操作平台,形成气腹,探查盆腔情况,检查子宫及双侧附件形态、大小、活动度及直肠子宫陷凹有无转移病灶等,使用吸引器取盆腔积液或冲洗液做细胞学检查,排除盆腹腔内的转移和种植。

2. **盆腔淋巴结切除** 步骤详见第一篇第六章第一节(图 1-6-79~ 图 1-6-84)。

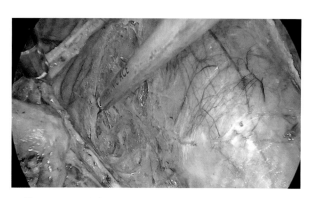

图 1-6-79　分离右侧髂内动脉外侧潜在的无血管间隙

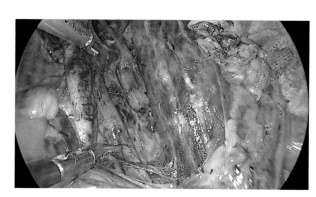

图 1-6-80　暴露髂腰静脉、腰骶干、闭孔神经和髂内静脉

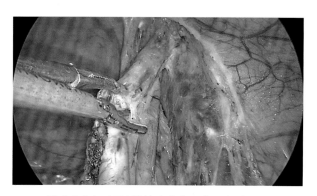

图 1-6-81　切除髂外动脉表面淋巴脂肪组织

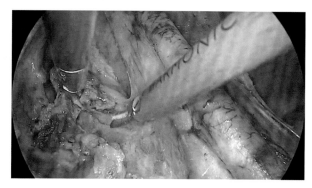

图 1-6-82　显露髂内静脉

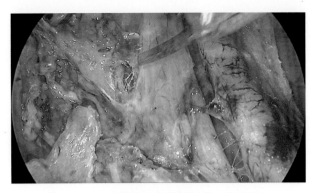

图 1-6-83　将髂总血管外侧组淋巴脂肪组织
自髂内静脉前方翻向内侧

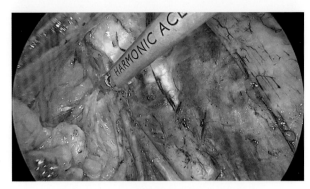

图 1-6-84　在闭孔神经下方最低位切断
该部位的淋巴组织

3. **腹主动脉旁淋巴结切除**　步骤详见第一篇第六章第一节(图 1-6-85~ 图 1-6-92)。

4. **筋膜外子宫全切术**　切开膀胱子宫反折腹膜并分离膀胱宫颈间隙,解剖子宫体颈交界处两侧,游离子宫血管,采用双极电凝阻断子宫动脉。切开直肠反折腹膜,分离阴道直肠间隙。切除少许主韧带及骶韧带,注意手术过程中避免损伤宫颈,以减少手术的不彻底性。距子宫颈口约 1cm 处环切阴道穹窿,使用常规可吸收线或倒刺线缝合阴道断端,缝合方向可自右向左,多采用左手提线,右手

缝合的手法。

B 型子宫全切术的主要步骤与Ⅲ型(C 型)根治术相似,其与 C 型子宫全切术差异点主要体现在两个方面:①在子宫动脉与输尿管交叉处切断结扎子宫动脉,这样的操作可以减少对输尿管的游离和对其血供的影响;②切除主韧带和子宫骶韧带的范围缩小,一般切除主韧带和骶韧带在 2cm 以内,这样基本可以保留子宫颈旁支配膀胱和直肠的神经。因此,该类术式术后基本不会出现排尿功能障碍。

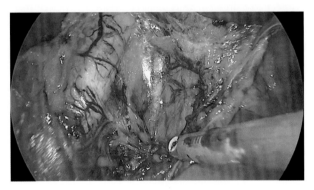

图 1-6-85　暴露右侧输尿管

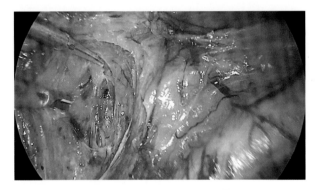

图 1-6-86　暴露左侧输尿管

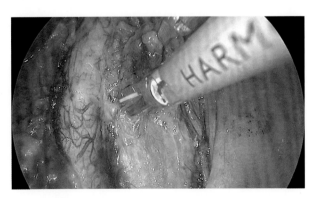

图 1-6-87　清扫低位腹主动脉旁淋巴结

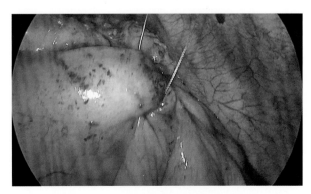

图 1-6-88　用悬吊线向腹壁牵拉肠系膜

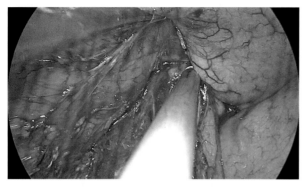

图 1-6-89　分离肠系膜、十二指肠横部和腹主
　　　　　　动脉、下腔静脉之间的间隙

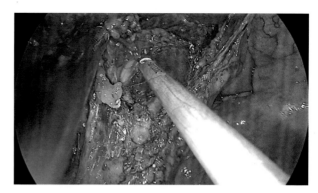

图 1-6-90　清扫高位腹主动脉旁淋巴结

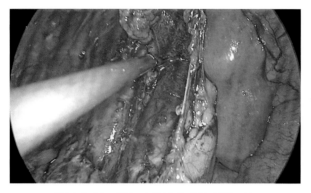

图 1-6-91　清扫高位腹主动脉旁淋巴结

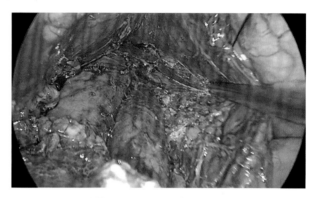

图 1-6-92　显露左肾静脉

5. 切开膀胱子宫反折腹膜,锐性分离膀胱与宫颈、阴道间隙,直达子宫颈外口水平下 3cm。向两侧分离部分阴道旁间隙,显露输尿管的入膀胱处,即输尿管隧道的出口。分离膀胱侧间隙和直肠侧间隙,紧贴子宫动脉与髂内动脉的起始处凝断,提起并内翻子宫动脉断端,切断子宫动脉的输尿管营养支,游离至子宫旁,显露输尿管隧道的入口。钳夹并向外上方牵拉膀胱宫颈韧带前叶,超声刀切断该韧带,输尿管隧道就此打开,可见输尿管进入膀胱处,进一步

分离阴道旁间隙可暴露膀胱宫颈韧带后叶。切开子宫直肠反折腹膜,锐性分离直肠阴道间隙,直达子宫颈外口水平下 3cm。向两侧将直肠与子宫骶韧带分开,距子宫颈 2cm 处,切断骶韧带。在输尿管下方切断主韧带,不需切断膀胱宫颈韧带后叶。在阴道前壁宫颈外口水平下 2cm 处镜下切口做标记,排出腹腔内气体,于阴道内距子宫颈外口约 2cm 处环形切断阴道,连同子宫及其他淋巴脂肪组织一并取出。腹腔镜下或经阴道缝合阴道断端(图 1-6-93~1-6-97)。

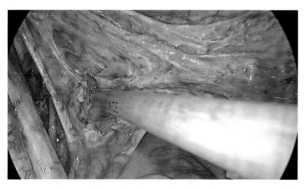

图 1-6-93　切断子宫动脉

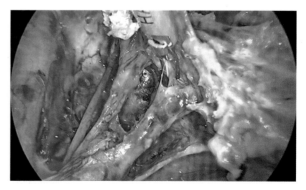

图 1-6-94　切断子宫动脉的输尿管营养支

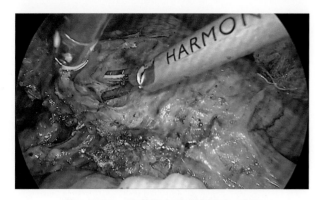

图 1-6-95 分离部分阴道旁间隙,显露
输尿管隧道的出口

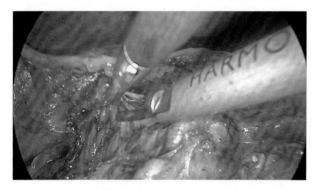

图 1-6-96 切断膀胱宫颈韧带前叶

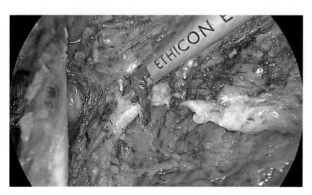

图 1-6-97 在输尿管下方切断主韧带,
保留膀胱宫颈韧带后叶

6. 大网膜切除术 在做大网膜切除术时宜采用头高臀低位,术者站在患者的两腿之间。首先将大网膜向上牵引,自横结肠缘中部切开大网膜后叶(图 1-6-98),沿横结肠向右侧切开大网膜后叶,直达横结肠肝曲(图 1-6-99),继而向左侧切至脾下极处及结肠脾曲(图 1-6-100)。提起已切开的大网膜后叶,暴露胃大弯和小网膜囊,提拉胃横结肠间系膜,沿胃大弯血管弓外侧缘切除胃横结肠间系膜(图1-6-101),这是保留胃大弯血管弓的做法。此外还

可以切除胃大弯血管弓,即沿胃大弯血管弓内侧切断该血管弓向胃的分支,再分别向左切断胃网膜左动静脉,向右切断胃网膜右动静脉。应注意大网膜前叶右侧常与横结肠系膜融合,处理此处时注意避免损伤横结肠系膜,以免引起横结肠的坏死,此处大网膜切除可沿横结肠缘切除大网膜前后叶,直至横结肠肝曲。

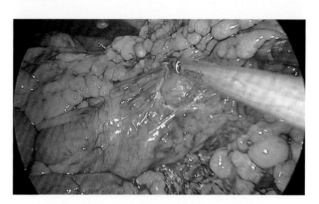

图 1-6-98 横结肠缘中部切开大网膜后叶

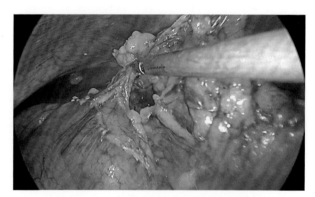

图 1-6-99 沿横结肠向右侧切开大网膜后叶,
直达横结肠肝曲

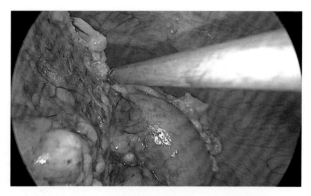

图 1-6-100 沿横结肠向左侧切开大网膜后叶,
直达横结肠脾曲

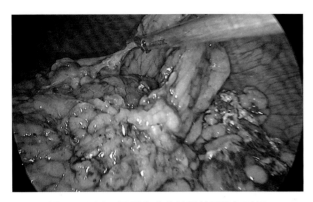

图 1-6-101　沿胃大弯血管弓外侧缘切除胃横结肠间系膜（大网膜前叶）

五、手术技巧与难点

1. 左侧髂总动脉表面有乙状结肠及其系膜跨过，清扫左侧髂总淋巴结时，自腹主动脉开始，把乙状结肠及其系膜和输尿管从内侧向外分离是暴露左侧髂总动脉的关键。

2. 腹股沟深淋巴结相比其他淋巴结来说常常略显肿大，容易辨认，而且真正出现转移者比较少。在清扫该淋巴结时，尽量提起，暴露出间隙，才不易损伤下方的旋髂静脉。

3. 清扫腹主动脉淋巴结时，由于缺少助手的帮忙，可使用线悬吊肠系膜根部，暴露肠系膜下动脉以上水平的腹主动脉和下腔静脉。

4. 清扫腹主动脉淋巴结时，肠系膜下动脉容易解剖，而左肾静脉由于其周围解剖结构复杂，加之经脐单孔腹腔镜操作通道的限制，显露难度大，多采用从患者脚侧向头侧清扫的方向，降低了暴露和操作的难度，使左肾静脉及第3、4腰椎左侧的腰动静脉更易显露。

5. 有剖宫产病史者，偶有膀胱反折腹膜粘连严重，膀胱宫颈间隙的解剖层次不清楚时，建议从侧方辨认出膀胱侧壁，从外侧向中间打开此间隙。

6. 直肠阴道间隙是宫颈周围间隙中容易出现出血的间隙之一，分离此间隙应采用"宁低勿高"的原则，甚至可沿着直肠表面打开此间隙，也可以从子宫骶韧带内侧进入，将肠管推离骶韧带内侧，再向中间汇合。

六、手术经验荟萃分析

1. **针对术中出血**　①下腔静脉表面有小静脉属支垂直汇入，清扫下腔静脉淋巴结时超声刀应在距静脉表面1~2mm处切断小静脉属支，切忌暴力牵拉，以免将小静脉自髂总静脉壁撕脱下来，造成下腔静脉损伤，一旦发生，局部止血纱布压迫多能有效，也可电凝止血，但下腔静脉表面过多的电凝，会造成静脉壁的更大损伤及术后静脉血栓的发生，缝合是下腔静脉较大损伤止血的有效方法。②清扫腹主动脉淋巴结时更容易显露左侧的腰动静脉（右侧的腰动静脉多走行于下腔静脉后方，不易暴露），由于腰动静脉在腰椎表面，超声刀不宜过深，否则损伤的腰动静脉会回缩至腹主动脉后方，止血困难，多数不需要缝合止血，电凝即可。③髂外淋巴结可采用血管鞘内清扫。需要注意的是，头低脚高位可使得盆腔静脉壁塌陷，处理髂内静脉前内侧的淋巴组织时，要分清静脉壁和脂肪结缔组织的界线，以免误伤静脉壁，一旦损伤了静脉壁，不可用电凝止血，可采用缝合的方法止血。④膀胱阴道旁间隙的后方有阴道旁静脉丛，切断膀胱宫颈韧带前叶时经常怕损伤输尿管而"下意识"会靠向阴道静脉丛操作（如切断膀胱宫颈韧带前叶、分离膀胱阴道旁间隙），反而容易损伤子宫深静脉和阴道旁静脉丛引起出血，正确的操作为分离输尿管的内侧间隙后，靠向输尿管处切断膀胱宫颈韧带前叶。

2. **避免神经损伤**　①清扫髂总外侧组淋巴结时，可从腰大肌和髂总血管之间进入髂后区域，在此区域有闭孔神经、髂腰血管和腰骶干，手术时要避免髂腰血管损伤，损伤后电凝止血可伤及腰骶干，引起严重下肢运动障碍。②在清扫闭孔神经下方淋巴结时，闭孔神经下方的血管分布复杂、变异较大，易出现术中出血，在解剖不清楚的情况下盲目电凝容易损伤闭孔神经以及更深部的腰骶干。③在清扫腹主动脉前方淋巴结时，需注意保留腰丛和下腹上丛，避免神经切除得太干净，引起术后膀胱储尿功能障碍。

3. **减少输尿管损伤**　①输尿管的血供分为三级，从肾盂到膀胱，沿路的各个血管到输尿管的营养支为一级血供，输尿管外鞘上分布的网状血管是二级血供，输尿管管壁内分布的是三级血供。一级血供的血管可以切断，但少数营养输尿管的血管细小，故手术时应尽量在输尿管外侧入手，保留其内侧的血供，且游离范围不宜过大。二级和三级的血供不可以损伤，在进行输尿管解剖和游离时，应做"输尿管的鞘外游离"，注意保护其外膜的完整性，以免影响管壁的血管网。一旦输尿管的颜色发生改变，出现缺血的紫色就意味着二级或三级血供受到损伤，需要术中及时处理，预防性的放置双"J"管是非常重要的。②子宫动脉在输尿管上方通过时有营养支供应输尿管,在切断子宫动脉内翻子宫动脉时,注意切断输尿管营养支,防止牵拉过度撕断营养支造成出血,盲目电凝会损伤输尿管。③如损伤子宫深静脉和阴道旁静脉丛引起出血,这类血管较粗大,止血困难,电凝可能会引起输尿管的热损伤,如此处出血,先用器械压迫止血,向外侧游离输尿管后再电凝止血,可避免引起输尿管损伤。④腹主动脉旁淋巴结清扫时,切开腹主动脉表面腹膜,向两侧分离肠系膜淋巴脂肪组织与腹主动脉旁淋巴脂肪组织之间潜在的无血管间隙,应将输尿管分离在壁腹膜上(即该间隙的外侧),再行淋巴结清扫,这样可以减少输尿管的损伤。⑤在筋膜外子宫全切凝闭子宫动脉时,避免输尿管损伤应选择子宫动脉上行支,并且尽量缩短电凝时间,短时间反复电凝优于长时间持续电凝,同时从阴道向头端推举子宫,使子宫血管远离输尿管。

4. 盆腔肿大淋巴结的切除　肿大淋巴结有时与髂外静脉壁粘连紧密,可以采取"地方包围中央"的操作方法,大多数肿大淋巴结与静脉壁之间都会存在间隙,从疏松的间隙入手,最后分离与血管壁粘连处,转移肿大的淋巴结很少真正侵犯静脉壁。

5. 切除大网膜注意事项　①术者应该具备外科的基本知识和技能,特别是掌握局部的解剖结构;②大网膜相邻的器官较多,特别是横结肠和胰腺及脾脏较易受损;③在切除大网膜到胃底时,要避免损伤脾胃韧带及其内的血管;④超声刀切断血管时切割过快而致止血效果差,因此要正确处理好超声刀刀头振荡的强度和组织张力之间的关系。

七、专家点评

经脐单孔腹腔镜子宫内膜癌手术是一系列非常具有挑战性的手术,根据不同的临床分期,采取不同的手术方案。与子宫内膜癌相关的手术,基本涵盖了所有妇科恶性肿瘤的基本术式。笔者在该章节对子宫内膜癌相关的各种术式的手术难点和技巧进行了深入的剖析,同时对避免并发症的方法进行了详细的描述,对读者开展这些手术有很大的帮助。目前,尚未发现子宫内膜癌单孔腹腔镜手术会对患者预后有严重的不良影响,尽管仍需要大规模临床数据去证实,但不可否认的是,该术式更微创、更美观、患者恢复更快。

(张宗峰)

参考文献

[1] 梁志清.妇科肿瘤腹腔镜手术学.北京:人民军医出版社,2012.

[2] 刘开江.妇科肿瘤腹腔镜手术图解.北京:人民卫生出版社,2018.

第四节　经脐单孔腹腔镜早期卵巢恶性肿瘤分期手术

一、引言

卵巢癌是女性生殖系统常见的恶性肿瘤之一,发病率仅次于乳腺癌,而死亡率居妇科恶性肿瘤首位。目前公认的卵巢癌治疗方案是全面分期手术或肿瘤细胞减灭术,术后必要时联合化学治疗,而传统的手术方式多为经腹进行。1900 年 Reich 等首次报道应用腹腔镜治疗Ⅰ期卵巢癌,Querlen 等在 1994 年对 8 例腹腔镜分期术后的早期患者进行了再次开腹的分期手术,发现应用腹腔镜进行的分期手术与开腹分期结果一致。随后多肿瘤中心报道了腹腔镜下卵巢肿瘤分期术及腹腔镜下卵巢癌细胞减灭术,结果表明腹腔镜手术与经腹手术在分期结果以及治疗效果方面差异无统计学意义,提示腹腔镜手术在治疗卵巢癌方面是一种可行、安全的治疗方法。单孔腹腔镜下的卵巢恶性肿瘤手术,因其难度大,目前相关报道较少。2009 年,Fader 等首次报道了 1 例经脐单孔腹腔镜下的卵巢癌分期术;2018 年,Yoo 报道了机器人辅助的单孔腹腔镜卵巢癌的全面分期术,术中行横结肠系膜下缘的大网膜切除和肠系膜下动脉以下区域的淋巴结切除。目前尚无单孔腹腔镜下的卵巢癌全面分期的报道,即高位腹主动脉淋巴结切除和胃网膜下缘大网膜切除。因系统性盆腔和腹主动脉旁淋巴结切除是早期卵巢癌初次手术所必需,术中对于高位淋巴结切除至少要做到肠系膜下动脉的水平,尽量达到肾血管水平淋巴结清扫。

二、手术相关解剖

(一)手术邻近器官

1. **大网膜**　大网膜前叶或后叶的两层腹膜间含有许多血管分支,胃大弯下约1cm处可见胃网膜左右血管,它们分别向胃及大网膜发出分支,形成胃大弯动脉弓。

2. **十二指肠**　在术中十二指肠可随呼吸运动、体位变化、气腹压力等的变化而略有移动。在清扫肾静脉水平的腹主动脉旁淋巴结时,在打开腹主动脉血管鞘时应避免将其当成腹膜而损伤。

3. **输尿管**　输尿管内侧为供血通道,有丰富的不同节段的营养血管来源,有三支比较大的血供位于输尿管跨骶髂关节处、子宫动脉输尿管营养支、骶韧带外侧。这些血管支在输尿管内侧呈纵向吻合后发出垂直血管支进入该管道。因此,输尿管的内侧是较危险侧;外侧无血管进入,是较安全侧。

(二)腹盆腔淋巴结

卵巢癌最主要的转移方式为盆腹膜直接种植,其次为淋巴结转移。卵巢本身的淋巴组织十分丰富,其转移与淋巴引流相关,卵巢的淋巴引流主要有3条途径:沿卵巢血管至腹主动脉旁淋巴结(上行路径),是卵巢癌主要的淋巴转移途径;部分因腹主动脉旁淋巴结堵塞,反流至盆腔淋巴结(下行路径),部分患者沿子宫圆韧带回流至腹股沟淋巴结(沿圆韧带引流),但发生概率很低。因此,在卵巢癌手术切除淋巴结时应同时切除盆腔淋巴结和腹主动脉旁淋巴结。

三、手术适应证、禁忌证及并发症

(一)适应证

1. Ⅰ期的卵巢癌。
2. 晚期卵巢癌患者行肿瘤细胞减灭术。
3. 晚期复发的卵巢癌。

(二)禁忌证

详见第一篇第五章第一节。

(三)并发症

1. 淋巴囊肿。
2. 乳糜瘘等。

四、手术步骤

见视频1-6-9。

视频1-6-9
经脐单孔腹腔镜下卵巢癌分期术

1. 全身麻醉后取膀胱截石头低臀高位,经阴道放置举宫器;经脐轮作一长2~3cm纵行切口,切开皮肤、皮下组织,钝性分离肌层,打开腹膜,鱼钩针2-0线在切口上下缘分别提吊腹膜,以利于腹膜的暴露,直视下进入腹腔,置入切口保护套及单孔Port;充气形成满意气腹,维持气腹压力10~12mmHg(1.33~1.60kPa),用50cm的30°腹腔镜经单孔Port进入腹盆腔。

2. **盆腹腔探查**　镜头置入后常规检查盆腹腔情况,首先检查卵巢肿瘤,然后检查输卵管、子宫、直肠、膀胱等有无浸润,最后检查腹部高危区域如大网膜、横膈、肝、脾、腹膜、肠系膜表面、腹腔脏器等。

3. **腹水或腹腔洗液脱落细胞检查**　有腹水者收集腹水约200ml送脱落细胞检查,无腹水者常规0.9%生理盐水200ml冲洗盆腹腔留待细胞学检查。

4. **高位结扎卵巢动静脉,切除患侧附件**　在骨盆漏斗韧带内侧打开后腹膜,钝性分离暴露髂内、髂外和髂总血管以及内侧的输尿管,游离卵巢动静脉,在髂外血管水平以上凝切卵巢血管。自穿刺孔置入标本袋,自腹壁取出标本,送病理检查,注意取出标本时应遵守无瘤原则,避免污染手术切口。

5. **腹膜多点活检**　对膀胱腹膜反折、直肠子宫陷凹、双侧结肠旁沟腹膜、膈下腹膜取标本进行活检。另外还需对盆腹腔的粘连区和结节区取活检,并将活检标本置入标本袋。

6. **不游离输尿管基础上的子宫、双侧附件加盆腔肿块切除**　切除子宫或对侧附件时如果盆腔肿块较小,与周围组织界线清楚,不需要游离输尿管。切断左、右两侧圆韧带,高位结扎切除患侧骨盆漏斗韧带,切断卵巢血管(临床ⅠA期需保留生育功能者应剖视对侧卵巢,快速切片病理检查)。超声刀沿卵巢血管下缘切开阔韧带前叶至圆韧带,在距子宫附着点2cm处凝切圆韧带,继续向前打开阔韧带前叶至宫颈内口水平;弧形切开膀胱子宫反折腹膜,下推腹膜,将膀胱推至阴道穹窿以下;自骨盆漏斗韧带断端下缘向同侧子宫骶韧带方向剪开后腹膜,前举子宫,使两侧子宫骶韧带显露,剪开两侧子宫骶韧带间后腹膜；将子宫举向一侧，暴露对侧宫旁组织，切断宫旁结缔组织，凝切子宫血管，紧贴宫颈凝切主韧带和骶韧带，同法处理对侧；阴道穹窿部切开阴道，切除子宫。

7. **清除盆腔淋巴结**　因缺少辅助孔对术野的牵拉暴露，术中用丝线将腹膜缝合并牵拉以暴露淋巴结操作区域；辨清输尿管后，牵拉推离输尿管，暴露右侧髂总动脉，打开髂外血管鞘，切除其周围淋巴结；沿髂外动脉切除髂外淋巴结，辨清髂外血管旁的生殖股神经；沿髂外血管向下切开血管鞘，显露旋髂深血管，切除腹股沟深淋巴结；于髂内外动脉分叉处打开髂内动脉血管鞘，切除髂内动脉上方及外侧脂肪淋巴结；游离髂外静脉，推

开闭锁脐血管，暴露闭孔神经，沿神经两侧自上而下切除闭孔神经上方淋巴结，沿闭孔内肌表面分离，切除闭孔神经下方淋巴结。同法处理对侧。将清除的盆腔淋巴结置入标本袋取出（图1-6-102~图1-6-105）。

8. **大网膜切除**　改变体位为平位（0°位），镜头朝向患者头侧，辨清胃、横结肠、大网膜和胃大弯动脉弓，沿横结肠系膜根部切除大网膜。但当结肠、肝、脾曲部网膜有转移性团块，网膜切除的范围应向上延伸，切除转移灶，包括切除胃网膜。

9. **系统性清除腹主动脉旁淋巴结**　取头高足低、倾斜15°，暴露右半结肠，沿腹主动脉走行切开后腹膜，向上达小肠系膜顶端之十二指肠窝，即

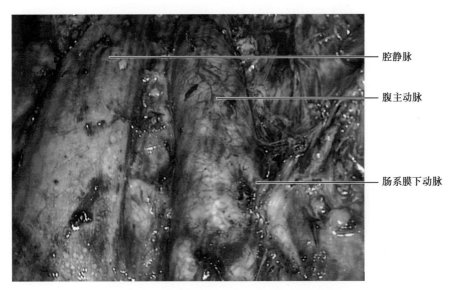

图1-6-102　腹腔镜下暴露腹主动脉及下腔静脉

腔静脉
腹主动脉
肠系膜下动脉

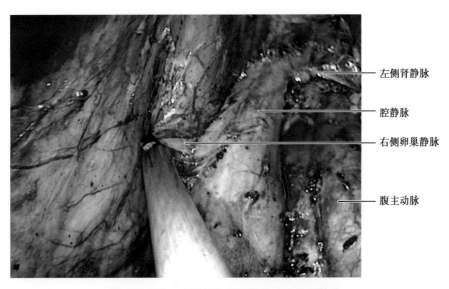

图1-6-103　腹腔镜下暴露肾静脉及卵巢静脉

左侧肾静脉
腔静脉
右侧卵巢静脉
腹主动脉

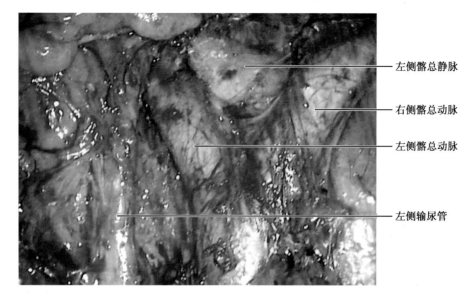

左侧髂总静脉

右侧髂总动脉

左侧髂总动脉

左侧输尿管

图 1-6-104　腹腔镜下暴露髂总动静脉周围解剖

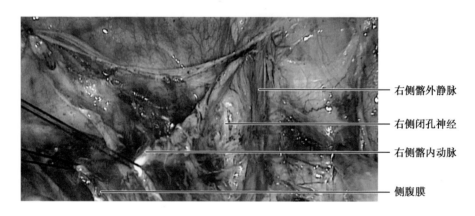

右侧髂外静脉

右侧闭孔神经

右侧髂内动脉

侧腹膜

图 1-6-105　缝线悬吊盆腔腹膜等暴露手术间隙

十二指肠下缘和肠系膜下静脉右侧之间；采用丝线悬吊腹膜暴露术野，暴露双侧髂总动脉、腹主动脉分叉及腹主动脉，切开血管鞘膜，切除腹主动脉旁淋巴结，上至肾血管水平。术中注意：①切除位于左肾静脉下缘、下腔静脉与腹主动脉之间的乳糜池淋巴干；②右腹主动脉外侧组淋巴结切除：其上缘为右肾静脉，内侧为下腔静脉，外侧为输尿管。连同外侧腰大肌表面疏松结缔组织一起向下，达髂总动脉分叉；术中注意距右肾静脉下方 3~4cm，输尿管内侧，切除右侧卵巢静脉；③左腹主动脉外侧组淋巴结切除：其上缘为左肾静脉，内侧为腹主动脉，外侧为输尿管。在肠系膜下静脉内侧找到解剖间隙，分别游离左侧输尿管和卵巢静脉，凝切左侧卵巢静脉，从腹主动脉外侧，自上而下分离腹主动脉前和外侧脂肪组织，自肾静脉下方、输尿管内侧向下分离，跨越肠系膜下动脉，达左髂总分叉。

10. **阑尾切除**　肉眼可疑阑尾表面或系膜受累，或卵巢黏液性癌应行阑尾切除。切除阑尾，Hemolock 夹阑尾根部，单极切断，置入标本袋。

11. **取标本、检查**　自阴道取出切除的子宫、附件、盆腔淋巴结组织、腹主动脉旁淋巴结组织、大网膜、阑尾及腹膜多点组织活检标本。

12. **止血、冲洗盆腔及留置引流等**　术后引流：腹主动脉旁两侧，各置硅胶负压引流管一根，做腹膜后引流；盆腔两侧同样各置负吸管一根，关闭后腹膜。

13. 术毕，停气腹，取出单孔装置及切口保护套，鱼钩针 2-0 关闭腹膜及筋膜，并成型脐部，4-0 可吸收线皮内缝合。

五、手术技巧与难点

1. **淋巴结切除问题**　盆腔及腹主动脉周围淋

巴结切除的范围也按照开腹手术的要求。特别是对腹主动脉周围和髂血管周围的淋巴结均在血管鞘内切除，闭孔和腹股沟深淋巴结务必完整切除，包括闭孔神经深层淋巴结的切除。应在直视下使用超声刀在血管鞘和血管壁之间的间隙内进行操作，尽量将盆腔淋巴结和腹主动脉周围淋巴结完整、彻底切除，不能遗漏其系膜的脂肪组织。术中注意避免损伤血管主干和伴行的神经，有分支时可用双极电凝后切断。乳糜池位于左肾静脉下缘、下腔静脉与腹主动脉之间，第1~2腰椎水平，为来自盆腹腔和下肢的淋巴主干，向上延续为胸导管。术中在肠系膜下动脉水平打开动静脉间隙，钝锐性分离之间的淋巴脂肪组织，逐步暴露其顶部，予以切除。乳糜池的损伤会引起大量的乳糜样腹腔引流液。

2. **术中注意盆腹腔血管及神经**　腹主动脉及下腔静脉是人体中非常粗大的血管，损伤会导致大量出血，严重会危及生命。动脉壁较厚，弹性好，不易损伤。静脉壁薄，易损伤管壁破裂出血；附壁的滋养支较多，容易在分离过程中出现损伤，且在腹腔镜下，下腔静脉的跃动幅度远大于动脉，所以在清扫淋巴结过程中，逐层分离血管鞘与淋巴脂肪组织，尽量避免撕扯，并留出足够的空间在静脉和超声刀动力壁之间。分离右侧髂总淋巴结，因解剖特殊，易损伤右髂总静脉。因为右髂总静脉斜行于右髂总动脉的外下方，右髂总淋巴结则躺在右髂总静脉的表面，分离时宜在淋巴结与髂静脉之间的间隙中进行。同时注意避免损伤肾静脉、肠系膜下动脉。注意游离跨越双侧髂总动脉上段的下腹下神经。如血管损伤，破口不大者，可用4-5号普利林线缝合止血；破口较大显示不清时可先增加辅助孔，压迫该血管的近端（动脉损伤）或远端（静脉损伤），暂时控制出血及并缝合，必要时改开腹手术。在髂总动静脉左侧操作时应避免腰动静脉的损伤；上腹下丛的神经也从血管分叉处路过，应尽量予以保留；术中注意游离跨越双侧髂总动脉上段的下腹下神经。

3. **术中避免脏器损伤**　切除淋巴结时需注意避免损伤十二指肠、胰腺。尤其是术中十二指肠仍可随呼吸运动、体位变化、腹腔镜气腹的压力等略有移动。在清扫肾静脉水平的腹主动脉旁淋巴结的时候，有可能在打开腹主动脉血管鞘的时候把它当成腹膜，而导致损伤。

4. **大网膜切除是腹腔镜卵巢癌手术的难点**　大网膜高位切除时，有可能损伤脾胃韧带、胃网膜血管等，同时止血应彻底，最好采用双极电凝后超声刀切断，以达到彻底止血的效果。

5. **输尿管**　在进行双侧腹主动脉旁淋巴结切除，切除髂总和髂内淋巴结时，要充分游离暴露双侧输尿管的走行，在切断任何组织前需先辨认输尿管，避免损伤；清扫肠系膜下动脉附近淋巴结需注意避免损伤左侧输尿管；手术需高位结扎卵巢血管，在高位处理卵巢血管时需避免损伤输尿管，在辨清输尿管后再电凝切断卵巢血管，如肿瘤已累及后腹膜，应将输尿管游离后再离断骨盆漏斗韧带。

六、手术经验荟萃分析

1. 手术应全面探查盆腹腔，必要时改变体位进行探查，对肿瘤可疑种植部位应进行病理活检。

2. 术中使用加长器械可以增加水平位操作的距离，使用不同长度器械可以把水平位的器械干扰延长到轴向位，减少水平位的干扰，术中合理使用5mm的30°超长镜头可减少镜头对手术器械的干扰。

3. 在切除盆腔及腹主动脉淋巴结时，可用缝线分别于左右两侧向对侧悬吊腹膜，暴露腹膜后区域；切除腹主动脉旁淋巴结时后腹膜切开足够大，以利于充分暴露，在盆腔淋巴结切除、腹膜切开的基础上继续向上朝向横结肠系膜附着处打开后腹膜直达十二指肠横部下缘，充分暴露腹主动脉区手术野。

4. 切除淋巴结时需注意避免损伤肠系膜下动脉、肾血管、胰腺、十二指肠等器官，右肾静脉离下腔静脉较近，所以右肾静脉较短，在清扫过程中必须小心谨慎。淋巴结切除时尽量用超声刀或双极电凝后切断，使淋巴管断端闭合，以减少术后淋巴囊肿的形成；术中合理使用能量器械可以减少腰干损伤，降低乳糜漏的发生率。

5. 如果单孔手术出现发生无法控制的出血、输尿管损伤等并发症时，可酌情添加一个及以上Port，或转为传统腹腔镜手术，甚至改成开腹手术，主要见于：重度盆腔粘连、巨大子宫、晚期癌症、重度肥胖等时，防治严重并发症。

七、专家点评

单孔腹腔镜下卵巢癌分期术是难度较大的手术，需要较长的学习曲线，要求术者有较好的单孔腹腔镜的手术经验作为基础。在手术操作中,可以使用一些技巧如手术体位变换、器械变换、针线悬吊暴露视野等,以降低手术难度,避免出现损伤;当然,如果出现术中并发症影响手术继续进行时,应考虑酌情添加一个及以上的入路平台或转为传统腹腔镜继续手术,甚至可依据实际情况改成开腹手术。

（沈杨）

参考文献

［1］REICH H, MCGLYNN F, WILKIE W. Laparoscopic management of stage I ovarian cancer. A case report. Journal of Reproductive Medicine, 1990, 35 (6): 604-605.

［2］QUERLEU D, LEBLANC E. Laparoscopic infrarenal paraaortic lymph node dissection for restaging of carcinoma of the ovary or fallopian tube. Cancer, 1994, 73 (5): 1467–1471.

［3］MAGRINA JF, ZANAGNOLO V, NOBLE BN, et al. Robotic approach for ovarian cancer: perioperative and survival results and comparison with laparoscopy and laparotomy. Gynecologic Oncology, 2011, 121 (1): 100-105.

［4］QUARANTA D, LAMBAUDIE E, HEINNEMANN M, et al. Evaluation of single-port laparoscopy for peritoneal carcinomatosis assessment in advanced ovarian cancer. European Journal of Obstetrics Gynecology & Reproductive Biology, 2014, 181: 60-65.

［5］NCCN. clinical practice guidelines in Oncology: Ovarian Cancer including fallopian tube cancer and primary peritoneal cancer (version 1). 2019.

第五节　单孔腹腔镜妇科恶性肿瘤手术的无瘤原则

一、引言

21 世纪以来,随着科技进步和手术技术水平的提高,包括恶性肿瘤在内的外科手术朝着微无创化和快速康复的趋势迅猛发展。妇科肿瘤微创手术具有出血少、住院时间短、术后恢复快等优点。

2018 年 *The New England Journal of Medicine* 发表了两篇早期宫颈癌的临床研究:Ramirez 等的随机对照临床试验和 Melamed 等的回顾性研究,两篇文章比较了早期宫颈癌开腹和腹腔镜/机器人子宫根治术的结局,得出了一致的结论:传统腹腔/机器人组比开腹组不仅无瘤生存率和总体生存率低,而且复发率、病死率高。该结论在全球妇科肿瘤界引起广泛讨论和思考,提醒手术医生在谋求和探索微创手术未来的发展方向和改进措施的同时应该严格遵循无瘤原则。

1954 年 Cole 等提出了无瘤操作的概念,即在恶性肿瘤的手术操作中为减少或防止癌细胞的脱落、种植和播散而采取的一系列措施。目的为避免肿瘤经局部扩散、脉管侵入等途径播散和转移。无瘤原则是所有恶性肿瘤手术都应遵循的基本原则,也是恶性肿瘤手术区别于其他手术的特点,无论是传统开腹、多孔腹腔镜和单孔腹腔镜的妇科恶性肿瘤手术都必须严格遵守无瘤原则。严格的无瘤手术技术减少了肿瘤细胞的循环,最大限度地减少或防止癌细胞的医源性播散,降低病灶远处转移、局部复发风险,延长患者生存期。

二、单孔腹腔镜手术的无瘤原则

单孔腹腔镜作为妇科微创手术的一种方式,是对传统多孔腹腔镜的有益补充和发展,同样应遵循以下妇科恶性肿瘤手术的无瘤原则。由于单孔腹腔镜手术的特殊性,其无瘤原则的手术技巧与开腹和多孔腹腔镜不尽相同,具有独特的优势和特点。

（一）不接触原则

无论开腹、多孔还是单孔手术,切除肿瘤的过程都会出现一过性循环系统的肿瘤细胞增多,这是术后肿瘤复发的重要原因。术中对肿瘤的反复触碰、牵拉等手术操作会导致循环肿瘤细胞增加、移位。切除肿瘤累及脏器之前结扎血管尤其是静脉,可以减少术中循环肿瘤细胞。卵巢癌手术推荐开始时先游离漏斗韧带,并在髂外血管水平以上高位结扎,减少循环肿瘤细胞。

单孔手术通过长杆器械完成手术操作,不需使用拉钩或术者手进行暴露,大大减少了直接接触肿瘤的机会。只要不用力夹持肿瘤,不过分牵拉肿瘤周围组织导致肿瘤破裂、溢出,单孔腹腔镜手术对不接触原则的执行无疑较开腹手术更具优势。值得重视的是，对于盆腹腔恶性肿瘤而言，操作器械上仍可能残留肿瘤组织，需要术中定时擦拭甚至更换手术器械或者灭菌蒸馏水浸泡5分钟，杀灭肿瘤细胞。

宫颈癌术中尽量减少器械与癌灶的直接接触。包括手术开始前制作阴道袖套：至少在癌灶外1~2cm，环行切开阴道黏膜，双层连续缝线缝合，形成的阴道袖口包裹宫颈癌灶，避免肿瘤细胞溢出。切除子宫前腹腔镜下环扎阴道。充分冲洗腹盆腔及阴道残端，再缝合阴道。

（二）不可挤压原则

单孔腹腔镜手术操作最好距离肿瘤有一定距离，切忌挤压、牵拉肿瘤。粗暴的操作将破坏组织基底膜以及细胞之间的黏附状态，甚至导致脉管开放，促进肿瘤的扩散、转移。卵巢囊实性占位分粘、剥除的过程中囊肿破裂虽难以避免，但医源性地导致分期升级，会影响患者的后续治疗和预后。在粘连处或者囊肿壁薄的地方，应该动作轻柔、小心。若包块与周围粘连严重或包块较大，估计手术中破裂的可能性较大，应在包块周围预置口袋，避免囊液广泛外渗。

腹腔镜宫颈癌手术安置举宫器不仅直接接触肿瘤组织，更重要的是螺旋举宫头和杯状举宫器会挤压宫颈癌灶，破坏、撕裂周围组织中的脉管，导致血管、淋巴管直接开放，促进肿瘤宫旁及远处转移。更好的方式是采用简易举宫器，减少对宫颈癌灶的压迫，或者采用免举宫方式，在助手的牵拉下进行暴露。单孔腹腔镜下宫颈癌免举宫手术相对多孔腹腔镜免举宫手术稍困难，但仍可利用有效的腹壁辅助悬线牵拉充分暴露完成手术（图1-6-106、图1-6-107）：耻骨联合居中悬吊膀胱反折腹膜，闭锁血管同侧旁开悬吊，子宫角部悬吊牵拉暴露同侧宫旁。

使用宫腔气囊举宫器会增加子宫内膜癌患者子宫内膜、子宫肌层撕裂的可能，增加腹腔冲洗液阳性率，脉管受累率，输卵管播散概率。还有报道球囊举宫器导致宫颈上皮内瘤变Ⅲ转移到输卵管。对于子宫内膜癌的腹腔镜手术，无论单孔或是多孔，均应在手术操作前结扎或电凝闭双侧输卵管。

（三）肿瘤的隔离原则

在开腹恶性肿瘤手术中，切除的标本尤其是肿瘤侵及的组织能及时移除体外，或者用纱布包裹肿瘤进行操作。对于盆腔肿瘤如卵巢癌等，单孔和多孔腹腔镜术中都可采用无菌薄膜覆盖肿瘤组织，隔离肿瘤组织与正常组织及手术创面，避免肿瘤组织

污染手术视野。对于单孔腹腔镜手术，术中可以通过脐孔将肿瘤组织、淋巴结、大网膜、阑尾等置于标本袋，及时、安全、快速取出（图1-6-108、图1-6-109）。

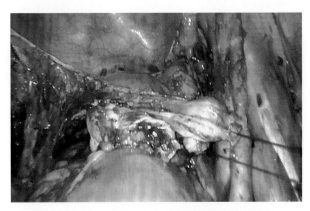

图1-6-106　悬吊左侧子宫角暴露同侧宫旁组织

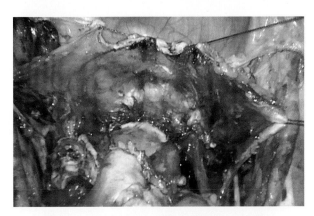

图1-6-107　耻骨联合居中悬吊膀胱反折腹膜，闭锁血管同侧旁开悬吊

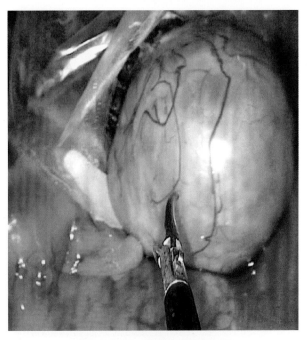

图1-6-108　卵巢肿瘤组织装袋

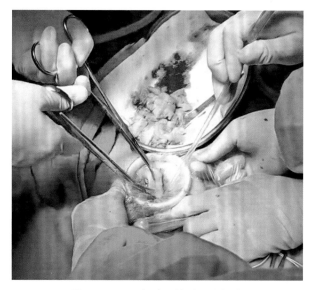

图 1-6-109　经脐口快速取出标本

标本袋取出前需要用温蒸馏水冲洗标本袋外面。对于无须及时取出的组织，即使术前考虑为良性病变，也需装入袋内密闭取出。在不能明确良、恶性，或是子宫肌瘤怀疑肉瘤变时，也应该注意隔离原则，避免肿瘤种植在新鲜手术创面。

(四) 锐性解剖原则

腹腔镜镜头的放大作用，使解剖结构、层次更清楚，为精细、准确的锐性解剖创造了条件。单孔手术操作尽量采用锐性解剖分离，减少对肿瘤的挤压和牵拉，以免增加癌细胞的播散。恶性肿瘤手术避免钝性撕扯，不仅可以减少出血、损伤，更重要的是可以减少机械性扰动包括对肿瘤受累器官的挤压、搬动、牵拉，避免肿瘤的医源性播散、种植。术中灵活应用双极、超声刀等能量器械锐器操作，在切割组织同时及时止血。不仅能避免视野模糊不清，还能封闭毛细血管和淋巴管断端，防止癌细胞经此断端进入循环系统，同时高温杀死切缘的残留癌细胞，可以减少肿瘤的局部复发。术中为了更清晰地显露术野，在各种间隙、层次的处理以及淋巴结清扫时，对组织应注意保护。对于需要分离的间隙、切除的组织，要求锐性解剖，不仅是为了保证术野的清晰，更是为了手术的安全。

(五) 减少肿瘤术中扩散机会原则

腹腔镜探查应遵循的一定顺序：先从远离肿瘤的无瘤区域开始，再探查肿瘤的附近区域，最后探查肿瘤部位。可先取活检送快速冰冻病理检查，确诊为肿瘤后，需更换活检器械或者蒸馏水浸泡。切除肿瘤的时候应先切断肿瘤的供血血管，避免肿瘤的血行播散。

囊肿破裂后应该及时处理，若冰冻提示为黏液性囊腺瘤，需要用大量的 5% 葡萄糖溶液冲洗，避免术后出现腹腔种植，导致黏液性腹膜瘤。交界性或者恶性肿瘤破裂后则需要蒸馏水甚至化疗药物冲洗。超声刀可以将肿瘤细胞超声雾化，使其随着腹腔内气流，种植于他处，术毕也需要反复冲洗盆腹腔。温热灭菌注射用水 (43℃) 浸泡盆腹腔 3~5 分钟，肿瘤细胞可因渗透压迅速膨胀、破裂。腹腔镜头低脚高的体位使含有肿瘤细胞的腹水聚集在膈下、肝脏等上腹部器官，导致术后上腹部转移，采用化疗药物如 5- 氟尿嘧啶、阿霉素、顺铂等较为常见的冲洗液予以腹腔灌注，可大大减少肿瘤残留。

术中尽量避免采用旋切器旋切剥除子宫肌瘤或者巨大子宫，若肌瘤发生恶变可导致肉瘤的盆腹腔广泛种植、转移。即使术后证实为良性病变，旋切后散落的肌瘤结节也可能导致盆腹腔播散性平滑肌瘤。而在单孔腹腔镜下可以用冷刀将肌瘤或者子宫切成条状，经脐孔取出，避免使用旋切器的风险，安全有效，更加符合无瘤原则。在操作缝合技术娴熟的前提下，单孔腹腔镜技术的应用无疑能有效安全地解决电动旋切器带来的潜在风险。

(六) 减少癌细胞污染原则

巨大卵巢肿瘤尤其是超过脐平面的囊肿，经术前评估倾向良性者，单孔腹腔镜手术更具优势。不仅创伤最小且符合无瘤原则：通过脐部穿刺孔，在穿刺部位周围垫纱条 (图 1-6-110)，7 号丝线八字缝合牵拉囊壁，穿刺针穿刺放取囊液，囊肿体积缩小后，打结关闭穿刺孔，放入腹腔内，再行附件手术。整个过程可避免囊液外漏，污染腹腔。

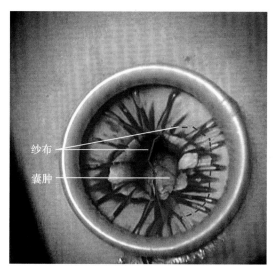

纱布

囊肿

图 1-6-110　纱布垫隔离卵巢穿刺孔

腹腔镜术后腹部穿刺孔肿瘤种植是腹腔镜手术特有的一种并发症，分为孤立病灶以及非孤立病灶。非孤立病灶往往与肿瘤的恶性程度、分期相关，预后较差。孤立病灶可能与"烟囱效应"有关，预后较好。组织取出孔的发生率高于非组织取出孔。单孔腹腔镜手术由于切口保护套的作用，可以很好地避免术后由于"烟囱效应"出现切口肿瘤种植转移。

单孔腹腔镜使用带圆形支撑圈的切口保护套可以很好地将腹壁各层与操作面隔离开来。既能对切口起到撑开作用，有利于标本取出，又能很好地保护切口，有效地防止医源性种植。此优势是单孔腹腔镜在妇科肿瘤领域迅速发展的重要原因。即便如此，单孔腹腔镜术中仍然需要注意保护切口，避免反复取出、安装、上下移动切口保护套。吸净腹腔内液体，待腹腔内气体经 Port 排空后再取出保护套，以防止在套管拔出过程中出现"烟囱效应"。由于残留腹腔内游离气体、液体中含有游离癌细胞，可经破损的腹膜进入切口，因此术毕需要关闭腹膜。缝合腹膜前还应该用灭菌注射用水或者 5-氟尿嘧啶冲洗切口。

有研究提示 CO_2 气腹是肿瘤腹膜传播的一个原因。建议术中使用低压气腹，最低可以达到 8mmHg（1.07kPa），甚至无气腹腹腔镜。

（七）肿瘤整块切除原则

术前应该充分评估，肿瘤组织是否能整块切除。对于恶性肿瘤，尤其是内膜癌、子宫肉瘤等，如果子宫较大，不能完整取出，可改开腹手术，或者用大标本袋装入后从阴道或经脐部的单个大切口冷刀旋切取出。

肿瘤组织和所有清扫淋巴结尽量整块切除并及时移除体外，包括整块切除肿瘤及周围组织、获得足够的安全切缘。腹腔镜下的手术操作经过镜头的放大作用后显得更为精细、准确，尤其是在淋巴结清扫术中具有极大优势。淋巴结清扫时建议自上而下、由外及里、从浅到深连续整片切除淋巴结及脂肪组织，尽量系统、完整地整块切除，避免遗漏，减少肿瘤细胞因手术操作沿淋巴管向更远的淋巴结转移。单孔腹腔镜也应遵循该原则和步骤。

（八）安全切缘原则

妇科恶性肿瘤根治术往往是子宫为中心、在固有解剖层面和间隙中进行的外科手术。单孔腹腔镜同多孔腹腔镜手术一样，术中不能依靠触摸去分辨肿瘤与正常组织的界线，所以更强调视觉上的安全切缘即强调手术范围足够。要在距肿瘤一定范围的正常组织内解剖、分离。根据肿瘤的不同部位和分期，切除肿瘤近、远端一定距离。对于宫颈癌，如果肿瘤生长不对称，手术的切缘（包括阴道、宫旁两侧）可以不对称。晚期卵巢癌存在盆腹腔广泛转移的特点，往往无法做到获得足够切缘，但也应该尽量切除，争取无肉眼残留或者残留肿瘤直径小于1cm，减少肿瘤负荷，延长患者生存期。

（九）需要医护相互配合、相互督促共同遵守的无瘤技术

单孔腹腔镜下的恶性肿瘤手术中，器械护士术中的配合对无瘤技术有重要作用。手术器械区应相对划分为"有瘤区"和"无瘤区"2个区域，使用2个无菌托盘，分别放置直接接触肿瘤的器械和非直接接触肿瘤的器械，杜绝交叉使用。盛放切除的组织，需弯盘传递，不得直接接触。如接触到肿瘤，应及时更换或用蒸馏水冲洗手套。如果术中器械被肿瘤污染，需更换或者及时用温灭菌蒸馏水清理、浸泡。完成肿瘤切除后需更换手术器械甚至手套才能继续进行手术。

三、总结

单孔腹腔镜与传统多孔腹腔镜手术的多个 0.5~1cm 小切口相比，脐部切口稍大，切口 2~3cm 且能扩张，对于恶性肿瘤或性质不明的肌瘤样标本，可以放在袋内经脐部冷刀快速安全取出，能有效规避肌瘤剥除术使用电动旋切等带来的隐患。同时，单孔腹腔镜手术的入路平台由于切口保护套的作用，能有效减少腹腔镜的高腹腔压力导致"烟囱效应"，避免穿刺部位恶性肿瘤种植转移。单孔腹腔镜手术本身的特点使其在妇科恶性肿瘤手术遵循无瘤原则方面具有多孔腹腔镜所不具有的优势，尤其是对于早期卵巢癌患者保留生育功能手术更具优势，以上特点和优势是单孔腹腔镜技术在包括恶性肿瘤在内的妇科手术中得以应用和推广的重要原因，但仍需较长学习曲线熟练掌握单孔操作技巧。

（郑莹）

参考文献

［1］DIVER E, HINCHCLIFF E, GOCKLEY A, et al. Minimally Invasive Radical Hysterectomy for Cervical Cancer Is Associated With Reduced Morbidity and Similar Survival Outcomes Compared With Laparotomy. J Minim Invasive Gynecol, 2017, 24 (3): 402-6.

［2］RAMIREZ P T, FRUMOVITZ M, PAREJA R, et al. Minimally Invasive versus Abdominal Radical Hysterectomy for Cervical Cancer. N Engl J Med, 2018, 379 (20): 1895-904.

［3］MELAMED A, MARGUL D J, CHEN L, et al. Survival after Minimally Invasive Radical Hysterectomy for Early-Stage Cervical Cancer. N Engl J Med, 2018, 379 (20): 1905-14.

［4］KANAO H, MATSUO K, AOKI Y, et al. Feasibility and outcome of total laparoscopic radical hysterectomy with no-look no-touchtechnique for FIGO IB1 cervical cancer. J Gynecol Oncol, 2019, 30 (3): e71.

［5］ALBRIGHT BB, BLACK JD, PASSARELLI R, et al. Associated characteristics and impact on recurrence and survival of free-floating tumor fragments in the lumen of fallopian tubes in Type Ⅰ and Type Ⅱ endometrial cancer. Gynecol Oncol Rep, 2018, 23: 28-33.

第七章 机器人辅助单孔腹腔镜手术

第一节 机器人辅助单孔腹腔镜在妇科良性疾病中的应用

一、引言

机器人辅助单孔腹腔镜手术(robot assisted laparoendoscopic single-site surgery,R-LESS)是手术史上里程碑式变革,它以全真的三维视觉、简易的操控性、灵巧的机械臂以及符合人体工程学的设计,越来越被广泛应用。目前 FDA 只批准单孔机器人用于全子宫切除,附件切除和卵巢、输卵管囊肿切除。机器人手术器械与以往不同的是可轻度弯曲的器械,Port 及套管针也是特殊设计,下面笔者将逐一详细讲解。

二、手术相关解剖

详见第一篇第二章。

三、手术适应证、禁忌证及并发症

详见第一篇第五章第一节。

四、手术步骤

见视频 1-7-1~ 视频 1-7-8。

视频 1-7-1
机器人 Xi 系统单孔连接

视频 1-7-2
机器人单孔缝合外景

视频 1-7-3
机器人单孔宫颈环扎手术

视频 1-7-4
机器人单孔膈肌内异症切除术

视频 1-7-5
机器人单孔膀胱浆膜内异症切除术

视频 1-7-6
机器人单孔直肠下段内异症切除术

视频 1-7-7
机器人单孔子宫内膜异位症 butterfly 切除术

视频 1-7-8
机器人辅助经脐单孔骶骨固定术

（一）机器人辅助单孔腹腔镜卵巢囊肿剥除术

见视频1-7-9。

视频1-7-9
机器人单孔卵巢囊肿切除

1. 全身麻醉后，常规手术消毒。

2. **机器人单孔Port的放置与机器人的接入** 机器人单孔的切口与Port的置入与传统单孔手术是类似的，可使用Hasson方法在肚脐切一个2.5~3cm的切口。由于机器人单孔腹腔镜手术的Port制作材料更加精细而容易破损，因此，在置入Port时应使用特殊弯钳子在切口足够大情况下，小心地让Port滑入而不是使劲地摆动挤入。随后用拉钩沿着切口绕一圈，这样可确保Port在正确的位置。如果肥胖的患者腹壁较厚，可使用Alexis切口撑开器，对Port置入有实质性的帮助。确定Port到位后，连接气腹管建立人工气腹。接下来，置入机器人镜头套管针，使用镜头观察腹腔内是否有粘连以及病理改变之后，患者取头低位。将机器人与镜头套管针链接。在直视下将短的弯套管针置入，先2号然后1号套管针，套管的头可在对侧看到，但套管针弯曲是朝向中线。单孔套管针的置入与多孔有很大的不同，关键是在置入时套管针的头自始至终都在视野之内。例如，在放置2号套管针时，外科医生右手控制套管针保持套管针头可视，左手则控制机器人机械臂的控制按钮，然后双手配合使机械臂与套管针连接。放置1号套管针则左右手相反进行操作。最后是置入辅助套管针，该套管针与镜子套管针接近平行。机器人可以位于患者的双腿中心，也可位于患者侧面，然而，由于机械臂移动范围的限制，目前大部分使用中心对接。机器人设置完后，手术者到手术操作台（console）进行手术，在腹腔内的感觉与传统腔镜多孔手术感觉是一致的，但目前机器人单孔平台的器械大部分头部不能像手腕一样可转。唯一有此功能的是持针器。由于所有器械都由一个孔进入，所有的器械是一个整体，随着镜子一起移动，所以所有的器械应该维持在手术视野内来预防不必要的器械碰撞。另外辅助器械使用时应注意预防造成组织的撕裂。还

有，由于手术器械的体部是可轻度弯曲的，故其承受力有限，应注意过度用力可导致其弯曲（图1-7-1~图1-7-19）。

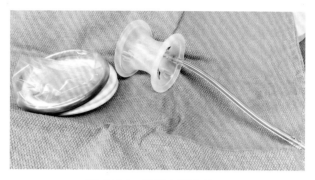

图1-7-1 机器人单孔Port

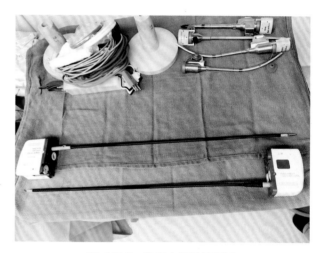

图1-7-2 机器人腹腔镜器械

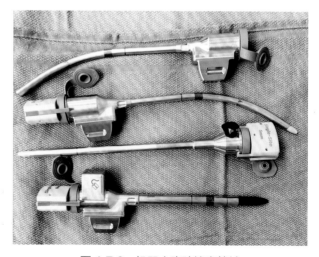

图1-7-3 机器人腹腔镜套管针

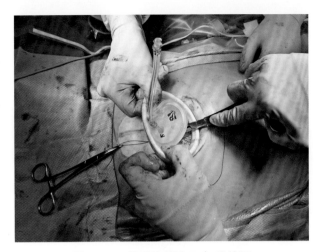

图 1-7-4　机器人单孔 Port 的放置

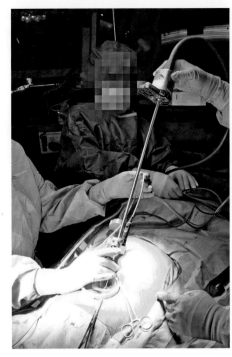

图 1-7-7　放入镜头

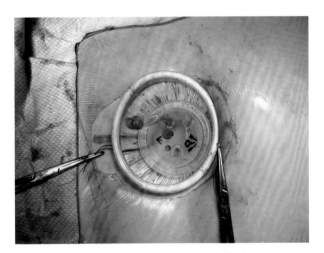

图 1-7-5　置入机器人单孔套管针

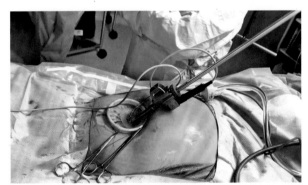

图 1-7-8　放入镜头

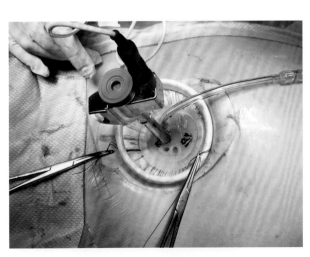

图 1-7-6　建立气腹,放入镜头

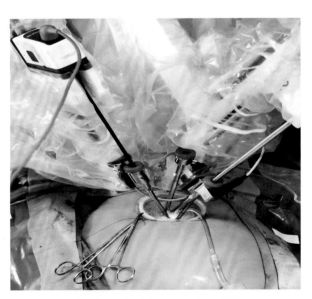

图 1-7-9　接入机器人外部示意图

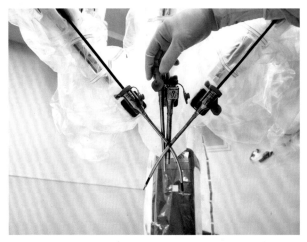

图 1-7-10　接入机器人内部示意图

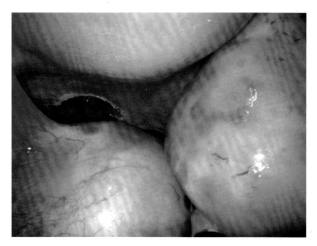

图 1-7-13　仔细探查盆腔,排除卵巢恶性肿瘤

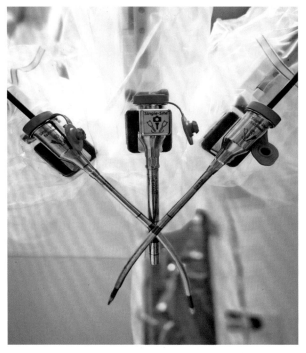

图 1-7-11　连接机器人后内部示意图

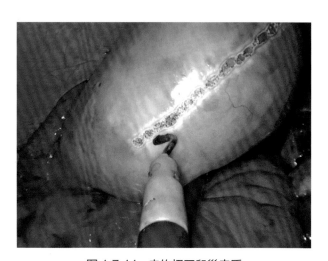

图 1-7-14　电钩切开卵巢皮质

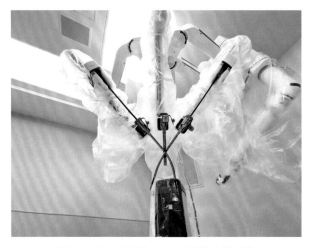

图 1-7-12　连接机器人后的体内外图像

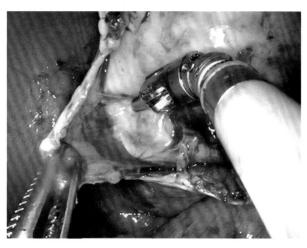

图 1-7-15　持针器及双极钳分离卵巢囊肿与皮质的间隙

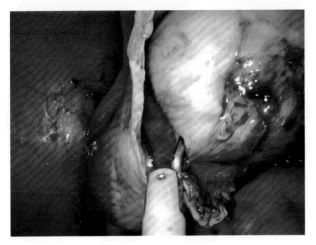

图 1-7-16 钝性分离

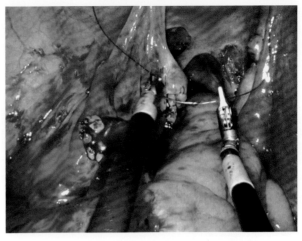

图 1-7-19 "3-0"的倒刺缝线缝合卵巢

（二）机器人辅助单孔腹腔镜单侧输卵管卵巢切除术

1. 麻醉方式及机器人单孔 Port 的放置与机器人的接入方式同前。

2. 其余手术步骤与单孔腹腔镜下附件手术相同（图 1-7-20~图 1-7-28）。

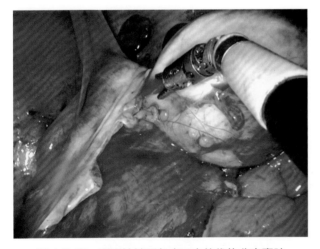

图 1-7-17 利用持针器角度可变的优势分离囊肿

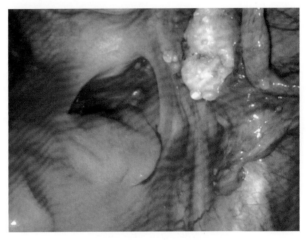

图 1-7-20 探查盆腔

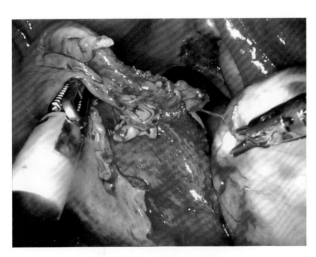

图 1-7-18 完整剥除囊肿

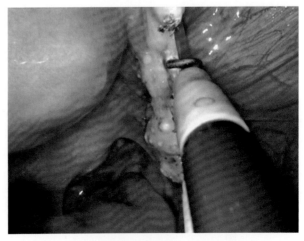

图 1-7-21 单极电钩自输卵管根部切断输卵管

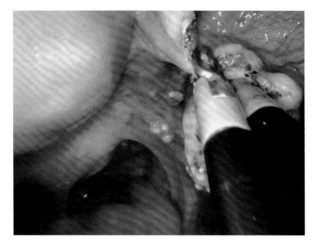

图 1-7-22　双极钳电凝卵巢固有韧带

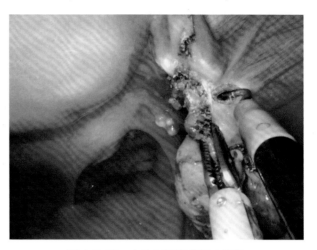

图 1-7-23　电钩切断卵巢固有韧带

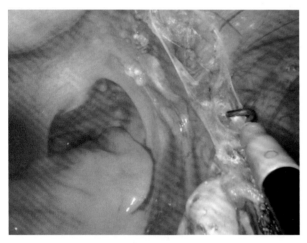

图 1-7-24　沿卵巢血管向上切开后腹膜，向
上游离至卵巢动静脉

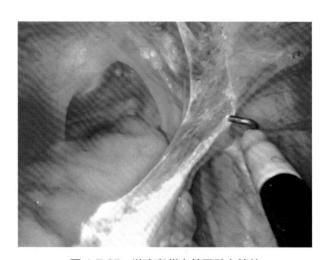

图 1-7-25　游离卵巢血管至髂血管外
侧，远离输尿管

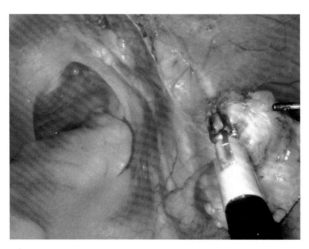

图 1-7-26　双极电凝卵巢动静脉

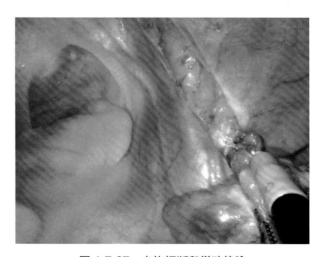

图 1-7-27　电钩切断卵巢动静脉

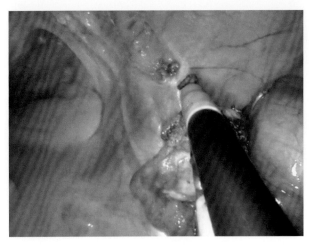

图 1-7-28　标本离体

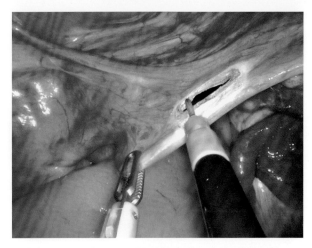

图 1-7-30　切断左侧输卵管卵巢系膜,切除输卵管,
保留卵巢

（三）机器人辅助单孔腹腔镜子宫全切术

见视频 1-7-10。

视频 1-7-10
机器人单孔子宫切除术

1. 麻醉方式及机器人单孔 Port 的放置与机器人的接入方式同前。

2. 子宫切除手术顺序大致与单孔腹腔镜手术方法一致。一般从一侧用单极切开输卵管和卵巢系膜开始,双极并电钩电凝切断子宫圆韧带和卵巢子宫韧带,打开阔韧带,分离膀胱反折腹膜至显示举宫器,切开前穹窿,此时可以举宫器为标记,在其上方分离并电凝电切子宫动静脉。同样方法完成另一侧的手术(图 1-7-29~ 图 1-7-47)。

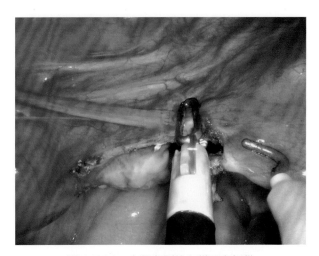

图 1-7-31　电凝左侧的卵巢固有韧带

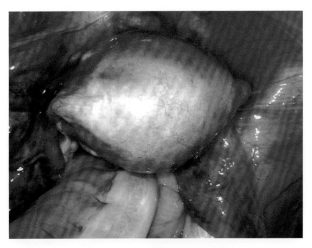

图 1-7-29　探查子宫及盆腔

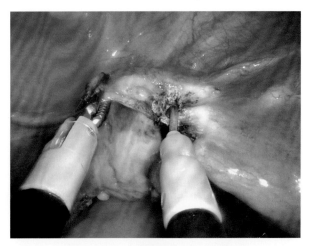

图 1-7-32　电钩切断左侧卵巢固有
韧带及圆韧带

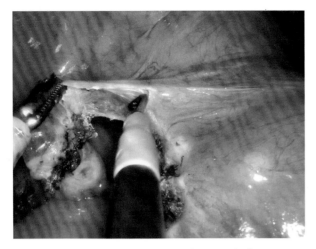

图 1-7-33　自左侧切开膀胱反折腹膜

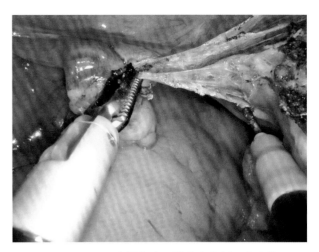

图 1-7-34　子宫峡部水平游离出左侧子宫血管

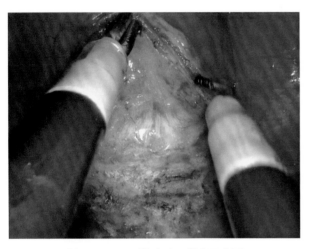

图 1-7-35　下推膀胱至举宫器水平

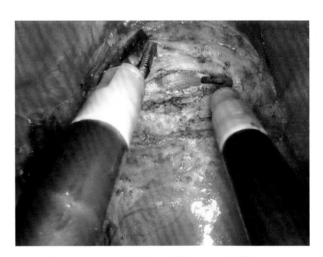

图 1-7-36　电钩沿举宫器前缘切开阴道前穹窿

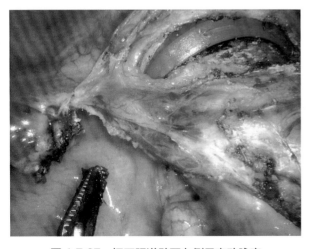

图 1-7-37　切开阴道壁至左侧子宫动脉旁

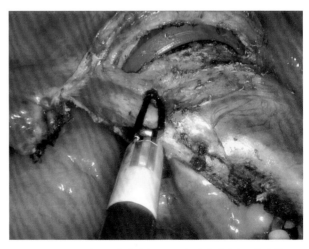

图 1-7-38　在阴道穹窿切口上方电凝左侧子宫血管

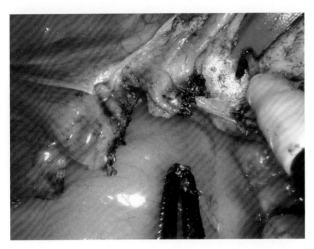

图 1-7-39　在阴道穹窿切口上方切断左侧子宫血管

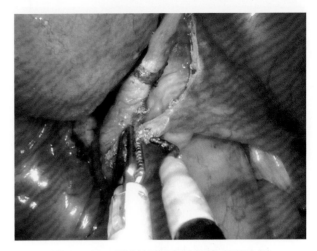

图 1-7-40　同法处理右侧输卵管，切断右侧
输卵管卵巢系膜血管

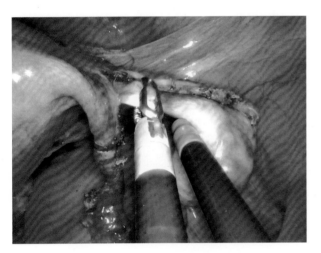

图 1-7-41　电凝右侧卵巢固有韧带

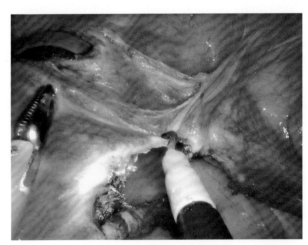

图 1-7-42　切断右侧圆韧带

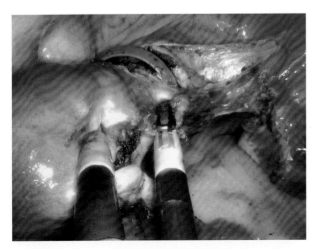

图 1-7-43　在阴道切口上方电凝右侧子宫动静脉

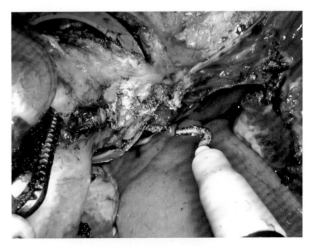

图 1-7-44　在阴道穹窿上方切开右侧
子宫血管，环切阴道

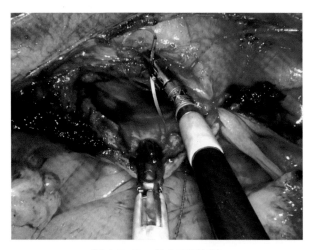

图 1-7-45　缝合阴道断端

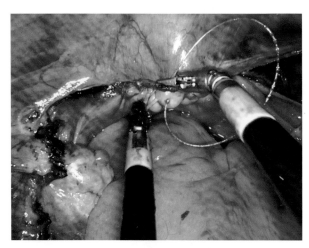

图 1-7-46　关闭前后腹膜

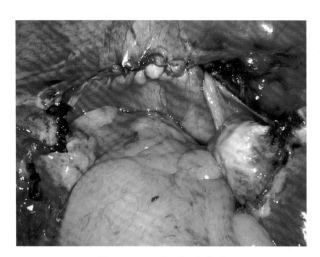

图 1-7-47　术后探查盆腔

五、手术技巧与难点

（一）机器人辅助单孔腹腔镜卵巢囊肿切除术

1. 在切除卵巢良性囊肿如畸胎瘤或单纯囊肿时,应找到肿瘤与正常卵巢的间隙,钝性分离,尽量完整剥离囊壁,保留正常卵巢组织。而卵巢子宫内膜囊肿具有其特殊性,会在本章后半部分进行另外叙述。

2. 卵巢囊肿切除后,最好使用缝合的方式进行止血,以保护卵巢功能。可以使用倒刺缝线,免打结,组织对合好。注意创面正确对合,不要将多余的皮质卷入,不留死腔,以免影响术后正常排卵功能。

（二）机器人辅助单孔腹腔镜单侧输卵管卵巢切除术

1. 术中需辨识清楚输尿管与卵巢血管的关系,避免误损伤。对于有阔韧带后叶或者腹膜粘连的患者,可以在电凝卵巢动静脉前,切开阔韧带后叶,清楚地看清并且分离输尿管走行后,再处理血管。

2. 对于卵巢肿瘤可能有病变的患者,切断卵巢动静脉时应距离卵巢至少 1.5cm。

（三）机器人辅助单孔腹腔镜子宫全切术

1. 单孔手术器械的手术三角范围比较小,器械移动范围小,应充分电凝后再切断组织,并用间断电凝方式,避免长时间电凝。

2. 处理子宫动脉时注意输尿管走行,如子宫较大,可能挤压输尿管,在电凝切断子宫动脉时出现输尿管的损伤,尤其是电凝热辐射引起的远期输尿管瘘,所以术中尽量游离出子宫动脉,确保电凝效果。

3. 常规可吸收线缝合阴道断端因为无法持续保持缝合张力,故不推荐使用,可用 V-lock 三角针缝合来解决此问题。

六、手术经验荟萃分析

1. 机器人辅助单孔腹腔镜平台由于器械的可弯曲性,术者有更大的手术操作三角;同时机械臂自动智能转化,使术者没有常规单孔腹腔镜手术时器械臂交叉的烦恼,操作更加灵活方便。

2. 机器人辅助单孔腹腔镜的器械有一定可弯曲度,这也存在抓力不足的问题,所以在肌瘤切除时力度上会有欠缺。

3. 在较为复杂的病例中,可根据具体情况增加辅助孔,保证患者的医疗安全。

4. 虽然机器人辅助单孔腹腔镜操作较为简单,但术者还应有单孔腹腔镜以及机器人手术的基础,熟悉单孔的手术流程以及器械的交叉使用。

5. 机器人辅助单孔腹腔镜可以完成绝大多数妇科良性疾病的治疗,其适应证与常规单孔腹腔镜一致。与普通单孔腹腔镜在手术时长、出血量及术后效果方面无明显差别。

6. 因为子宫内膜异位症的复杂性和病变的不

确定性,腹腔镜下探查尤为重要,探查腹腔、盆腔、识别子宫内膜病变,确定病变位置和特征,从而进行分类和评分并确定手术操作。

7. 对于复杂深部异位病灶治疗,单孔腹腔镜暴露出其相应的缺点。操作三角的缺失,以及器械操作的"筷子效应"是单孔腹腔镜手术的最大缺陷,而机器人的应用,一定程度上克服了单孔腹腔镜手术操作受限的困难,其将置入器械重新分配,解决了传统 LESS 左右手互换操作的视觉不协调问题,而符合人的正常视觉习惯。视觉呈三维立体更清晰,避免了术者持镜操作的颤动,操作时更灵巧、精准。利用半硬器械通过弯曲套管针重新形成手术三角便于操作。由于术者不在患者床边操作,避免了术者和助手的器械碰撞所致操作困难问题。符合人体工程学的人性化设计减轻了手术医生的操作疲劳。由于利用具有机械手腕的持针器,使困难的缝合变得更容易。

七、专家点评

单孔腹腔镜与多孔腹腔镜手术相比较,因为手术入路的原因,器械操作在盆腔位于中间位置,呈左右对称状态,所以天然地避免了多孔腹腔镜一侧操作带来的手术死角的问题。而单孔腹腔镜最大的不足之处在于,操作空间狭小而产生的"筷子效应",影响术者手术的精细操作,而且术者位于患者身旁,非常规手术操作体位,对术者舒适度和手术操作的影响较大。而机器人辅助单孔腹腔镜平台是在机器人多孔机型上研发的,由于其具有智能机械臂转换,消除了器械交叉操作的难点,使术者更容易操作;同时又提高了手术操作的稳定性和准确性。手术医生在操作台旁坐姿操作,保持了术者舒适体位,使手术医生能有充分精力完成手术。机器人辅助手术系统可以使手术医生在三维放大的视野中进行手术,更容易发现细微的病变,完成更加精细的操作,从而降低了病变的残留和并发症的发生。

单孔腹腔镜手术尤其是机器人辅助手术在子宫内膜异位症手术中的应用文献报道不多。笔者团队有近 300 例这类手术的经验,总体而言,具有微创、美容的优势,操作难度相对传统单孔腹腔镜明显降低,手术时间缩短,并且可进行复杂困难的手术,具有很好的应用前景。

(孟元光　杨晓清　黄懿)

参考文献

[1] PARKER JD, SINAII N, SEGARS JH, et al. Adhesion formation after laparoscopic excision of endometriosis and lysis of adhesions. Fertil Steril, 2005, 84 (5): 1457-1461.

[2] DOUSSET B, LECONTE M, BORGHESE B, et al. Complete surgery for low rectal endometriosis: long-term results of a 100-case prospective study. Annals of surgery, 2010, 251 (5): 887-895.

[3] SERACCHIO R, MABROUK M, MONTANARI G, et al. Conservative laparoscopic management of urinary tract endometriosis (UTE): surgical outcome and long-term follow-up. Fertil Steril, 2010, 94 (3): 856-861.

[4] BERLANDA N, SOMIGLIANA E, FRATTARUOLO MP, et al. Surgery versus hormonal therapy for deep endometriosis: is it a choice of the physician? Eur J Obstet Gynecol Reprod Biol, 2017, 209: 67-71.

[5] LEONE RMU, FERRERO S, CANDIANI M, et al. Bladder Endometriosis: A Systematic Review of Pathogenesis, Diagnosis, Treatment, Impact on Fertility, and Risk of Malignant Transformation. Eur Urol, 2017, 71 (5): 790-807.

第二节　机器人辅助单孔腹腔镜在妇科恶性疾病中的应用

随着机器人手术器械及腹腔镜技术的发展,以前被视为单孔腹腔镜手术禁忌的部分妇科恶性肿瘤手术现在已成为机器人辅助单孔腹腔镜手术的适应证。2014 年 Tateo 等报道了第一例机器人辅助单孔腹腔镜子宫内膜癌分期手术,证明了其在妇科恶性肿瘤治疗中的可行性。相比单孔腹腔镜手术,机器人辅助手术具有操作灵活的特点。但需要注意的是,与良性疾病手术不同,恶性肿瘤手术目的应以彻底切除病灶、确保手术范围同时减少并发症为主。

一、机器人辅助单孔腹腔镜在子宫内膜癌中的应用

(一)引言

子宫内膜癌是女性生殖器官的一种常见的恶

性肿瘤,子宫内膜癌目前主要的治疗手段是手术分期,术后根据病理结果及分期情况辅以放化疗及内分泌治疗。子宫内膜癌分期手术范围包括:子宫全切、双侧附件切除、盆腔淋巴结清扫以及腹主动脉旁淋巴结清扫。对于部分在术前已确定转移至宫颈的患者,可同时行子宫根治术。对于早期患者,是否行淋巴结清扫以及清扫范围尚存在一定争议,应当结合患者个体情况,综合评估手术范围。本文以传统机器人辅助单孔手术平台为例介绍子宫内膜癌分期手术。

（二）手术相关解剖

腹主动脉自膈肌主动脉裂孔发出,约平第二腰椎水平分出肾动脉,平第三腰椎水平向左下分出肠系膜下动脉,向下平第四腰椎水平分为左右髂总动脉,背侧紧邻腰椎发出4对腰动脉。下腔静脉及其属支与其伴行。清扫腹主动脉旁淋巴结时,需要注意辨认清楚双侧输尿管。

盆腔淋巴结清扫过程中,术者需要清晰理解的解剖标志是"六条线",即生殖股神经、髂外动脉、髂外静脉、闭孔神经、髂内动脉、输尿管。手术过程中,必须时刻清楚地暴露并保护"六条线"内的结构。

（三）手术适应证、禁忌证及并发症

1. **适应证** 同第一篇第六章第三节。

2. **禁忌证** 同第一篇第六章第三节。

3. **并发症** 详见第一篇第五章第一节。

（四）手术步骤

1. **麻醉和体位** 采用气管插管全身麻醉,膀胱截石体位,头低脚高位,阴道放置举宫器。

2. **建立气腹并装机** 经脐作纵行或Z形切口,切口大小可根据手术需要调整。逐层进腹,置入切口扩张器。建立气腹,根据患者腹腔情况,气腹压选择在10~14mmHg(1.33~1.87kPa)。置入套管针,连接手术平台,置入镜头及机械臂(图1-7-48)。

3. **探查盆腹腔,留取腹腔冲洗液** 仔细探查子宫表面有无病灶,输卵管、卵巢是否正常,腹腔脏器是否受累(图1-7-49)。如有粘连,应先松解粘连,恢复正常解剖结构。如有可疑病灶,可切除送冰冻病理。判断有无腹水,如无腹水用生理盐水200ml冲洗盆腔,留取腹腔冲洗液。

4. **凝闭输卵管** 由于子宫内膜癌分期手术时间较长,且有举宫器的情况下,可能会因为手术操作导致宫腔内病灶自输卵管进入腹腔,增加患者风险,所以手术开始时,应首先用双极电凝闭锁双侧输卵管峡部(图1-7-50),或游离输卵管峡部后用一

次性组织闭合夹夹闭双侧输卵管。

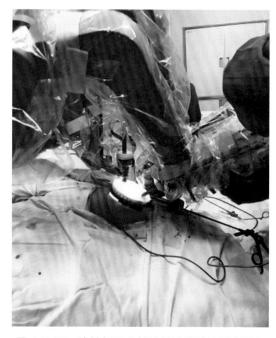

图 1-7-48 连接机器人辅助单孔腹腔镜手术平台

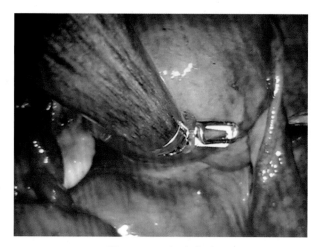

图 1-7-49 探查盆腔

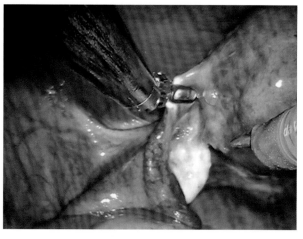

图 1-7-50 凝闭输卵管

5. **清扫腹主动脉旁淋巴结** 自腹主动脉分叉水平打开后腹膜。向上沿腹主动脉打开腹膜至十二指肠下缘,注意避开肠系膜下动脉。向右沿髂总动脉表面打开腹膜,助手向头侧提起腹膜,暴露下腔静脉(图1-7-51)。外推右侧输尿管(图1-7-52),此时可以清楚看到淋巴结的边界。整块切除腹主动脉表面、下腔静脉表面、下腔静脉右侧淋巴结。助手将肠系膜下动脉拉向左侧,外推左侧输尿管,暴露并清扫腹主动脉左侧及左髂总淋巴结(图1-7-53)。向左提起结肠系膜,清扫骶前淋巴结(图1-7-54)。

6. **清扫盆腔淋巴结** 游离骨盆漏斗韧带,自骨盆入口平面电凝、切断右侧骨盆漏斗韧带(图1-7-55)。继续沿髂外动脉与腰大肌之间打开侧腹膜至圆韧带高度。电凝、切断圆韧带(图1-7-56)。沿圆韧带打开阔韧带前叶至宫旁(图1-7-57)。向左牵拉右侧输尿管,暴露右侧髂总动脉分叉处。自右髂内动脉起始处游离髂内动脉,挑起侧脐韧带(髂内动脉终末支)(图1-7-58),打开闭孔窝。向左

推开膀胱,打开膀胱侧间隙(图1-7-59)。依次清扫髂总淋巴结、髂外淋巴结、腹股沟深淋巴结、闭孔淋巴结、髂内淋巴结、子宫旁淋巴结(图1-7-60)。同法清扫左侧盆腔淋巴结。

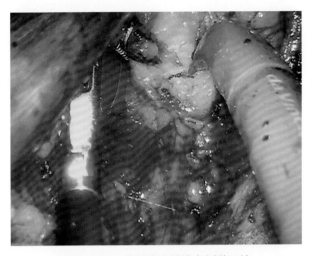

图1-7-53 清扫腹主动脉左侧淋巴结

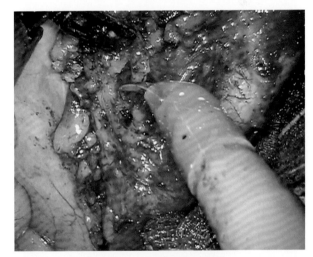

图1-7-54 清扫骶前淋巴结

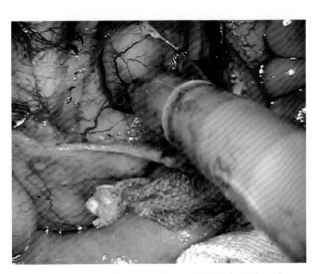

图1-7-51 暴露腹主动脉及下腔静脉表面淋巴结

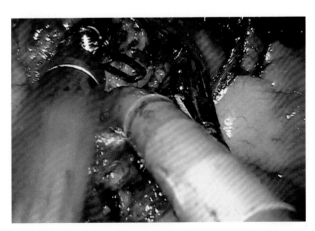

图1-7-52 外推输尿管,清扫下腔静脉右侧淋巴结

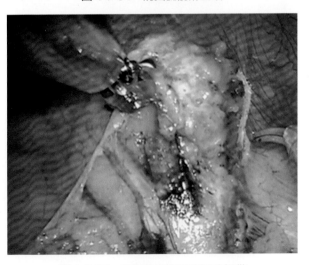

图1-7-55 电凝并切断骨盆漏斗韧带

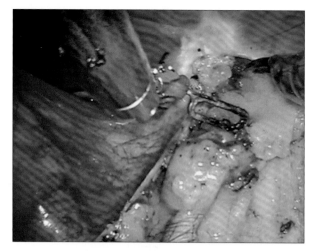

图 1-7-56　切断圆韧带

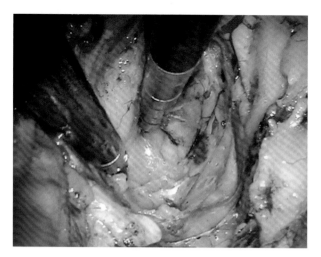

图 1-7-59　推开膀胱侧间隙

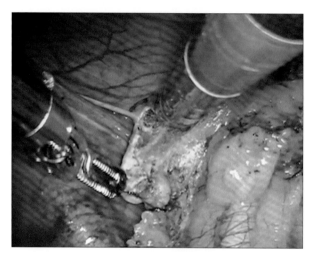

图 1-7-57　打开阔韧带前叶

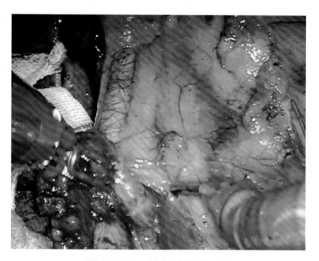

图 1-7-60　清扫髂外淋巴结

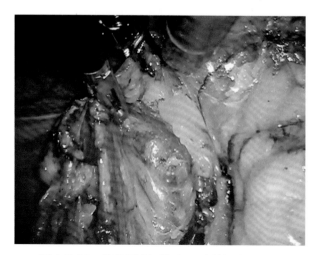

图 1-7-58　挑起侧脐韧带，打开该处间隙即可显
　　　　　露膀胱侧窝

7. **切除子宫及双侧附件**　将子宫压向直肠，提起膀胱，打开子宫膀胱反折腹膜，下推膀胱至宫颈下（图 1-7-61）。举起子宫，紧贴子宫打开阔韧带后叶，切开右侧骶韧带（图 1-7-62）。子宫摆向左侧，游离子宫动静脉，电凝并切断子宫动静脉（图 1-7-63）。同法处理左侧子宫韧带及血管。沿举宫器边缘切开阴道壁（图 1-7-64）。自阴道取出淋巴结、子宫及双侧附件。连续缝合阴道残端（图 1-7-65）。

8. 冲洗创面，再次探查盆腹腔，取出器械，逐层关腹（图 1-7-66、图 1-7-67）。

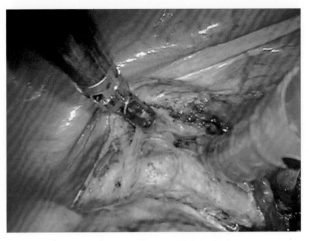

图 1-7-61　打开子宫膀胱反折腹膜

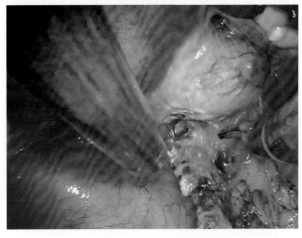

图 1-7-62　切断骶韧带

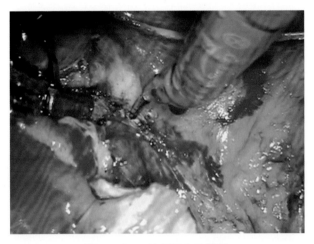

图 1-7-63　处理子宫动静脉

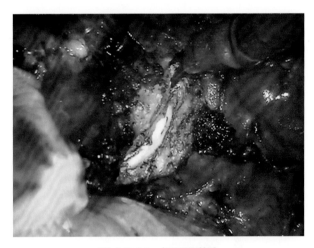

图 1-7-64　切开阴道壁

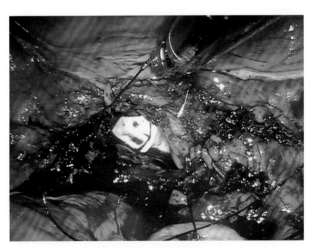

图 1-7-65　缝合阴道残端

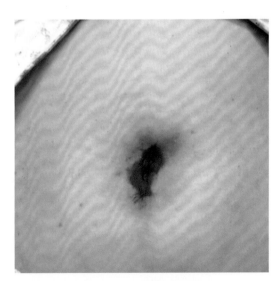

图 1-7-66　术后当时切口

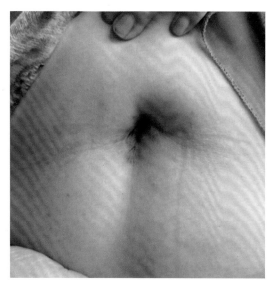

图 1-7-67　术后一年切口

（五）手术技巧与难点

1. 术中标本取出出路的构建　由于采用了切口扩张器,使得一些无法或不便于经阴道完整取出的标本有了新的"出路",无论是子宫、附件,还是淋巴结、大网膜,均可以通过脐孔完整取出。但是当预计标本过大或手术困难时,常规纵行或横行切口无法满足手术需要。如果直接延长手术切口以扩大手术入路将会导致术后手术瘢痕明显增大,背离了经脐单孔手术的微创理念。此时,可选择经脐作 Z 形切口。即在脐轮内经脐作纵行切口,然后沿脐轮方向分别向两侧弧形延长皮肤切口约 1cm。术后皮内缝合,瘢痕将隐藏于脐轮内,可以起到扩大切口而不延长瘢痕的效果。在选择GelPort 及普通 8mm 机器人手术器械时,由于器械宽度大,往往需要更大的切口,此时可采用经脐 W形切口（图 1-7-68）,即通过折线形切开的方式,以最小的腹壁瘢痕换取最大的手术空间。但反折越多,缝合时皮下对合要求越高。关腹时需要格外注意。

2. 最大化调整机械臂的活动范围　GelPort 可以自由选择穿刺孔位,可以将镜头孔放置在 Port 的12 点位置,机械臂放置于 4 点、8 点位置,助手孔放置于 6 点位置（图 1-7-69）。这样的摆放位置,一方面可以让机械臂的活动范围最大化,另一方面可以尽可能地避免镜头对机械臂的干扰。置入机械臂时需要旋转镜头,时刻观察器械尖端位置,避免意外损伤周围脏器。全部安装完成后,调整器械臂位置,使机械臂及镜头之间尽可能远离,增加手术操作的灵活性。对于位于盆底的手术操作,因为距离

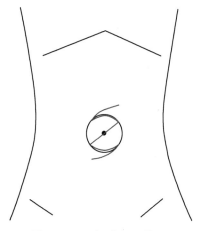

图 1-7-68　经脐 W 形切口

脐孔位置较远,器械"打架"的问题尤为突出。此时可以更换镜头方向为 30° 向上模式,使得镜头在体外的部分离机械臂更远。对于侧盆壁的手术操作,可以顺时针或逆时针旋转 Port 基座后,同向调整镜头臂及机械臂位置,使所有操作臂向一侧旋转,即可实现全盆、腹腔的操作范围。

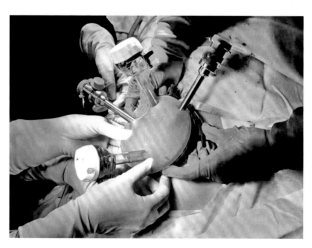

图 1-7-69　套管针孔位

3. 术中取腹腔冲洗液进行病理检查　尽管腹腔冲洗液阳性不影响分期,但其对患者后续治疗仍有一定指导意义,因此仍需留取腹腔冲洗液。吸出腹腔冲洗液时,可利用气腹压力,将吸引器头埋入直肠子宫陷凹,打开吸引器,让冲洗液流入小碗中送病理。

4. 淋巴结清扫　通常腹主动脉旁淋巴结清扫时上界需达到肠系膜下动脉起始处,左右到两侧腰大肌,下界为左右髂总动脉。清扫淋巴结或切除子宫之前,应该首先打开周围的重要解剖间隙,一来可以使整个术野结构更清晰,减少出血;二来可以

做到整块清扫各区域淋巴结,避免遗漏。打开十二指肠与下腔静脉间间隙,上推十二指肠;打开双侧输尿管与腰大肌间间隙,外推输尿管;此时腹主动脉旁淋巴结就会成为边界清楚的一整块结缔组织。腹主动脉旁淋巴结内经常有起自腹主动脉或回流向下腔静脉的小血管,提起淋巴结时动作幅度不可过大,避免损伤血管。术中暴露出血管结构后,可先打开血管两侧的间隙,电凝闭合血管,靠近淋巴结一侧切断血管。此外,对于需要清扫淋巴结至肾血管水平的患者,不建议进行机器人辅助单孔腹腔镜手术。清扫肾血管水平的淋巴结需要充分暴露,同时还需要避免损伤血管、输尿管以及十二指肠等重要脏器,受制于单孔腹腔镜手术的操作空间,手术难度较大,术中容易出现血管损伤、肠管损伤等并发症。

清扫盆腔淋巴结时,要先向内推开输尿管,分离输尿管与髂内动脉;游离并挑起髂内动脉,暴露闭孔窝;注意髂内动脉表面的淋巴结要推向外侧。内推膀胱,暴露膀胱侧窝。此时整个盆腔淋巴结聚集在盆壁、髂外动静脉、髂内动静脉围成的三角形区域内。再从四周向中间(闭孔神经)聚拢淋巴结,即可做到整块清扫盆腔淋巴结。

清扫淋巴结的过程中要注意保护其中的重要神经结构。生殖股神经位于髂外动脉外侧,通常容易保护。闭孔神经自腰大肌内缘(髂外动静脉外侧)入盆,沿骨盆侧壁至闭孔管穿出骨盆,其远端易于暴露,近端位于髂外动静脉背侧,手术时可采用两种方法游离:一是自髂内外静脉分叉处打开血管鞘(切忌过深),钝性推开结缔组织即可暴露闭孔神经;二是打开腰大肌与髂外动静脉间隙,游离周围结缔组织,即可暴露闭孔神经。无论采取何种方式,一定要注意操作过程中切实辨认清楚结构后再电切,如果电切时器械触碰该神经会导致其支配肌肉收缩,该侧下肢摆动,非常容易导致神经、血管损伤。如果打开血管鞘后仍然无法找到神经,可以用纱布轻推周围淋巴结,即可显露神经走行。

(六) 手术经验荟萃分析

近年来,机器人辅助单孔腹腔镜手术逐渐应用于妇科恶性肿瘤领域。以笔者经验来看,进行此种术式时,患者的选择和机器人操作平台的放置对手术的顺利进行起着至关重要的作用。患者的BMI位于平均或仅轻度肥胖水平,以及患者无盆腔粘连情况,可降低手术难度,有利于手术的完成。其次,

为了尽可能减少机械臂及器械间的相互干扰,机器人操作平台的放置位置非常重要。机器人操作平台需放置在人体纵轴上,便于术中行盆腔淋巴结清扫。手术中患者采用人字位。将机器人放置在患者双腿正中,镜头臂正对脐孔中心,2个机械臂位于镜头两侧,然后将机器人操作平台与单孔Port相连,这样的放置经过实践检验,是最利于手术操作、减少器械间相互干扰的方法。

(七) 专家点评

目前,在妇科恶性肿瘤的手术中,机器人辅助单孔腹腔镜手术有着传统腹腔镜手术无法比拟的优势,比如手术出血少、损伤小、术后恢复快,缩短了学习曲线,利于后期发展。子宫内膜癌的分期手术更适合采用机器人辅助单孔腹腔镜,因为子宫内膜癌患者的确诊时间一般处于病情局限于生殖系统阶段,术式规范,术中突发情况较少,同时多项研究也证实了机器人辅助单孔腹腔镜手术的安全性。机器人辅助单孔腹腔镜虽然拓展了传统腹腔镜手术的适用范围,但不会完全取代传统腹腔镜或其他手术入路。笔者相信,妇科微创手术的发展趋势依然是多种入路共同发展为主。必将遵循患者为中心,智能为辅助,疗效是根本的原则。

二、机器人单孔腹腔镜在宫颈癌中的应用

(一) 引言

宫颈癌在全球范围而言是最常见的女性恶性肿瘤之一。宫颈癌在中低收入国家更为常见,约85%的新发病例及90%的死亡病例发生在社会经济欠发达地区。经宫颈锥切术后病理确诊的ⅠA1期宫颈癌患者,可行子宫全切术治疗。对于ⅠB~ⅡA期宫颈癌患者则需行子宫根治术及盆腔淋巴结清扫治疗,术后根据病理结果辅以放疗或化疗。近年来,随着妇科微创手术技术的发展,机器人辅助单孔腹腔镜手术开始应用于宫颈癌的治疗。

美国安德森肿瘤中心Ramirez教授主持的一个涉及宫颈癌腹腔镜及开腹手术长期肿瘤学预后的RCT研究,报道宫颈癌微创(腹腔镜+机器人)手术的肿瘤学结局差于开腹手术。2019年FIGO会议专家探讨了宫颈癌腹腔镜手术的适应证,表明越来越多证据证实肿瘤直径<2cm的ⅠB1期宫颈癌(2019年FIGO分期)腹腔镜手术肿瘤学预后等效于开腹。同时,与会专家还对改善宫颈癌腹

腔镜手术的预后,提出了技术上和操作上的改进意见。

（二）手术相关解剖

子宫旁结构解剖:输尿管入盆腔后,沿侧盆壁,经髂内血管和骶髂关节前方,经子宫阔韧带基部至子宫颈外侧约 2cm 处转向前内,进入输尿管"隧道"。子宫动脉从外侧向内侧横越其前上方,前方为膀胱壁,下方由子宫深静脉及阴道静脉穿过。输尿管随后进入膀胱宫颈韧带前后叶,最后进入膀胱。以上血管和韧带共同构成了输尿管"隧道"。子宫根治术的核心就是打开输尿管"隧道",外推输尿管,切除足够范围的骶、主韧带。

（三）手术适应证、禁忌证及并发症

1. **适应证**　同第一篇第六章第二节。

2. **禁忌证**　同第一篇第六章第二节。

3. **并发症**　同第一篇第六章第二节。

（四）手术步骤

1. **麻醉和体位**　采用气管插管全身麻醉,膀胱截石体位,头低脚高 15°~30°,阴道放置举宫器。

2. **建立气腹并装机**　经脐作纵行或 Z 形切口,切口大小可根据手术需要调整。逐层进腹,置入切口扩张器。建立气腹,根据患者腹腔情况,气腹压选择在 10~14mmHg(1.33~1.87kPa)。置入套管针,连接手术平台,置入镜头及机械臂。

3. **探查盆腹腔**　仔细探查子宫表面有无病灶,输卵管、卵巢是否正常,腹腔脏器是否受累。如有粘连,应先松解粘连,恢复正常解剖结构。

4. **清扫盆腔淋巴结**　同机器人辅助单孔腹腔镜在子宫内膜癌术淋巴结清扫手术步骤。

5. **子宫根治术**　靠近盆壁切断右侧圆韧带,紧贴圆韧带打开阔韧带前叶,提起膀胱,打开膀胱腹膜反折,下推膀胱。子宫摆向左侧,向左提起侧腹膜,牵起右侧输尿管,游离输尿管至骶韧带旁(图1-7-70)。打开阔韧带后叶,继续向下打开腹膜,打开直肠侧窝,游离右侧骶韧带。上推子宫,打开子宫直肠反折腹膜及左侧直肠侧窝,切开双侧直肠侧韧带,下推直肠(图1-7-71)。将子宫摆向左侧,自子宫动脉起始处电凝并切断子宫动脉,向头侧牵拉子宫动脉断端,钝性、锐性分离子宫动脉与输尿管(图1-7-72),提起膀胱宫颈韧带前叶,切开膀胱宫颈韧带前后叶(图1-7-73),下推膀胱至举宫器下缘。平举宫器切开主韧带,紧贴盆壁切开骶韧带。同法

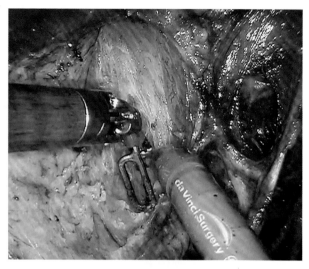

图 1-7-70　游离输尿管至骶韧带旁

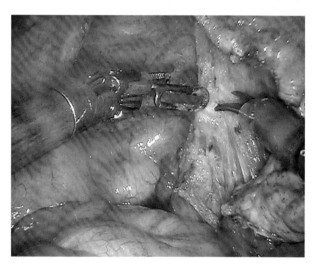

图 1-7-71　下推直肠

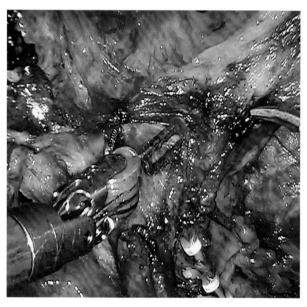

图 1-7-72　剥离子宫动脉与输尿管

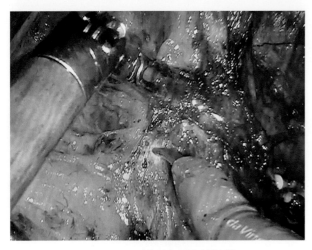

图 1-7-73　切开膀胱宫颈韧带

处理左侧子宫韧带及血管。沿举宫器下缘切开阴道壁。自阴道取出淋巴结、子宫及双侧附件。连续缝合阴道残端。

6. 冲洗创面,再次探查盆腹腔,取出器械,逐层关腹。

(五) 手术技巧与难点

1. 游离输尿管是宫颈癌手术的重要步骤,游离过程中往往容易损伤输尿管营养血管。一旦损伤血管,不仅影响输尿管自身血供,还会导致术野不清、干扰手术操作。游离时可由助手向对侧牵拉腹膜,术者充分利用机械臂手腕灵活的特点,打开腹膜与输尿管周围结缔组织的间隙后钝性向外推开输尿管,这样即可保留输尿管血供与神经,同时保持术野清爽。

2. 宫颈癌手术与其他手术最大的区别在于宫旁的处理,在打开隧道之前要先下推膀胱及直肠。打开隧道之前,可先经由膀胱侧窝处游离子宫深静脉,夹闭并切断子宫深静脉,一方面可以减少出血,另一方面可以以子宫深静脉断端为标记,自此切开子宫主韧带。

3. 输尿管双 J 管是一段弯曲的软管,可以留置于输尿管内,起到支撑输尿管的作用,防止输尿管狭窄。宫颈癌术前可以放置输尿管双 J 管。既可以保护输尿管,还可以在术中起到指示输尿管位置的作用。此外,由于打开输尿管隧道的操作需要在输尿管周围反复应用电器械,如果遇到出血,往往无法精确判断电凝或电切深度。放置双 J 管后,可以在一定程度上预防输尿管瘘或输尿管狭窄的形成。但长期放置双 J 管会使泌尿系统感染风险增加。因此需要结合患者个体情况评估是否放置双 J 管。

(六) 手术经验荟萃分析

微创宫颈癌手术近年来受到一定的争议。Gabriele 等的回顾性研究表明机器人手术与传统开腹手术生存期并无明显差异。国内尚无更权威多中心数据公布,但是单孔机器人宫颈癌手术较传统多孔微创手术难度显著提高,现单孔机器人宫颈癌手术尚缺乏相关数据分析。建议在熟练掌握多孔宫颈癌根治术的基础之上再开展此类手术,以优先确保手术范围足够,不增加患者风险为前提。

(七) 专家点评

机器人单孔腹腔镜提供了三维立体术野,可以弥补深度感的缺失,进行精准定位;利用半硬器械和可弯曲 trocar 重建手术三角,减少器械碰撞,降低手术难度,且其仿真手腕更灵活,使得操作更精准。其具有较多腹腔镜无可比拟的优点,但对于单孔机器人腹腔镜在宫颈癌中的应用,术前仍须评估其肿瘤安全性利弊以及手术成本。在新技术的应用上,选择合适的患者,由有资质或具备丰富经验的医生进行手术可能提高患者的受益。

三、机器人辅助单孔腹腔镜在卵巢癌中的应用

卵巢癌是女性生殖系统常见的恶性肿瘤,死亡率居妇科恶性肿瘤首位。手术及化疗是卵巢癌治疗的主要方式。卵巢癌肿瘤细胞减灭术是妇科手术中难度系数最大,对术者手术技能要求最高的手术。彻底的切除病灶对改善患者预后有着很大的帮助。然而,单孔机器人手术视野以及操作上的局限使其不能够很好地完成复杂的肿瘤细胞减灭手术。仅推荐ⅠA~ⅠB期卵巢癌患者采用单孔机器人系统完成分期手术。

(孟元光　杨晓清)

参考文献

［1］ Network NCC. NCCN Clinical Practice Guidelines in Oncology: Uterine Neoplasms V. 3. 2019.

［2］ YOON A, YOO HN, LEE YY, Lee JW, et al. Robotic single-port hysterectomy, adnexectomy, and lymph-adenectomy in endometrial cancer. J Minim Invasive Gynecol, 2015, 22 (3): 322.

［3］ SIESTO G, FINCO A, PORTUESI RAV, et al. Survival outcomes of robotic radical hysterectomy for early stage cervical cancer: A 9-year study. The International Journal of Medical Robotics and Computer Assisted Surgery, 2019, 15 (4): e2003.

［4］ NETWORK NCC. NCCN Clinical Practice Guidelines in Oncology: Ovarian Cancer V. 1. 2019.

［5］ CHUNG H, JANG TK, NAM SH, et al. Robotic single-site staging operation for early-stage endometrial cancer: initial experience at a single institution. Obstet Gynecol Sci, 2019, 62 (3): 149-156.

第二篇

经阴道腹腔镜手术

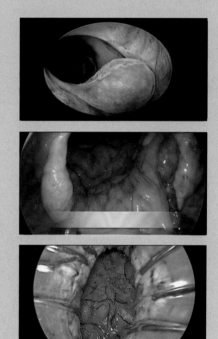

第一章　经阴道腹腔镜手术发展历史

经自然腔道内镜手术（natural orifice transluminal endoscopic surgery，NOTES）及单孔腹腔镜技术（single-incision laparoscopic surgery，SILS）的应运而生见证了微创技术一个新纪元的到来。NOTES于1998年由Moran提出，是指运用人体的自然孔道，如口腔、肛门、阴道或尿道和内脏的穿孔等作为内镜进入腹腔的外科通道，到达目标组织操作的手术方式。SILS则是仅通过脐部的单个切口来完成一系列的腹腔手术，脐部皮肤皱褶基本无瘢痕，疼痛亦较轻。国内外已有相当数量的文献报道NOTES及SILS在疼痛、美观等方面要优于传统的妇科手术。随着单孔腹腔镜经验积累逐渐丰富，腹腔镜及能量器械的发展，结合阴道镜及经阴道手术的理念和经验，进一步转化成经阴道NOTES（transvaginal natural orifice transluminal endoscopic surgery，V-NOTES）。

女性因其特殊的解剖结构，经阴道途径成为经自然腔道手术入路相对理想的选择。2007年Marescaux等报道首例人经阴道途径的NOTES胆囊切除，患者术后基本无疼痛感，恢复良好；V-NOTES早期在妇科手术中的运用是对于异位妊娠的手术治疗，2012年林口长庚纪念医院的Lee CL等报道2例异位妊娠行V-NOTES输卵管切除，认为该术式可选择治疗异位妊娠。2014年南京医科大学的Xu BQ等总结40例异位妊娠，分别接受V-NOTES或传统腹腔镜患侧输卵管切除，结果表明V-NOTES较传统腹腔镜手术同样安全有效。Jan Baekelandt在2014年报道1例行V-NOTES粘连松解及左侧附件切除。2015年比利时Imelda医院Jan Baekelandt等报道5例通过自制Port行V-NOTES异位妊娠输卵管切除，并于2017年发表了在附件良性病变中，分层进行的V-NOTES与传统腹腔镜附件切除的随机对照研究方案。2018年上海市第一妇婴保健院的朱一萍等回顾分析10例在该院行V-NOTES卵巢囊肿切除术患者的资料，除其中1例患者为双侧卵巢成熟性囊性畸胎瘤合并多囊卵巢综合征，因卵巢门出血略活跃、缝合困难中转传统腹腔镜手术，其余9例手术均获得成功。同年，广州医科大学附属第三医院的刘娟等报道1例成功行V-NOTES输卵管再通的手术病例。2018年关小明等发表了含输卵管切除、卵巢切除、粘连松解及内膜异位灶切除等多种妇科手术操作的总结及录像。2012年林口长庚纪念医院的Su H等总结16例因子宫良性病变接受V-NOTES子宫全切术，术中阴道后穹窿切开后上推膀胱并暴露腹膜外间隙，以LigaSure凝切宫颈横韧带及子宫骶韧带体部，安装平台后以腹腔镜器械完成其余步骤。该报道在V-NOTES子宫全切术中较早，故后来也有学者认为本报道属于混合V-NOTES。2018年Su H等首次报道10例因患有子宫肌瘤或子宫腺肌病等良性病变行V-NOTES子宫次全切除术。由此可见经阴道单孔腹腔镜手术在妇科良性疾病中应用是可行的。

2014年Lee CL报道了3例V-NOTES早期内膜癌分期手术，术中切除髂外血管、闭孔神经及髂内血管周围的脂肪淋巴组织，病理为FIGO分期ⅠA期的低级别子宫内膜样癌。2016年Leblanc E等报道了1例在完成经阴道子宫全切术后以经阴道单孔腹腔镜完成的双侧附件切除及荧光辅助示踪的前哨淋巴结切除，术者在切除淋巴结时辅以从腹壁穿刺放置1mm的牵拉支架，降低了手术难度。从经阴道单孔腹腔镜手术的适应证来说，为了减少手术并发症，仍需严格筛选患者，虽然有早期内膜癌分期的尝试，但目前仍主要运用于妇科良性疾病中。

21世纪,以达·芬奇为代表的机器人手术系统融合了远程控制、三维图像处理、仿生学和人体工程学技术等创新科技,将手术的精准度和可行性提升到一个全新的高度,成为外科发展史上的一次新革命。2009年达·芬奇机器人手术系统单孔手术操作平台在泌尿外科和妇科领域率先开始应用。2015年Lee CL等总结4例达·芬奇机器人手术系统辅助腹腔镜V-NOTES子宫切除,认为机器人辅助可允许术者达到更深的手术区域并止血,其独特的前弯曲腕式操作臂可以在切除较大肿瘤时发挥优势。结合经阴道手术理念,目前有报道的台湾Dr LEE及美国的Dr Guan应用达·芬奇机器人手术系统进行了经阴道单孔妇科手术,推动了妇科微创手术的进一步发展。

从经阴道单孔腹腔镜手术目前的技术层面,经阴道单孔腹腔镜手术操作时仍面临直线视野、"筷子效应"和器械干扰等问题,但较LESS有相对较大的操作空间。该技术对手术医师现有的经阴道及妇科内镜甚至LESS手术技术要求较高,经阴道单孔腹腔镜手术较开腹与传统腹腔镜"倒置的"盆腔解剖影像,使学习曲线更为特殊,但经过练习后手术时间可进一步缩短。纵观国内外各个地区及医疗中心,经自然腔道手术缺乏大规模的前瞻性多中心临床试验,文献报道多为回顾性小样本研究或个案报道,相关结论在应用时难免有矛盾之处。系统的随机对照试验及相关的手术研究规范已在逐步开展,经阴道单孔腹腔镜手术在妇科手术的可行性虽已证实,但目前例数较少,该技术对术后自主排尿功能、性功能及阴道分娩等影响特别是远期潜在的影响,尚缺乏循证依据阐明患者获益的程度。因此,我们应充分重视医学伦理,准确把握应用指征,对患者手术知情时除应告知其美容无瘢痕等优势之外,也应同时详细解释其潜在风险。

(关小明 乔静)

参考文献

[1] LEE CL, WU KY, SU H, et al. Natural orifice transluminal endoscopic surgery in gynecology. Gynecol Minimal Invasive Ther, 2012, 1 (1): 23-26.

[2] XU BQ, LIU YW, YING XY, et al. Transvaginal endoscopic surgery for tubal ectopic pregnancy. JSLS, 2014, 18 (1): 76-82.

[3] LIU J, BARDAWIL E, LIN QY, et al. Transvaginal natural orifice transluminal endoscopic surgery tubal reanastomosis: a novel route for tubal surgery. Fertil Steril, 2018, 110 (1): 182.

[4] GUAN XM, BARDAWIL E, LIU J, et al. Transvaginal natural orifice transluminal endoscopic surgery as a rescue for total vaginal hysterectomy. JMinimInvasiveGynecol, 2018, 25 (7): 1135-1136.

[5] SU H, HUANG L, HAN CM, et al. Natural orifice transluminal endoscopic surgery (NOTES) subtotal hysterectomy: A feasibility study. Taiwan J Obstet Gynecol, 2018; 57 (3): 355-359.

经阴道手术相关解剖及标准手术

一、手术室条件、手术设备及手术器械

(一) 手术室条件与手术室设备

腿架 用于取膀胱截石位。分为固定腿架及可调节腿架。方便调节患者下肢外展的角度,既要利于手术操作,也要注意保护患者下肢不要过度牵拉或压迫;另外还有一种将患者下肢悬吊起来的"绑腿式吊架",可以降低因压迫引起神经损伤及血栓的风险。

余同第一篇第三章。

(二) 手术室器械

1. **膀胱镜或30°宫腔镜检查镜** 术中检查膀胱及输尿管情况。

2. **金属导尿管** 方便术中随时导尿。

3. **手术拉钩、长拉钩、侧壁挡板拉钩** 拉开肠管,清晰暴露双侧骶韧带。

4. **带尾端的纱垫** 置入盆腔向上推开肠管,暴露术野。

5. **长持针器、长弯钳** 钳夹骶韧带高位及缝合。

6. **阴道拉钩** 手术操作中牵拉阴道壁,扩大手术视野用。经阴道手术操作空间有限,所以常选用阴道拉钩,上叶稍直,下叶较上叶稍扁宽,并向下凹陷,利用手术操作及渗血、渗液引流。手柄与拉钩叶片呈90°角,方便操作时着力(图2-2-1)。

7. **侧弯头持针器** 在阴道等狭窄空间进行缝合及协助打结(图2-2-2)。

余同第一篇第三章。

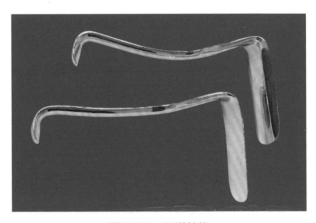

图 2-2-1 阴道拉钩

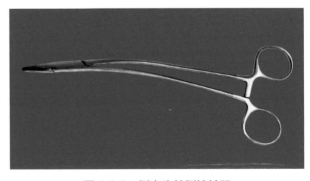

图 2-2-2 侧弯头单侧持针器

二、经阴道手术围术期准备

(一) 术前准备

1. **充分评估沟通** 根据病史、体格检查及辅助检查等,正确评估患者情况。结合患者的年龄、主观意愿,选择最佳的手术方案。与患者及家属进行充分沟通,交代要进行的手术方案、围术期可能出现的情况及应对措施等。要获得患者的信任,使

其身心放松。

2. **全身状态调整**　合并糖尿病的患者应在术前将血糖调整在稳定的水平,术前 3 天将中长效的降糖药物改为短效,以免发生顽固性低血糖。术前 1 周停用阿司匹林等抗凝药物,如必要可改为低分子肝素皮下注射。

3. **阴道准备**　有阴道炎症者要先治疗。因长期摩擦水肿溃疡者术前可采用高锰酸钾坐浴、涂抹红霉素软膏。笔者不建议在术前 1 周内应用雌激素乳膏,会引起阴道黏膜充血水肿,术中层次不清。如果应用雌激素乳膏至少在手术前 1 个月开始。

4. **饮食宣教**　术前 1 日正常进餐。术前 8 小时前进淀粉类流食。术前 2 小时停止饮水。患者有食管反流症时,禁止饮水时间可延长至术前 4 小时。糖尿病患者术前 8 小时进糙米类流食(小米粥汤)。根据手术顺序,向患者宣教饮食种类及时间安排。并根据手术进展,对患者饮食水时间进行微调。

(二) 术中准备

1. 手术室开台前 30 分钟使用预防性抗生素,术中重视患者保暖。

2. 常规消毒,全身麻醉后,取膀胱截石位。

3. 手术完成时阴道填塞碘伏纱布压迫止血,术后 48 小时取出,清点无误,写病程记录,如数量不符应行妇科检查。

4. 常规消毒擦洗会阴,手术完成时确认保持尿管通畅。

(三) 术后管理

1. 腰麻患者术后 2 小时少量饮水,术后 4 小时半流食,全麻患者清醒后即可少量饮水。

2. 术后 24 小时、48 小时和 72 小时应用抗生素。术后第三天晨起查血常规,结合患者体温决定是否停用抗生素。

3. 术后 48 小时~72 小时拔除尿管。在患者排尿通畅后,超声测残余尿,<100ml 为正常。嘱患者自行监测排尿情况,如出现无法排尿的情况,及时留置尿管。

4. **下肢静脉血栓预防**　①指导患者卧床期间做下肢运动操:双足背伸、背屈、趾伸、趾屈、内旋、外展、屈膝;②根据评分给予预防性治疗:下肢穿着弹力袜、下肢足底泵及应用低分子肝素。

(孙秀丽　宋磊)

第二节　经阴道附件手术

一、引言

传统的经阴道附件手术,主要包括卵巢囊肿切除术、输卵管手术、附件切除术,主要应用于妇科良性疾病的治疗,可达到完全无瘢痕,是附件手术中不可缺少的微创术式。近年来,随着经自然腔道手术的发展,经阴道附件手术可部分替代传统腹腔镜下附件相关手术。

二、手术相关解剖

阴道为一上宽下窄的管道,前壁长 7~9cm,后壁长 10~12cm。阴道上段的血供来自子宫动脉的子宫颈-阴道支,中段血供来自阴道动脉,下段血供则来自阴部内动脉和痔中动脉。阴道包绕宫颈处,形成阴道穹窿,其中后穹窿最深,阴道后穹窿与女性盆底最低处的直肠子宫陷凹紧密相邻,该处直肠阴道间隙层次清晰,比较疏松,容易打开。经阴道附件手术多选择后穹窿横切口为手术入路。直肠子宫陷凹大约距离肛门 7.5cm,一般后穹窿切口

应取距离处女膜缘 8cm 左右,手术时,可通过前后提拉宫颈,疏松或膨出的为后穹窿。

输卵管、卵巢等附件解剖详见第一篇第二章。

三、手术适应证、禁忌证及并发症

(一) 适应证

1. 活动度良好的卵巢良性肿瘤,最常见为畸胎瘤、单纯性囊肿,排除深部浸润型子宫内膜异位症的卵巢子宫内膜异位囊肿。

2. 直径 ≤ 10 cm 的卵巢囊肿。

(二) 禁忌证

1. 卵巢实性肿瘤或不排除恶性肿瘤的卵巢肿瘤。

2. 多次盆腹腔手术史、子宫活动度差、包块不活动者。

3. 深部浸润型子宫内膜异位症,特别是后穹窿扪及触痛结节者。

4. 阴道狭窄及阴道弹性较差者。

5. 阴道斜隔、阴道纵隔、阴道横隔等合并阴道

畸形的患者,在腹腔镜辅助下可考虑行经阴道附件手术。

6. 确诊或可疑的盆腔急性炎症疾病。

7. 广泛盆腔粘连的患者。

(三) 并发症

同第一篇第五章第一节。

四、手术步骤

(一) 经阴道卵巢良性肿瘤切除术

1. 患者采取全身麻醉,常规手术消毒,取膀胱截石位。

2. 确认切口位置,一般取后穹窿横切口。阴道后壁拉钩下压直肠,宫颈钳钳夹宫颈,通过向外上牵拉及向盆腔方向推送宫颈两个动作,依据疏松膨隆的组织结构确定后穹窿切口,此处位于宫颈向阴道壁过渡的部位,一般距离宫颈外口3cm。

3. **切开阴道黏膜**　阴道后壁横切口可直接切开,一般无需打水垫分离,阴道黏膜与直肠腹膜反折分层切开。单极电刀切开阴道黏膜全层,弧形向两侧延长。

4. **分离宫颈、阴道 - 直肠间隙**　组织钳提夹阴道后壁黏膜切缘,用弯组织剪刀尖端紧贴宫颈筋膜向头侧推进,边撑开边分离间隙,达子宫 - 直肠腹膜反折。间隙疏松者,紧贴宫颈钝性分离即可(图2-2-3)。

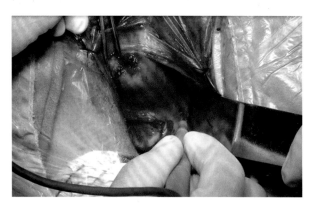

图2-2-3　向左侧扩大阴道后壁切口

5. **剪开子宫 - 直肠腹膜反折**　分离出子宫 - 直肠间隙后(图2-2-4),将宫颈向外上方牵引,手指钝性分离扩大子宫 - 直肠间隙,阴道拉钩暴露术野,推送、外拉宫颈,弯钳钳夹可活动的薄膜处,可剪开子宫 - 直肠腹膜反折(图2-2-5),于腹膜切缘中点缝线标记切口。

6. **切除囊肿**　①暴露囊肿:用阴道拉钩置入

子宫后腹膜切口,暴露子宫后方的盆腹腔。若瘤体较大或瘤体本身位于直肠窝,即可见到瘤体下缘;若瘤体较小,或位于子宫前方或位置较高不易暴露,助手可按压耻骨联合上缘使瘤体下降,或术者双合诊将瘤体按下,或使用卵圆钳钳夹卵巢固有韧带将囊肿牵引至阴道,使部分囊肿暴露于阴道切口处。②缩小囊肿体积:将纱布垫于暴露的囊肿周围,在暴露处囊肿壁切一小口,吸引器吸尽囊肿内容物缩小瘤体后(图2-2-6、图2-2-7),将囊肿牵至处女膜缘附近进行操作。③切除囊壁:切口应取于卵巢门对侧、皮质厚与薄交界处。找到囊壁和正常卵巢组织之间的间隙,锐性加钝性切除囊肿壁(图2-2-8、图2-2-9)。④缝合卵巢成形:注射用水冲洗囊腔、术野。创面浅者,可用3-0可吸收线行卵巢成形术。创面深者,先用3-0可吸收线间断缝合深层创面(图2-2-10),逐步关闭创面,最后对合切口(图2-2-11)。再次冲洗卵巢后,将其回纳放到盆腔内。⑤探查对侧:牵拉对侧卵巢固有韧带,检查对侧附件。再次冲洗盆腔。

7. **缝合腹膜及阴道黏膜切口**　用2-0可吸收线从阴道黏膜切口两角开始向中间全层连续缝合腹膜切口、阴道穹窿黏膜切口,并放入引流管,后穹窿填塞碘伏纱布卷(图2-2-12、图2-2-13)。

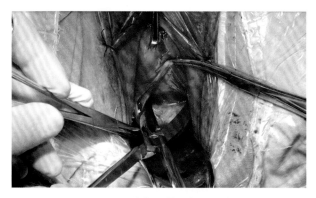

图2-2-4　分离阴道 - 直肠间隙图

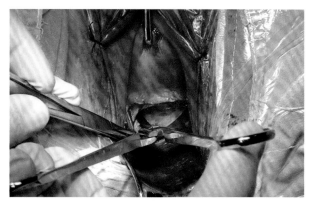

图2-2-5　剪开子宫 - 直肠腹膜反折

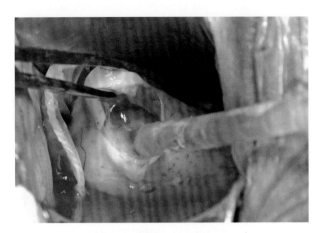

图 2-2-6　吸出卵巢囊肿内容物

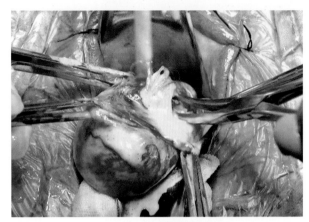

图 2-2-7　取出囊肿内容物

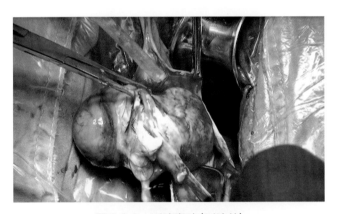

图 2-2-8　剥除囊肿（剥除前）

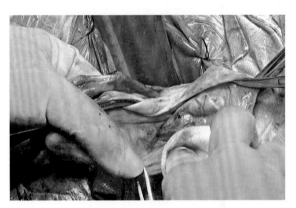

图 2-2-9　剥除囊肿（剥除过程）

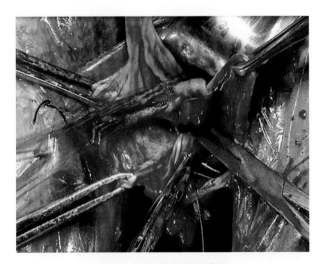

图 2-2-10　缝合囊腔底部

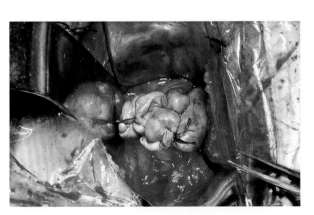

图 2-2-11　卵巢成形后

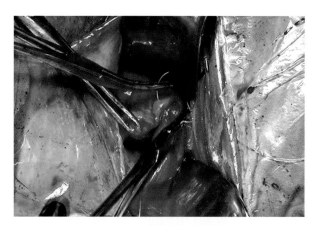

图 2-2-12　缝合切口左侧顶端

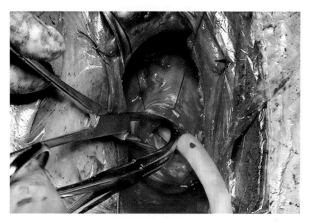

图 2-2-13　放置引流管

(二) 经阴道附件切除术

与子宫全切术同时进行的附件切除术,一般先离断、取出子宫体,子宫全切术步骤同传统经阴道手术,附件手术的处理步骤如下:

1. **将附件自子宫体上离断**　处理阔韧带至卵巢固有韧带下方后,血管钳钳夹子宫角组织,钳夹的有卵巢固有韧带、输卵管峡部、圆韧带(图 2-2-14),切断、缝扎,留线牵引(图 2-2-15)。

2. 填塞湿纱布垫,排垫肠管,充分显露附件解剖。

3. 辨认卵巢与盆腔侧壁间横跨的圆韧带,在近卵巢处,血管钳钳夹、切断(图 2-2-16、图 2-2-17)。7 号丝线缝扎断端。也可用双极电凝、超声刀等能量器械直接处理。

4. 向内上方向提拉附件,血管钳钳夹卵巢系膜处阔韧带前后叶(图 2-2-18),切断、缝扎(图 2-2-19)。也可用能量器械直接处理,操作更方便。

5. 直角钳钳夹卵巢漏斗韧带(图 2-2-20),切断后用 7 号或 10 号丝线双重缝扎残端(图 2-2-21)。也可用双极电凝充分电凝后切断。

6. 冲洗盆腔,观察卵巢漏斗韧带断端、圆韧带

断端有无出血,附近有无血肿。

7. 阴道切口缝合步骤与其他经阴道手术相同,参考相关章节。

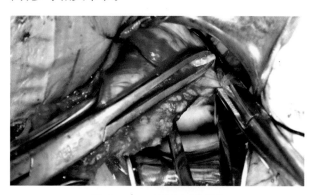

图 2-2-14　暴露右侧附件

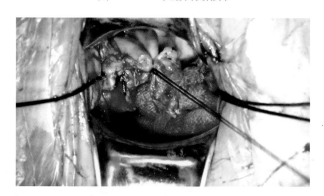

图 2-2-15　缝扎附件、留线牵引

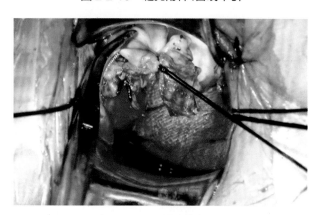

图 2-2-16　钳夹圆韧带

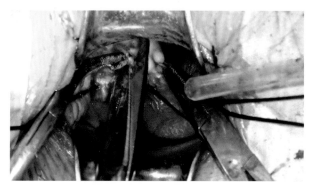

图 2-2-17　切断圆韧带

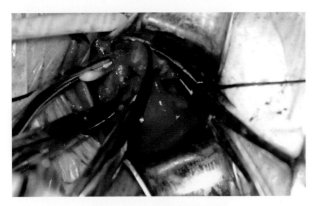

图 2-2-18　钳夹卵巢系膜

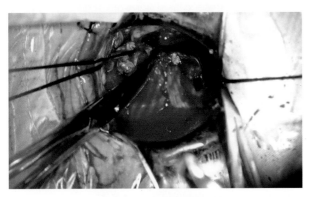

图 2-2-19　切断卵巢系膜

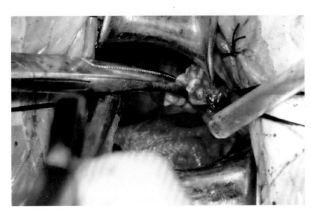

图 2-2-20　钳夹右侧卵巢漏斗韧带

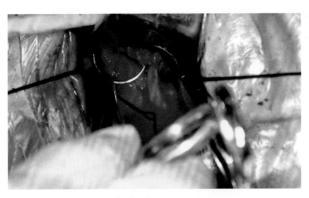

图 2-2-21　缝扎卵巢血管断端

(三)单纯附件切除术

1. 一般采取经阴道后穹窿进入盆腔。子宫前位、附件肿块不大者,可选择经阴道前穹窿切口进入盆腔,以利输卵管、圆韧带的暴露。

2. 辨认向盆腔侧壁方向走行的圆韧带,在距离宫旁 2cm 处,两把血管钳钳夹、切断。7 号丝线缝扎断端。也可使用能量器械处理。

3. **处理子宫角**　在离断后的圆韧带切口附近,大血管钳穿过阔韧带前后叶缺口,向上钳夹宫颈组织后,离断,缝扎断端,留线牵引。

4. 余手术步骤如本节前述。

五、手术技巧与难点

(一)经阴道卵巢良性肿瘤切除术

1. **术中阴道切口的选择**　由于解剖因素和重力的影响,<10cm 的卵巢囊肿常沉坠于子宫直肠陷凹,并且子宫后方空隙较大。再者,直肠窝位置最低,卵巢囊肿如发生破裂,其内容物从此处往外流能减少污染盆腹腔的机会,减少术后感染率。所以,一般采取切开阴道后穹窿阴道黏膜,经子宫后方进入盆腔,进一步行卵巢囊肿手术比较合适。

2. **严格执行无瘤原则**　减容、切除囊肿前,需在其周围垫上纱布垫,此时不再取臀高位。减容时,尽量用穿刺针穿刺抽吸囊液,避免直接切开时囊液大量外溢。

3. **坚持"从囊壁上剥卵巢"的理念**　提拉囊壁,从囊壁上剥离卵巢组织,层次更清楚,可减少出血、减少皮质丢失。

4. **剥离畸胎瘤囊壁**　不同类型的卵巢良性肿瘤,囊壁与皮质间关系不尽相同,大部分畸胎瘤囊壁是容易剥离的,先剥离疏松处,最后致密部分常为囊肿血供处,需动作轻柔,避免撕裂卵巢门血管。黏液性、浆液性肿瘤者,常多房性,且囊肿大小不一,与皮质间关系常致密,难以剥离,直径 2cm 以下的,建议逐个剥离,避免遗漏、残留。尽量保留卵巢皮质,经阴道手术可直接缝合,避免过分电凝,重视对卵巢功能的保护。

5. **周围脏器损伤**　经阴道卵巢囊肿切除术的周围器官损伤罕见。直肠损伤可能发生在后穹窿致密粘连者,术前需充分评估,排除深部浸润型子宫内膜异位症。后穹窿切口宜分层切开,可减少损伤的风险。

6. **术中、术后出血**　经阴道卵巢囊肿切除术一般出血不多,出血的风险主要见于附件切除术时,卵巢悬韧带结扎不紧或血管回缩;牵拉附件时若拉裂卵巢韧带或输卵管系膜未及时发现也可导致较多出血。

7. 缝合卵巢创面 较大的囊肿,创面近卵巢门,此处易出血,电凝止血有凝闭卵巢血管的风险;缝合止血时注意不要穿透卵巢系膜,避免直接缝扎到卵巢血管;近卵巢门的缝合,建议采用 U 形间断缝合,避免影响皮质血供。缝合过程中,注意皮质需充分外露,避免皮质被包埋,影响排卵。

(二)经阴道附件切除术

1. 经阴道附件切除手术最关键步骤是卵巢漏斗韧带的处理。子宫脱垂者,卵巢位置下移,对卵巢漏斗韧带的处理尚安全。对于非子宫脱垂者,处理上难度增加,部分卵巢可跨越真骨盆,处理上更需慎重。切忌粗暴地下拉附件,避免血管断裂、回缩。

2. 双极电凝等能量器械在附件切除术中的应用更有优势,可减少缝扎等困难的深部操作。但一定注意能量器械止血的"6-8-10"原则,切忌只电凝一道就切断卵巢漏斗韧带,避免电凝不彻底。

3. 注意辨认输尿管位置,减少输尿管损伤风险。向内上方提夹漏斗韧带,必要时打开漏斗韧带内侧腹膜,远离输尿管,减少误夹、误扎、热损伤。

4. 建议先离断、取出子宫体,使盆腔有足够的操作空间后,再处理子宫角组织。

5. 子宫体过大者,极度缺乏操作空间,不易行单纯的经阴道附件切除术。

6. 手术者经阴道手术技巧熟练。

六、手术经验荟萃分析

(一)经阴道卵巢良性肿瘤切除术

1. 对于未坠入后穹窿的囊肿,可沿子宫角寻找卵巢固有韧带,通过缝线牵拉卵巢或者卵圆钳牵拉的办法,将其下拉至切口附近。

2. 部分位于子宫前方的大囊肿,可通过前穹窿切口,缝线于卵巢皮质,下拉至切口附近,减容后完成切除。但前穹窿切口,有耻骨弓的阻挡,空间偏小,可考虑行前壁倒 T 形切口。

3. 联合腹腔镜手术 笔者曾通过经脐单孔腹腔镜下,完成取腹腔积液、全面探查步骤,将位于子宫前方 13cm 的大囊肿装入标本袋,将标本袋的线结固定于后穹窿处,再经阴道切口牵拉

标本袋取出标本,达到微创、无瘤、安全、快速的目的。

4. 卵巢功能的保护 尽量不切除皮质;尽量减少电凝;明显出血的,建议局部间断缝合。

5. 引流管放置问题 如若手术清晰,术毕检查也无出血者,可不放置引流管。或可经后穹窿放置盆腔引流管,观察术后出血量。

(二)经阴道附件切除术

1. 重视圆韧带的处理 圆韧带横跨于侧盆腔,与卵巢漏斗血管呈直角关系,不先处理圆韧带,无法下拉附件。先切断圆韧带,附件即可自侧盆壁充分游离,大大便于卵巢系膜、骨盆漏斗血管的暴露、处理。

2. 绝经后患者,组织弹性差,粗暴操作极易造成血管撕裂;绝经后非脱垂患者,阴道空间狭小,操作更需小心,细心、耐心是此时能否完成手术的关键。

七、专家点评

(一)经阴道卵巢良性肿切剥除术

经阴道卵巢良性肿瘤切除术由于操作空间小,对术者的手术水平及经验要求较高。此外,严重阴道狭窄、广泛盆腔粘连及直径大于 10cm 的卵巢囊肿经阴道手术较为困难。依据临床实践及数据表明,术前评估对于手术的成功实施较为重要。术前应运用超声检查了解卵巢囊肿大小、活动度,必要时行 MRI 检查,结合血 CA125、CA199、AFP 及肿瘤相关激素水平等及术中病理排除恶性肿瘤。对于怀疑或确诊恶性卵巢囊肿者应列为经阴道手术禁忌证。

(二)经阴道附件切除术专家点评

经阴道附件切除术,术者可以直视下进行每一步手术操作,相比于腹腔镜手术有更好的观察效果。对于附件肿瘤、囊肿可有更直观的认识,并能有效防止肿瘤或囊肿破裂的发生,符合术中无瘤原则,同时也有效地防止感染相关脏器。经阴道手术具有手术时间短、微创、无瘢痕、术后恢复快、费用低等优点,但经阴道附件切除术的手术适应证较难掌握,手术视野暴露困难,手术有一定的盲目性,因此合理把握手术指征对经阴道附件切除术的成功实施较为重要。

(黄晓斌 吴桂珠)

参考文献

［1］焦鲁霞，宋磊.经阴道子宫肌瘤剔除术的临床研究.中华妇产科杂志,2003,38(5):307-308.

［2］杨炳,孙丽君,黄文霞,等.输卵管妊娠阴式输卵管切除术34例分析.中国实用妇科与产科杂志,2007,23(2):123-124.

［3］才金华,闫梅,陈豫中,等.妇科阴式手术临床应用价值研究.人民军医,2012,55(8):740-741.

［4］冷金花,郎景和,李华军,等.三种不同全子宫切除术对患者围手术期生活质量的影响和卫生经济学研究.中华妇产科杂志,2004,39(5):315-318.

［5］工藤隆一.阴式手术的基础及操作.唐正平,译.天津:天津科学技术出版社,2001:4.

［6］CHU KK, CHEN FP, CHANG SD. Laparoscopic surgical procedures for early ovarian cancer. ActaObstetGynecol Scanal, 1995, 74 (5): 391-392.

第三节　经阴道子宫相关手术

一、引言

子宫肌瘤、卵巢良性肿瘤、宫颈高级别鳞状上皮内病变或原位腺癌等属于最常见的妇科疾病。子宫肌瘤、卵巢良性肿瘤等常见妇科疾病的手术一直是经腹完成,经阴道手术是利用阴道自然腔道施行手术。与开腹手术相比,经阴道子宫全切术具有手术时间短、创伤小、对腹腔脏器干扰小、手术后疼痛轻、康复快、住院时间短、腹部不留瘢痕、医疗费用低等优点,更符合微创观念。

子宫肌瘤切除术可保留患者生育力,保留子宫的完整性。开腹子宫肌瘤切除术始于1844年,但出血、感染、肠梗阻等发生率太高,随着控制出血、抗感染等技术的发展,该手术直到20世纪中期才逐渐得到广泛应用。经阴道子宫肌瘤切除术可直接触摸子宫,能发现肌壁间小肌瘤,切除肌瘤更彻底,缝合瘤腔更可靠,且无需特殊设备,特别适合基层医院推广应用。

二、手术相关解剖

子宫是有腔壁厚的肌性器官。包括子宫颈、子宫体及子宫韧带。子宫位于盆腔中央。前为膀胱、后为直肠,下接阴道,两侧有卵巢和输卵管。膀胱空虚时,成人子宫的正常位置呈轻度前倾前屈位,主要靠子宫韧带及骨盆底肌和筋膜支托。子宫韧带共有4对。圆韧带(round ligament)全长10~12cm,起自子宫角前面、输卵管近端的稍下方,在阔韧带前叶的覆盖下向前外侧走行,达两侧骨盆侧壁后,经腹股沟管止于大阴唇前端。有维持子宫呈前倾位置

的作用。阔韧带(broad ligament)位于子宫两侧呈翼状的双侧腹膜皱襞,自子宫侧缘向两侧延伸至盆壁,能限制子宫向两侧倾斜。子宫主韧带(cardinal ligaments) 又 称 宫 颈 横 韧 带(transverse cervical ligaments),位于子宫峡部下方的宫颈两侧和骨盆侧壁之间,为一对比较坚韧的平滑肌与纤维结缔组织束,是膀胱旁间隙的后界。可分为上半部的血管部和下半部的索状部。其中血管部内含有较粗的子宫深静脉和较细的子宫浅静脉及膀胱下动脉等。子宫骶韧带(uterosacral ligament)由平滑肌和结缔组织构成,由子宫颈后侧方(相当于子宫颈内口开始),向后绕过直肠两侧,呈扇形展开止于第2、3骶椎前面的筋膜,下方延续为直肠阴道韧带。膀胱宫颈韧带为一对结缔组织平滑肌束,连接于子宫颈前外侧壁、阴道前壁和膀胱后壁之间,内有隧道通行输尿管(图2-2-22、图2-2-23)。直肠阴道间隙(rectovaginal space)是一潜在性较易分离的间隙,起自会阴体顶端,向上延伸至直肠子宫陷凹,两侧为直肠柱。间隙内为疏松结缔组织,因此,用手指也很易暴露。

三、手术适应证、禁忌证及并发症

(一)适应证

1. 子宫肿瘤,如子宫平滑肌瘤。

2. 病变局限于子宫。

3. 子宫大小小于孕12周。

4. 子宫有一定的活动度。

(二)禁忌证

1. 阴道炎症、阴道狭窄、阴道畸形无法暴露手术野者。

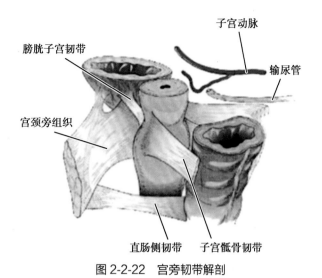

图 2-2-22　宫旁韧带解剖

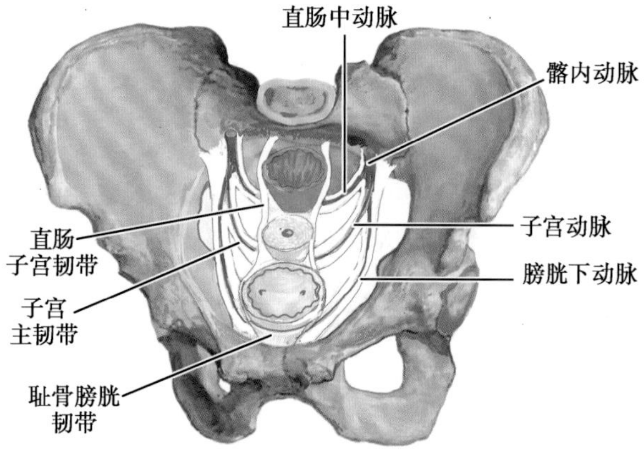

图 2-2-23　宫旁动脉解剖

2. 盆腔重度粘连,子宫活动度受限,有可能伤及盆腔器官者。

3. 两次或以上妇科腹部手术史,尤其不能排除子宫体部剖宫产术史,有增加手术难度、中转开腹可能性者。

4. 严重心肺功能不全、年老不能耐受手术或不能取膀胱截石位者。

5. 盆腔恶性肿瘤及一切有开腹探查指征的患者。

（三）并发症

1. 盆腔血管损伤。
2. 术后感染。
3. 盆腔脏器损伤。
4. 阴道顶端脱垂。
5. 输卵管脱垂。

四、手术步骤

（一）经阴道子宫全切术

1. 全身麻醉后,常规消毒外阴、阴道、下腹下部和大腿的上 1/3,取膀胱截石位。

2. **暴露手术野**　金属导尿管导尿。宫颈钳钳夹、牵拉子宫颈。以 1∶1 200 肾上腺素生理盐水溶液分别注入阴道前穹窿黏膜下以及子宫膀胱间隙和膀胱阴道间隙,使局部黏膜稍水肿为度,可减轻局部出血并易于剥离。高血压、心脏病及年老患者应将肾上腺素浓度减少或仅用生理盐水(图 2-2-24、图 2-2-25)。

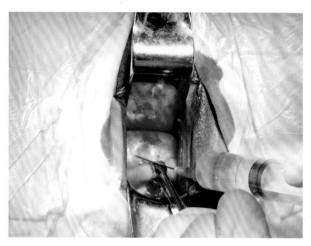

图 2-2-24　膀胱阴道间隙注入肾上腺素盐水

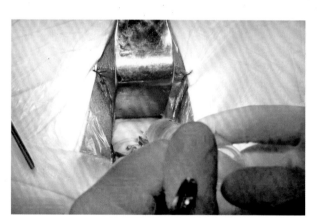

图 2-2-25　膀胱宫颈间隙注入肾上腺素盐水

3. **沿阴道穹窿环形切开阴道壁**　切口位置在膀胱最低位下 0.5cm,也可将金属导尿管插入膀胱内,辨认膀胱后壁在子宫颈前唇的附着点,在此附着点下 0.5cm 环形切开子宫颈黏膜,切口深度为阴道壁全层,切口位置可影响手术进行。如切口太靠近子宫颈,难以找到膀胱阴道间隙,且易出血;如切口过高,易损伤膀胱(图 2-2-26)。

4. **分离膀胱**　提起阴道切口缘,剪开膀胱后壁附着于子宫颈前壁的疏松组织。找到膀胱与子宫颈的间隙,自子宫颈中线分离膀胱宫颈间隙。用阴道拉钩向上拉开膀胱,可见两侧膀胱宫颈韧带及膀胱反折腹膜,贴近宫颈将其剪断分离。分离腹膜时可感到组织疏松,手指触摸有薄膜滑动感(图2-2-27)。

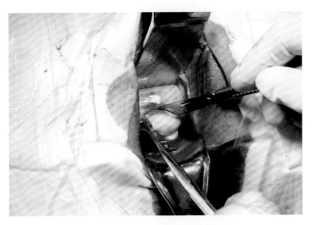

图 2-2-26 切开阴道前穹窿

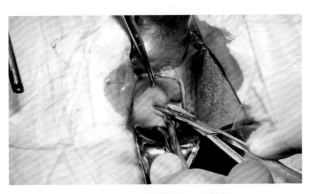

图 2-2-27 分离膀胱子宫间隙

5. 剪开膀胱子宫反折腹膜 将膀胱向上方拉开,暴露反折腹膜皱襞,将其剪开并向两侧延长。亦可先处理两侧韧带及子宫血管,反折腹膜常在处理过程中被打开。

6. 切开直肠子宫陷凹腹膜 剪开直肠子宫陷凹反折腹膜进入盆腔,并向两侧延伸切口,将阴道拉钩上下叶放置入盆腔(图2-2-28)。

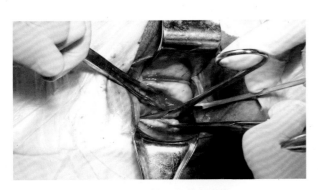

图 2-2-28 剪开阴道后穹窿

7. 处理子宫骶韧带及主韧带 将子宫颈向一侧上方牵拉,暴露对侧子宫骶韧带及主韧带,紧贴子宫侧缘,靠近宫颈钳夹、切断、缝扎(图2-2-29)。

8. 处理子宫血管 将子宫颈向对侧下方牵拉,暴露一侧子宫颈主韧带。紧贴子宫颈自下而上,分次钳夹、切断、缝扎子宫血管(图2-2-30)。

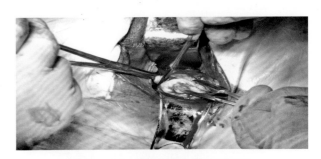

图 2-2-29 传统方法切断宫旁组织

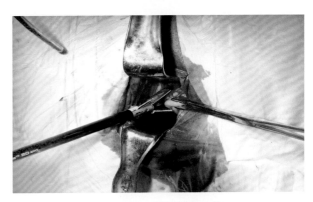

图 2-2-30 阻断子宫血管

9. 处理圆韧带 将子宫向下牵拉,暴露圆韧带。贴子宫钳夹、切断圆韧带。

10. 处理子宫、附件 将子宫体向下牵拉,暴露一侧输卵管和卵巢固有韧带。分次钳夹、切断、缝扎。同法处理另侧后可取出子宫(图2-2-31)。

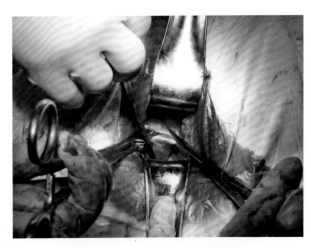

图 2-2-31 翻出宫底,暴露输卵管

11. **检查卵巢**　摘除子宫后,检查各结扎残端及双侧卵巢。

12. **缝合盆腹膜及阴道黏膜**　生理盐水冲洗盆腔后,从一侧开始穿过阴道前壁黏膜、盆腹膜前后缘及阴道后壁做连续或间断缝合,关闭盆腔及阴道(图 2-2-32、图 2-2-33)。

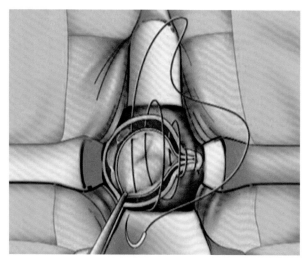

图 2-2-32　阴道残端及腹膜缝合示意图

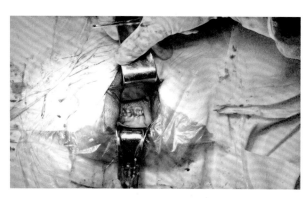

图 2-2-33　阴道残端缝合

(二)经阴道子宫肌瘤切除术

1. 全身麻醉后,患者取膀胱截石位,两大腿要充分分开、固定,取头低臀高位,臀部尽量突出于手术台边缘以外,臀部超出床沿 3~5cm,双下肢充分外摆(图 2-2-34、图 2-2-35)。术者坐于患者右侧,第二、三助手建议调整脚踏高度,方能便于拉钩,避免压迫患者下肢。

2. **水压分离阴道黏膜**　于子宫颈阴道交界处阴道前壁黏膜下及子宫颈两侧黏膜下注入肾上腺素的生理盐水溶液(0.2mg：500ml)(图 2-2-36)。

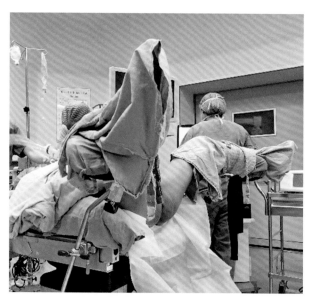

图 2-2-34　经阴道手术患者体位

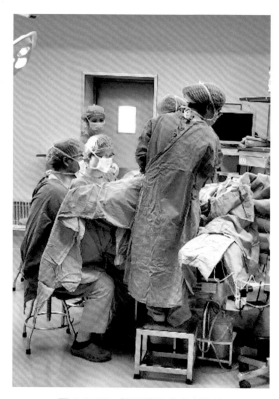

图 2-2-35　经阴道手术术者体位

3. **切开阴道黏膜**　前穹窿切口:在膀胱横沟上 0.5~1.0cm 横行切开阴道黏膜全层,并向两侧弧形延长切口至 3 点、9 点处。肌瘤较大者,前壁可取倒 T 形切口,此时,纵向切口的下方为膀胱,应贴阴道壁分离、推离,避免损伤膀胱(图 2-2-37、图 2-2-38)。

后穹窿切口:于子宫颈后方距宫颈外口约 2.5cm 处切开阴道黏膜,向两侧延长切口(图 2-2-39)。

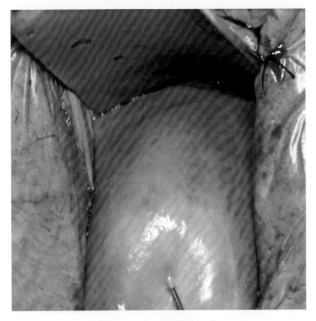

图 2-2-36 阴道壁打水

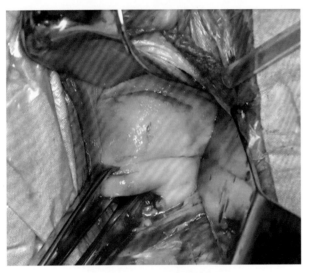

图 2-2-37 阴道前壁切口

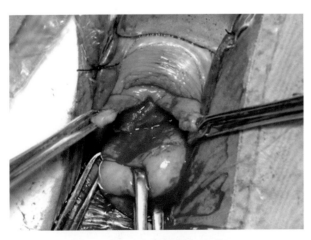

图 2-2-38 阴道前壁倒 T 形切口

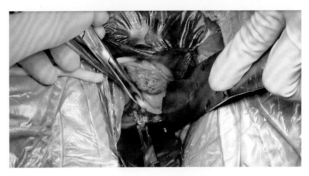

图 2-2-39 阴道后壁切口

4. 分离膀胱宫颈间隙或宫颈直肠间隙 ①前穹窿切口:组织钳提起阴道前壁切缘,用弯组织剪刀尖端贴宫颈筋膜向上推进、撑开,分离膀胱宫颈间隙,并向两侧扩大,必要时剪断部分膀胱宫颈韧带(图 2-2-40、图 2-2-41);②后穹窿切口:组织钳提起阴道后壁切缘,用弯组织剪刀的尖端紧贴宫颈筋膜向上推进、撑开,分离宫颈直肠间隙达子宫直肠腹膜反折,钝性扩大该间隙。

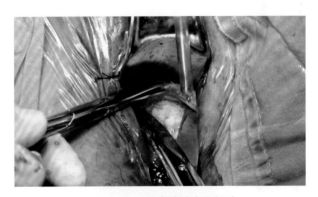

图 2-2-40 分离膀胱宫颈间隙

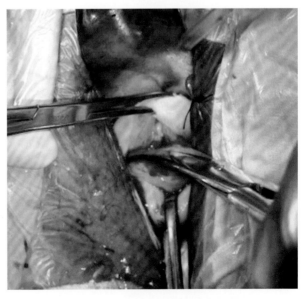

图 2-2-41 剪断部分膀胱宫颈韧带

5. 剪开腹膜反折　前盆腔入路:扩大膀胱宫颈间隙后,置入拉钩、牵开膀胱,辨认并确定光滑、可滑动的腹膜后,在腹膜反折附着点上 5mm 处剪开、扩大(图 2-2-42),缝线标记、牵引腹膜;后盆腔入路:扩大子宫直肠间隙后,后壁拉钩下压直肠,提拉、钳夹反折腹膜,剪开腹膜(图 2-2-43),缝线牵拉。

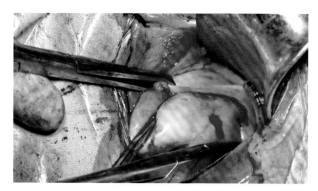

图 2-2-44　缝线牵引、外翻子宫

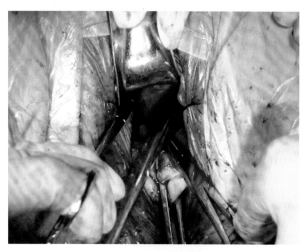

图 2-2-42　剪开膀胱腹膜反折

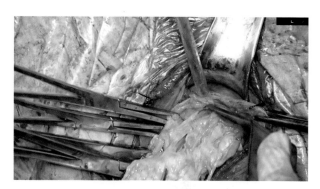

图 2-2-45　剥离肌瘤

7. 缝闭瘤腔　缝闭瘤腔前,用安尔碘、注射用水先后冲洗瘤腔(图 2-2-46)。瘤腔不大、较浅者,可直接用 1-0 可吸收线连续缝合。瘤腔大且深者,需分层缝合,先用组织钳钳夹瘤腔底部,将深、大的瘤腔,变为相对浅的瘤腔(图 2-2-47),用 1-0 可吸收缝线自基底部进行 8 字缝扎,再连续缝合浅层切口(图 2-2-48)。

8. 回纳子宫体　仔细检查宫壁切口和针眼无活动性出血后,明确无遗漏切口后,用安尔碘、无菌注射用水先后冲洗,再回纳子宫体。

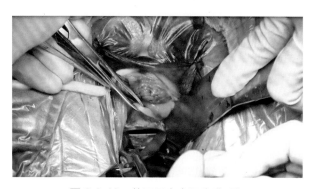

图 2-2-43　剪开子宫直肠腹膜反折

6. 寻找、切除肌瘤　手指探查子宫体,明确切口前方瘤体位置。用单爪钳或缝线牵引的办法(图 2-2-44),将子宫体向切口方向翻转、牵拉,当肌瘤表面浆肌层部分暴露于视野时,先在子宫肌层注射稀释的垂体后叶素。纵行切开子宫肌壁,深至瘤体,双爪钳或布巾钳抓持瘤体,使用肌瘤剥离器 / 弯剪刀 / 阴道壁压板等,沿瘤体四周钝性剥离(图 2-2-45)。对于体积较大者,需行碎解术,缩小瘤体后可全部切除。

一般切除最大瘤体后,子宫体可下拉至切口附近,继续探查有无其他瘤体,分别切除。无法翻转子宫体者,需经另一入路进行探查。

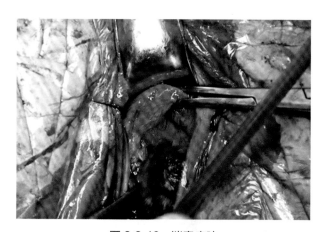

图 2-2-46　消毒瘤腔

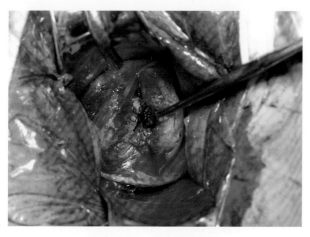

图 2-2-47　缝合瘤腔底部

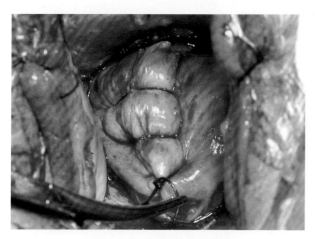

图 2-2-48　缝合浆肌层切口

9. **缝合宫颈筋膜创面**　1-0 可吸收线连续或间断缝合宫颈筋膜创面以利止血,特别注意两角部的缝合(图 2-2-49)。

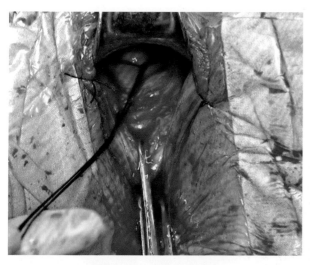

图 2-2-49　缝合宫颈筋膜

10. **缝合切口**　分别从两侧角开始,缝合宫颈

侧切缘、宫颈筋膜、腹膜、阴道侧切缘,两侧缝合至切口中间处打结,放置引流管。阴道放置碘伏纱卷,24 小时后取出。

五、手术技巧与难点

(一) 经阴道子宫全切术

1. 1∶1 200 肾上腺素生理盐水稀释液注入阴道 - 膀胱 - 子宫间隙,使解剖层次清楚,减少出血及防止副损伤,高血压患者可以仅用生理盐水注入组织间隙建立水垫。

2. 子宫骶韧带、主韧带及子宫动静脉处理后,可将子宫向前或向后翻转,暴露子宫底以便处理输卵管和卵巢固有韧带。

3. 在翻转子宫前于子宫峡部切断子宫颈,防止造成盆腔污染。

4. 手术创面喷涂生物蛋白胶、透明质酸钠等,防渗血、渗液和术后粘连。

5. 腹膜及阴道前后壁断端四层组织缝合在一起,防止膀胱后、直肠前血肿形成,必要时可经阴道残端留置引流管。

6. 术后保留尿管 48 小时,注意保持软便。

(二) 经阴道子宫肌瘤切除术

1. **多发性子宫肌瘤**　肌瘤均较大、且数目≥3 个者,肌壁切口较多,术中出血量增多,应先缝合肌瘤腔后再继续切除其他肌瘤,以减少出血。手术时间较长,感染风险增加。术后肌瘤复发率较高:多发子宫肌瘤常常有较多小肌瘤深埋于肌壁间,手术难以完全剔除。有资料报道,超过 3 个子宫肌瘤者行肌瘤切除后复发率大于 80%。切除最大肌瘤后,视探查情况,必要时需将前后穹隆均打开,以尽量切除全部肌瘤。

2. **子宫颈肌瘤**　宫颈肌瘤的发生率为 2.2%~8%,多为单发,直径≥10cm 者,称为巨大宫颈肌瘤,分前壁、后壁、侧壁及悬垂型(黏膜下子宫颈肌瘤),以子宫颈后唇者多见。常压迫、挤压子宫血管、输尿管及其他盆腔脏器,手术难度增加。突向阔韧带的子宫颈肌瘤要与真性阔韧带肌瘤相鉴别。真性阔韧带肌瘤与子宫体和子宫颈是分离的,子宫血管位于瘤体内侧,输尿管可向内移位,但无固定规律。假性阔韧带肌瘤是由子宫体或宫颈向阔韧带内生长,常使子宫血管移位于肿瘤外侧,输尿管也往往向外移位。对于巨大的子宫颈肌瘤,术前可通过 B 超或者 MRI 确定子宫颈肌瘤的类型,以利术中提高警惕,减少输尿管及子宫血管的损伤。

3. **术中预防输尿管损伤和控制出血** 是子宫颈肌瘤手术的重点:①对直径超过 10cm、突向两侧的子宫颈肌瘤,可于术前行膀胱镜检查及双侧输尿管插管,以便于术中识别输尿管,减少损伤;②纵行切开肌瘤包膜,深达肌瘤实体,布巾钳夹持瘤体,边剥离瘤体边止血,注意探查有无条索状的输尿管,避免损伤。较大瘤体者,可逐步碎解可暴露的瘤体,缩小瘤体后,解剖结构可变更清晰,有利于辨认输尿管位置。

六、手术经验荟萃分析

(一) 经阴道子宫全切术

1. 子宫肌瘤较大时,勉强牵拉有可能损伤血管或使结扎子宫动脉的线结滑脱。经阴道子宫全切术进入腹腔,自下而上尽可能多结扎、切断两侧血管、韧带和宫旁组织后,将一侧子宫角夹持至术野,暴露并自下而上结扎该侧输卵管峡部、卵巢固有韧带及剩余宫旁组织,同法处理对侧。离断子宫后,采用"削果皮式"连续旋转切开或分块碎解,缩小子宫体积,经阴道取出。由于子宫体积过大,不能从阴道取出,必须在术中缩减子宫体积。此步骤应在子宫血管处理后进行,以减少术中出血。视患者阴道的宽松程度及术者的手术能力而定。一般子宫超过孕 8 周大小时,将子宫体体积适当缩减后再予以翻出较为安全。子宫动脉缝扎后,从子宫中线对半切开子宫颈、子宫体,直达子宫底,将暴露出的肌瘤切除,分块切除子宫。有子宫颈肌瘤者可先将肌瘤切除再继续手术。

2. 有剖宫产手术史的经阴道子宫全切术,子宫前壁多与腹膜及膀胱后壁粘连明显,正常的子宫膀胱间隙消失,由阴道前穹窿进腹腔较困难,术中应紧贴子宫前壁锐性分离进入盆腔。实在有困难者,可先切开阴道后穹窿,由子宫直肠陷凹处打开腹膜入腹腔,并依次处理血管、子宫骶韧带、主韧带和附件。如子宫及附件周围有炎症粘连,子宫体不能自直肠子宫陷凹牵出,轻度粘连,可在直视下钝性或锐性分离。子宫体过大者,则缩减子宫体积后分块取出。

3. 宫颈浸润癌 I 期行经阴道子宫全切/次全切除术的优点是可在直视下决定阴道壁切除的范围,术前应行病理检查以明确是否有阴道壁的浸润及其浸润程度;若有阴道壁浸润,切开部位应远离浸润部位约 3cm 处。确定阴道壁切开

部位后,由切开部位钳夹阴道壁四周,于阴道壁环形切开部位及膀胱游离部位浸润注射 1:1 200 肾上腺素生理盐水溶液,环形切开阴道壁,直齿钳钳夹阴道前壁切开缘,锐性分离阴道和子宫颈部与膀胱之间的疏松结缔组织,打开膀胱宫颈间隙,钝性游离膀胱。术中注意输尿管下段从宫颈旁及阴道旁组织中分离,避免损伤输尿管,必要时术前可放置输尿管支架,术后阴道置腹腔引流管。该术式的缺点:子宫颈癌发病年龄趋于年轻化,需保留卵巢,经阴道难以将卵巢悬吊在盆腔以外,淋巴结清扫无法进行,无法探查髂总及更高的淋巴结。

4. 子宫内膜异位症造成的膀胱或直肠与子宫粘连而无法常规打开前后腹膜,可采用以下步骤:可先打开膀胱反折腹膜,将子宫底尽量从前穹窿翻出,依次处理两侧输卵管、卵巢固有韧带、圆韧带、子宫血管、主韧带,最后处理子宫骶韧带,将子宫从前穹窿翻出,直视下分离肠粘连。若直肠受累严重,则同时切除直肠前壁异位病灶,在阴道直视下修补受损肠管。如肠管损伤仅限于浆肌层,可用细丝线间断缝合浆肌层,加固薄弱点;若发现肠管已完全破损、黏膜已翻出或肠液流出,应立即用干净湿纱垫保护切口及肠管破损口周围组织,然后修补肠管。术后常规使用抗生素。

5. 子宫脱垂 II~III 度常合并膀胱膨出及直肠膨出,因此仅经阴道子宫全切术不能解决脱垂及膀胱和直肠膨出、张力性尿失禁的症状,所以必须在子宫切除的同时再行阴道前后壁修补术或尿道悬吊术。在经阴道子宫全切术开始的阴道前壁切开时,可以呈⊥形或 Λ 形切开,在子宫切除、腹膜缝合以后,做阴道前壁修补及缝合术。在阴道前壁缝合术之前,要注意缝合腹膜时将两侧附件、圆韧带、子宫骶韧带断端缝合线相互打结,并将子宫骶韧带断端的缝线穿过阴道壁,增加骨盆底部的支持功能,预防术后复发。可同时用无张力阴道悬吊装置(TVT-A)或 10 号丝线行尿道中段悬吊。

6. **经阴道手术中应用新器械"结扎速"血管闭合系统** 传统经阴道手术方式操作时需留出缝线打结、缝合的操作空间,对于盆腔粘连(有盆腔手术史和子宫内膜异位症等)以及较大子宫肌瘤的病例,由于解剖层次不清晰,操作视野小,操作间隙窄,使手术操作非常困难,易造成邻近器官如输尿管等损伤,而且缝线打结困难,易致线结松动、脱落

出血。"结扎速"血管闭合系统,通过输出高频电能,结合血管钳口压力,使人体组织内胶原蛋白和纤维蛋白熔解变性,血管壁熔合形成一条半透明带,而产生永久性管腔闭合。对于直径小于 7mm 的任何血管或组织束都能安全、快速、方便地闭合或切割(图 2-2-50~ 图 2-2-53)。

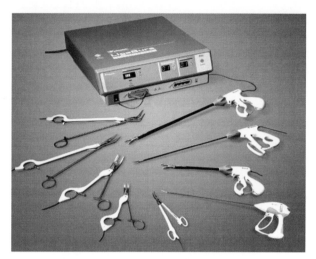

图 2-2-50 "结扎速"血管闭合手术器械

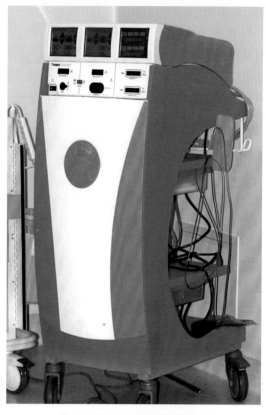

图 2-2-53 手术器械能量平台

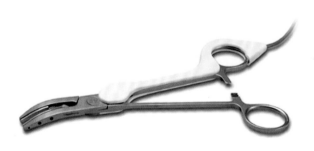

图 2-2-51 闭合钳 A

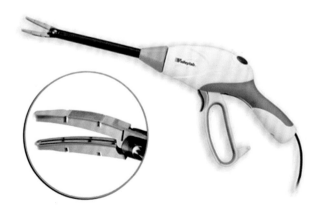

图 2-2-52 闭合钳 B

借助"结扎速"血管闭合系统经阴道切除子宫,是在传统的血管钳钳夹切断、缝线缝合方式的基础上改进的,手术路径不变,却解决了以上困难,仅有 2~3mm 的组织间隙即可直接钳夹闭合组织、血管。直接钳夹,紧贴钳子剪断组织、血管,大大缩短了手术时间,使术中操作变得简便易行,手术难度显著降低,组织牵拉少、出血少,避免对邻近脏器的损伤,体内无线头异物存留,避免了异物刺激阴道残端引起肉芽组织增生而致阴道炎症反应,患者恢复快,进一步体现了微创观念。

(二)经阴道子宫肌瘤切除术

1. 明确阴道条件、子宫位置、活动度,排除直肠子宫陷凹封闭、盆腔致密粘连可能;结合超声、磁共振检查结果,明确肌瘤所在部位、个数及类型,特别是能否触及最大肌瘤;决定能否采取经阴道途径,决定采取前穹窿或后穹窿入路。

2. **子宫翻转** 若肌瘤靠近宫底部,只有阴道条件好、子宫活动度好、子宫体可翻转者,方可尝试。下拉子宫体时,将子宫颈向后上方推送,以协助子宫体翻转。

3. 若子宫或瘤体较大,难以抵达瘤体中部,可于瘤体下缘水平取切口,逐步向上牵拉暴露瘤体中部至完全剥离瘤体;或可碎解瘤体,化整为零。

4. 若较大肌瘤位于子宫前壁中、下段者,膀胱腹膜反折位置升高,膀胱损伤风险增加。建议术中同时留置导尿,可起排空膀胱、便于触摸、辨认膀胱的作用。阴道前壁取倒 T 形切口时,提拉前壁,贴阴道前壁分离出膀胱。

5. **缝合瘤腔的技巧** 肌瘤腔较深,需要分两层缝合。深而不大者,可用穿透全层的 U 形缝合法,也称"钉鞋底"。从瘤腔底的左侧进针,到右侧穿出,再从底部的右侧进针,从左侧出针,呈 U 形,打结收紧。深而大的瘤腔,可用组织钳钳夹瘤腔底部的肌层组织,使瘤腔变浅,间断缝合瘤腔底部后,再连续缝合瘤腔的浅层。手指同时直接触摸瘤腔底部,检查有无无效腔。

6. **预防感染的措施** 术前需严格进行阴道灌洗 48~72 小时,术中阴道需用安尔碘反复消毒。术中,缝合肌瘤腔及将子宫翻回盆腔时均需冲洗并消毒;瘤腔需缝合彻底,避免形成无效腔;所有切口需封闭,避免遗漏切口导致盆腹腔内积血;术中需充分清理盆腔积血、放置引流管引流。选择广谱抗生素,必要时抗生素需联合使用。

7. 腹腔镜辅助经阴道子宫肌瘤切除术。1997 年 Pelosi 报道了腹腔镜联合经阴道途径切除子宫肌瘤的方法,扩张了经阴道手术的适应证。可切除位于子宫底深部、后壁及较大的肌瘤,缝合瘤腔更可靠。两种方法的联合,起扬长避短之功效。且可经阴道途径取出瘤体,避免了碎解瘤体的潜在风险。

七、专家点评

(一) 经阴道子宫全切术

经阴道子宫全切术通过阴道逆行切除子宫,损伤小、出血少、腹腔干扰小、术后并发症发生率低、恢复快、体表不留瘢痕、医疗费用低,且不需要昂贵的医疗设备,尤其适用于发展中国家和地区,是一种医师和患者都乐于接受的术式。尤其对于伴有肥胖、糖尿病、高血压等疾病不能耐受开腹手术者,经阴道子宫全切术是一种理想的术式。经阴道子宫全切术在临床操作中由于阴道手术视野小,操作空间受到局限,手术难度大,如伴有盆腔粘连、子宫体积大等会增加手术难度,操作较为困难,易损伤邻近器官,因而尚不能完全取代开腹手术。对盆腔粘连严重,肿瘤巨大者仍以开腹手术为宜,可避免损伤盆腔器官。术前要认真评估患者的病情,严格选择适应证:子宫活动好,有经阴道分娩史;子宫肌瘤、腺肌瘤瘤体大小适中。同开腹手术与腹腔镜手术一样,经阴道手术也存在禁忌证。因此,提高术者手术熟练程度至关重要,而且术前充分评估是保证手术成功的重要基础。手术中注意掌握子宫与周围器官的解剖结构,正确地分离膀胱宫颈间隙及宫颈直肠间隙,避免损伤膀胱和直肠;术中还要注意子宫翻出的方向,方向正确可以缩短手术时间。如果肌瘤较大,可找到最大肌瘤,牵引到阴道切口处,将肌瘤剥离切碎取出,并确认无残留肌瘤再行缝合。手术并发症的产生与手术过程直接相关,只有严格遵循手术原则,术中仔细操作,正确分离解剖层次,及时发现损伤并修补,时刻贯彻微创观念,才能力争用最小的创伤换取最佳的医疗效果。

(二) 经阴道子宫肌瘤切除术

经阴道子宫肌瘤切除术具有手术创伤轻,腹腔干扰小,且不会遗留明显腹部瘢痕等优点。术中可进行子宫体翻转以使子宫动脉自然扭转,进而降低术中出血量,同时可对子宫肌瘤实施触摸探查,进而减少肌瘤遗漏的情况,降低术后复发率。经阴道子宫肌瘤切除术可直视下缝合瘤腔,进而影响子宫肌层的愈合速度,适用于浆膜下或肌壁间肌瘤。但是对于阴道空间较狭窄、术野范围暴露较小及伴有严重盆腔炎症、盆腔粘连的患者不宜采取该术式,术者应严格把握手术指征,术中精准分离宫颈直肠间隙、膀胱宫颈间隙对手术的成功实施较为重要。

(宋磊 黄晓斌)

参考文献

[1] LEUNG F, TERZIBACHIAN JJ, GAY C, et al, Hysterectomies performed for presumded leiomyomas: should the fear of leiomyosarcoma make us apprehend mon laparotomic surgical routes. Gynecol Obstet Fertil, 2009, 37: 109.

[2] GARRY R, FOUNTAIN J, MASON S, et al. The eVALuate study: two parallel randomised trials, one comparing laparoscopic with abdominal hysterectomy, the other comparing laparoscopic with vaginal hysterectomy. BMJ, 2004, 328 (7432): 129.

［3］SEGARS JH, PARROTT EC, NAGEL JD, et al. Proceedings from the Third National Institutes of Health International Congress on Advances in Uterine Leiomyoma Research: comprehensive review, conference summary and future recommendations. Hum Reprod Update, 2014, 20 (3): 309-33.

［4］LIU J, LIN QY, BLAZEK K, et al. Transvaginal Natural Orifice Transluminal Endoscopic Surgery Myomectomy: A Novel Route for Uterine Myoma Removal. Minim Invasive Gynecol. 2018, 25 (6): 959-960.

［5］LEVINE DJ, BERMAN JM, HARRIS M, et al. Sensitivity of myoma imaging using laparoscopic ultrasound compared with magnetic resonance imaging and transvaginal ultrasound. J Minim Invasive Gynecol, 2013; 20 (6): 770-774.

第四节　经阴道盆腔器官脱垂手术

一、引言

盆腔器官脱垂的修复性手术主要有三种路径：经阴道、经腹、经腹腔镜。经阴道入路是最常用的手术方式。根据是否应用移植替代物又可分为自体组织修复性手术和经阴道网片植入的盆底重建手术（trans-vaginal mesh，TVM）。顶端缺陷的经典手术包括阴道 / 子宫骶骨固定术、高位骶韧带悬吊术（high uterosacral ligament suspension，HUS）及骶棘韧带固定术。与骶骨固定术相比，HUS 具有相对简单、无移植替代物的优点；与骶棘韧带固定术相比，则具有阴道轴向及深度的优势。阴道 / 子宫骶骨固定术、高位骶韧带悬吊术可以经腹腔镜，也可经阴道操作。经腹腔镜操作可清晰看到双侧输尿管走行，对于初学者来说更安全。经阴道盆腔器官脱垂手术操作则方便术中行阴道壁修补术，因此笔者更推荐经阴道盆腔器官脱垂手术。经阴道高位骶韧带悬吊术多同时行阴道前后壁的自体组织修复及会阴体重建，因此也可被认为是全盆底重建手术。

经阴道骶棘韧带固定术（sacrospinous ligament fixation，SSLF）是一种经阴道纠正盆腔器官脱垂的手术技术。1968 年 Richter 最早报道了经阴道将骶棘韧带作为阴道顶端的锚定位置的手术方式。该术式将脱垂的阴道顶端缝合固定至骶棘韧带，纠正阴道穹窿或子宫脱垂为主的盆腔器官脱垂。文献报道经阴道骶棘韧带固定术对于中盆腔器官脱垂女性患者（包括 80 岁以上者）来说，是有效的手术治疗方法。

二、手术相关解剖

1. **子宫骶韧带** 子宫骶韧带为一对扇形结构的韧带，经典的解剖学认为子宫骶韧带起自 2~3 骶骨前面的筋膜，向前绕过直肠两侧，止于子宫颈和阴道上段的外侧壁并与盆膈上筋膜相融合，长度为 12~14cm（图 2-2-54）。该韧带表面被覆腹膜，形成直肠子宫陷凹的外侧界。子宫骶韧带的作用是向后上方牵引子宫颈，有间接维持子宫前倾的作用。关于子宫骶韧带近心端附着点目前还存在争议。最近有学者提出其起点在骶棘韧带和尾骨。根据三水平理论，子宫骶韧带被认为是一水平最主要的支持结构（图 2-2-55）。子宫骶韧带分为子宫颈部（远端）、中间部和骶骨部（图 2-2-56），其组织结构主要为结缔组织、平滑肌、血管、神经及少量脂肪。在子宫颈部其主要成分是平滑肌、丰富的血管和神经，中间部以结缔组织为主，血管、神经较少，而骶骨部几乎均为结缔组织，包括少部分脂肪。

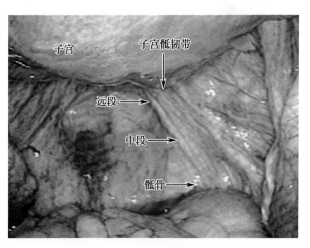

图 2-2-54　子宫骶韧带解剖位置

2. **子宫骶韧带周围血管与神经** 子宫骶韧带内的血管越靠近远端越丰富。在子宫颈部，其分支来自尾骨动脉，中间部有来自直肠中动脉的分支，底部则有臀上和臀下动静脉的分支。子宫骶韧带的外侧面有发自于腹下神经丛的分支。从第 2~4

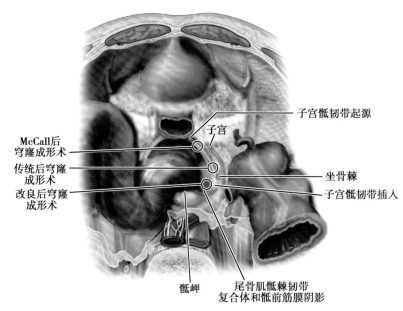

图 2-2-55　McCall 后穹窿成形术, 传统的骶韧带悬吊术及改良的
高位骶韧带悬吊术缝合位点

椎间孔发出的 $S_2 \sim S_4$ 神经从腹侧向内下斜行。如果缝合位置过高及过于靠近腹侧, 则有伤及 $S_2 \sim S_4$ 神经根的可能(图 2-2-57)。

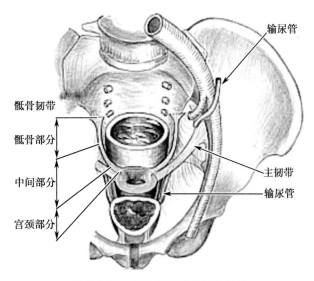

图 2-2-56　子宫骶韧带的三个部分

3. 骶棘韧带复合体及骶棘韧带　子宫骶韧带中部及骶骨段下方为骶棘韧带复合体, 根据 Ramanah 等的发现, 子宫骶韧带在此部分汇入骶棘韧带复合体。因此缝合时如果进针足够深可能穿过部分骶棘韧带, 增加支撑的强度。骶棘韧带是由致密的结缔组织组成的一对扇形结构的韧带, 前外侧连接在坐骨棘侧缘, 后内侧固定于骶骨约第 4 骶椎平面至尾骨的前外侧。骶棘韧带由内侧向外侧

沿骶结节韧带表面走行至骶结节韧带中外侧后, 与骶结节韧带分离, 向坐骨棘方向走行。骶棘韧带和骶结节韧带与坐骨大小切迹共同构成坐骨大孔和坐骨小孔。阴部内血管和臀下动静脉血管、坐骨神经以及其他骶前神经丛分支在靠近坐骨棘和骶棘韧带的位置穿出坐骨大孔。骶棘韧带的盆腔面有尾骨肌及其筋膜走行, 与肛提肌共同组成盆膈。尾骨肌与骶棘韧带走行方向完全一致, 因此尾骨肌与骶棘韧带又合称骶棘韧带尾骨肌复合体(图 2-2-58)。骶棘韧带尾骨肌复合体的平均长度为 53.7mm。

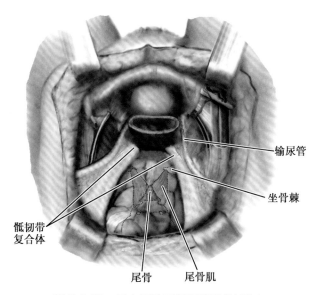

图 2-2-57　子宫切除后骶韧带附着部位与
输尿管、坐骨棘的关系

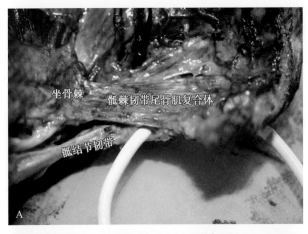

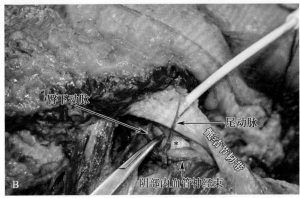

图 2-2-58　骶棘韧带尾骨肌复合体
A. 骶棘韧带尾骨肌复合体、坐骨棘、骶结节韧带；
B. 尾动脉、骶棘韧带解剖位置，* 处为骶棘韧带

三、手术适应证、禁忌证及并发症

（一）适应证

1. 存在以中盆腔缺陷为主的盆腔器官脱垂，包括子宫脱垂，阴道穹窿脱垂。根据 POP-Q 评分系统，脱垂达到Ⅱ度并影响生活质量；或根据 POP-Q 评分系统脱垂达到Ⅲ度或Ⅳ度。

2. HUS 对后穹窿疝有特别优势。

3. 不接受网片植入者。

4. 要求保留阴道者。

5. 能耐受中等手术者。

（二）禁忌证

1. 心功能异常无法耐受手术者。

2. 近 3 个月内出现脑出血或脑梗死者。

3. 心肺功能不全不能耐受手术者。

4. 血液系统疾病或肝肾疾病导致凝血功能障碍者。

5. 盆腔炎或阴道炎急性期者。

6. 阴道壁溃疡者。

（三）并发症

1. 神经损伤导致的肠道功能异常或疼痛。

2. 膀胱损伤、输尿管损伤。

3. 肠管损伤。

4. 术中出血。

四、手术步骤

（一）经阴道高位骶韧带悬吊术

1. 全身麻醉后，取膀胱截石位。常规经阴道切除子宫，如有高位小肠疝则需先将疝囊在高位结扎或切除。

2. 可保留双侧骶韧带断端缝线以便牵拉识别骶韧带走行。也可在阴道断端后壁 5 点和 7 点位置用 Allis 钳钳夹腹膜和阴道后壁全层，牵拉有助于识别骶韧带走行。

3. 带尾大纱布或纱垫置入盆腔内将肠管推向腹腔，长拉钩向上拉开纱布，暴露双侧骶韧带上段。

4. 右手示指寻找患者右侧坐骨棘，从坐骨棘向腹侧 4cm 作用可及条索样组织及输尿管。牵拉 5 点和 7 点位置 Allis 钳，从坐骨棘水平向头侧触及骶韧带走行。同法寻找左侧子宫骶韧带。

5. 长 Allis 钳在坐骨棘水平上 2cm 钳夹子宫骶韧带，每侧骶韧带高位部分贯穿缝合 2~3 针（延迟可吸收线或不可吸收线），建议从腹侧进针以降低损伤输尿管概率。将双侧缝线远端分别按顺序钳夹固定在无菌单上以免混乱。

6. **行阴道前壁修补术**　生理盐水注射在阴道前壁膀胱间隙，自尿道横沟水平向下纵行切开阴道前壁至阴道断端，剪刀锐性分离阴道与膀胱至可触及双侧白线，注意与阴道网片植入术不同，自体组织修复时应尽量薄地分离阴道黏膜，将耻骨宫颈筋膜保留下来。从膀胱颈水平开始 2-0 可吸收缝线或 7 号丝线间断 U 形缝扎耻骨宫颈筋膜，至阴道断端，两侧尽量达白线。根据脱垂程度剪除部分阴道黏膜。2-0 可吸收缝线间断或连续缝合阴道前壁关闭阴道切口。

7. 将各骶韧带缝线的两端分别自阴道前后断端自内向外贯穿（如为不可吸收缝线则不穿透阴道黏膜），使缝线尽量平均分布在阴道断端，以给阴道顶端一个平均的提拉。注意先不打结。2-0 可吸收缝线间断缝合阴道断端，注意不要将各骶韧带阴道断端缝线结扎（图 2-2-59、图 2-2-60）。

8. **行膀胱镜检查，观察双侧输尿管喷尿情况**　笔者习惯提前 5 分钟静脉滴注 10mg 呋塞米。

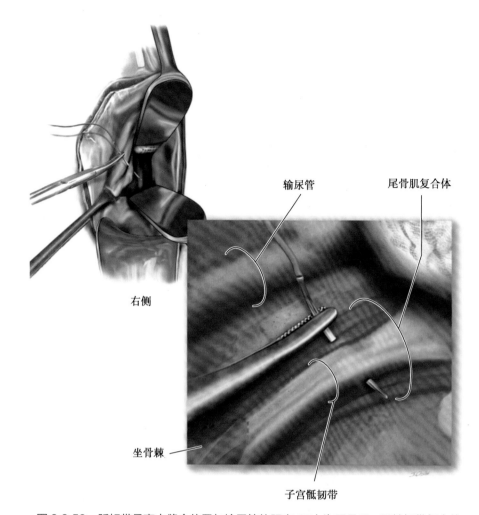

右侧

输尿管　　　　　　尾骨肌复合体

坐骨棘

子宫骶韧带

图 2-2-59　骶韧带最高点缝合位置与输尿管的距离，下方为尾骨肌 - 骶棘韧带复合体

用 30° 宫腔镜观察双侧输尿管开口喷尿情况，也可用 12° 膀胱镜。牵拉双侧各骶韧带缝线，如输尿管喷尿良好，取出盆腔内填塞的纱布，将各缝线收紧打结，提升阴道断端。再次膀胱镜检查，确保输尿管无梗阻。

9. **阴道后壁修补及会阴体重建**　生理盐水注射在阴道后壁与直肠间隙。两把 Allis 钳钳夹阴唇后联合，之间的距离取决于生殖道裂孔大小及期待修复后的阴道宽度，以麻醉状态下 2 指为宜。以此为标识做菱形切口。锐性分离阴道黏膜与直肠间隙向两侧达肛提肌，剪除部分会阴体皮肤，0 号可吸收缝线间断缝合直肠前筋膜及肛提肌3~4 针，对扎缝合。3-0 可吸收缝线间断缝合阴道黏膜，对合处女膜缘。2-0 可吸收缝线对扎缝合会阴体部位的球海绵体肌，3-0 可吸收缝线间断缝合会阴体皮肤。

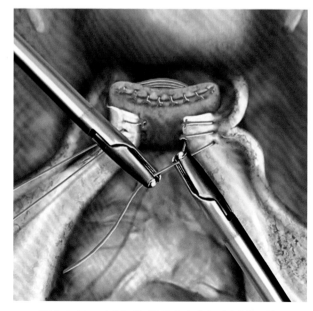

图 2-2-60　右侧骶韧带缝合太靠近右侧输尿管，打结后引起输尿管扭曲梗阻

（二）经阴道骶棘韧带固定术

见视频 2-2-1。

视频 2-2-1
经阴道骶棘韧带固定术

1. 全身麻醉后,取膀胱截石位,两把 Allis 钳分别钳夹阴道后穹窿和阴道后壁会阴后联合内上方 30mm 处阴道黏膜,牵拉阴道后壁形成张力（图 2-2-61）。

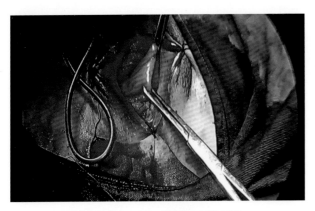

图 2-2-61　Allis 钳提拉阴道后壁

2. 在阴道黏膜下方及直肠侧间隙注射生理盐水形成水垫（图 2-2-62）。如果患者没有高血压等禁忌证可用 1∶1 000 去甲肾上腺素生理盐水代替生理盐水以减少出血。

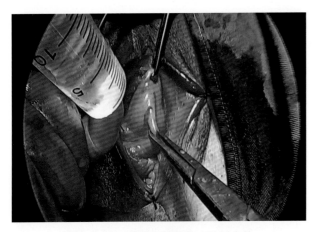

图 2-2-62　阴道后壁黏膜下注射水垫

3. 在两把 Allis 钳之间纵向切开阴道后壁黏膜约 30mm,Allis 钳钳夹切开的阴道黏膜边缘,向两侧牵拉（图 2-2-63）。

4. 钝性分离阴道直肠间隙的疏松结缔组织。放置拉钩,将直肠推向左侧,向坐骨棘水平钝性分

离出盆底肌肉结构。分离过程中不要分离到直肠周围静脉丛和骶前静脉丛内,避免静脉丛出血。

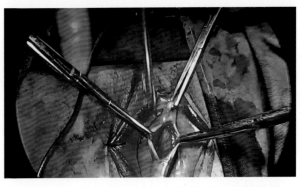

图 2-2-63　Allis 钳钳夹切开的黏膜边缘,向两侧牵拉

5. 确定坐骨棘和骶棘韧带的解剖位置,用手指包裹纱布钝性分离并将疏松结缔组织和脂肪推向一侧,暴露骶棘韧带尾骨肌复合体（图 2-2-64）。如果直视情况有所怀疑,可撤去拉钩,触摸骶棘韧带。如无法触到韧带,可尝试触摸对侧韧带,选择确切的侧别进行手术。

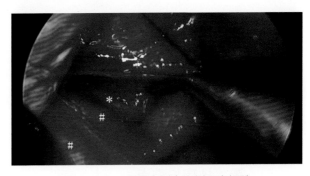

图 2-2-64　暴露右侧直肠侧下方间隙
＊标识为右侧骶棘韧带尾骨肌复合体,＃标识为右侧肛提肌

6. 使用 7 号丝线在距离坐骨棘 20mm 位置缝合一侧骶棘韧带 2 针以防滑脱（图 2-2-65）,骶棘韧带较坚韧,牵拉应该很有固定感,不易拉动（图 2-2-66）。如果缝合后牵拉活动度大,应补缝一针。

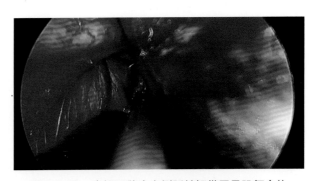

图 2-2-65　直视下缝合右侧骶棘韧带尾骨肌复合体

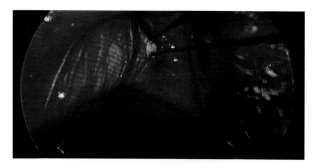

图2-2-66　直视下观察缝合固定在右侧
骶棘韧带尾骨肌复合体的缝线

7. 确定固定后的阴道顶端位置,注意保持阴道前后壁基本对称。缝线缝合阴道顶端纤维肌层,打结,感到阴道顶端被吊到该侧骶棘韧带处,完成阴道壁的缝合(图2-2-67)。

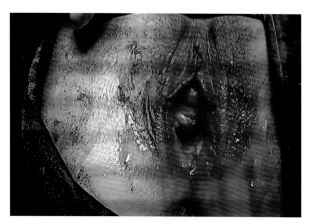

图2-2-67　完成右侧骶棘韧带固定术后恢复
解剖的外阴图

五、手术技巧与难点

(一)经阴道高位骶韧带悬吊术

1. 术中正确识别子宫骶韧带对实施高位子宫骶韧带悬吊术至关重要,可用长组织钳在后腹膜5点和7点处反复钳夹、辨认子宫骶韧带残端,沿残端向上钳夹,并向上、向外牵拉,使其伸张,有助于子宫骶韧带的确定,或采用在子宫骶韧带切断时留线作标记的方法。

2. 此手术的另一难点在于子宫骶韧带与组织的缝合,因其位置深,操作有一定困难。为了良好暴露及避免肠损伤,缝合前最好用纱垫挡开肠管,充分照明,同时需配备合适的拉钩、组织钳和针持,这是手术成功的保证。术中应注意是否存在肠膨出,应同时予以处理。

(二)经阴道骶棘韧带固定术

1. 骶棘韧带周围的血管包括臀上动静脉、臀

下动静脉、阴部内动静脉、椎管动静脉、骶正中动静脉、骶外侧动静脉以及上述血管的侧支血管和血管间的吻合支血管。文献报道,骶棘韧带周围吻合支血管的变异率为20%~100%。骶棘韧带缝合手术最易损伤的血管为臀下动静脉血管及其尾骨支血管,阴部内动静脉血管及其与其他血管的吻合支血管。由于骶棘韧带尾骨肌复合体后方的血管解剖变异较大,行骶棘韧带缝合手术时建议以坐骨棘内侧两指宽处(即坐骨棘内侧约20mm处)为缝合固定点。根据解剖学的研究,阴部内神经血管紧贴坐骨棘后方穿行,贴近骶棘韧带坐骨棘侧缝合骶棘韧带有损伤阴部内血管神经的风险。高龄患者骶棘韧带尾骨肌复合体薄,缝合骶棘韧带的过程中需要注意薄层缝合,缝合时不要穿透韧带全层,以减少和避免缝合损伤骶棘韧带后方的血管神经组织。

2. 如分离暴露骶棘韧带困难,拟选择距离坐骨棘20mm以内的骶棘韧带作为缝合点时,一定要缝合骶棘韧带浅层,不要紧贴骶棘韧带上缘缝合。骶棘韧带盆面被覆尾骨肌(下缘有时有部分肛提肌)及其筋膜(即尾骨肌筋膜和盆膈上筋膜),如果缝合位置低于骶棘韧带下缘或缝合深度过浅,将阴道壁仅固定于较薄的力量较骶棘韧带小很多的肌层及其表面的筋膜,悬吊常常不够牢固。建议骶棘韧带缝合固定在骶棘韧带尾骨肌复合体中下段,深度达到骶棘韧带尾骨肌复合体厚度的1/2。

3. 术中如发现缝合穿刺部位出血可用纱布或纱条局部压迫,压迫后局部仍有出血应缝合止血。如发生活动性出血的部位无法缝合止血,应延长压迫时间,必要可在压迫的基础上行血管造影加血管栓塞止血。结合并发症的研究,缝合骶棘韧带尾骨肌复合体时,缝合针建议选择由后向前的路径,同时避免缝针移位损伤坐骨棘附近的血管丛。

六、手术经验荟萃分析

(一)经阴道高位骶韧带悬吊术

1. **盆腔粘连严重,腹腔进入困难或无法分离出子宫骶韧带**　术前应评估患者盆腔粘连的可能性,对于有盆腔手术史、慢性盆腔炎症以及子宫内膜异位症者应警惕盆腔严重粘连的可能。如因粘连严重进入盆腔困难应及时更换手术方式。输尿管损伤是高位骶韧带悬吊术(high uterosacral ligament suspension,HUSLS)最可能发生的并发症,文献报道发生率为1%~11%,包括输尿管扭曲梗阻、缝线穿过输尿管引起梗阻或瘘。避免损伤的关

键是熟悉解剖,其次是术中及时发现问题并及时解决。打结前拉紧缝线后先行膀胱镜检查,如果输尿管喷尿良好再打结,但有报道打结前膀胱镜假阴性率为0.3%。因此建议打结后再次行膀胱镜检查,确定喷尿后再剪掉缝线。如果打结后观察5分钟以上一侧或双侧输尿管无喷尿,牵拉缝线将线结依次剪除直至确认输尿管喷尿,必要时重新缝合。如可疑输尿管损伤可行DJ管植入术。为看清输尿管喷尿情况,可应用使尿液变色的药物,包括注射用水溶性维生素、亚甲蓝等。如果术中没有及时发现输尿管梗阻,术后患者出现腰部疼挛样疼痛、发热等不适,应尽快行超声、泌尿系CT等检查,尽快明确、尽快解决。

2. 不可吸收线的侵蚀　高位骶韧带的缝合以往多用永久缝线,因担心可吸收缝线吸收后会导致复发。Kasturi等的回顾性研究发现,与延迟可吸收线相比,不可吸收线术后1年的复发率无明显改善,而22%的患者出现阴道顶端的缝线侵蚀,因此推荐应用延迟可吸收线缝合。如果使用不可吸收线,一定注意不要穿透阴道黏膜。

(二) 经阴道骶棘韧带固定术

1. 缝合骶棘韧带主要有直接缝合和应用专门的缝合器穿刺缝合两种方法。直接缝合的方法如本章手术步骤中所述。1971年Randall和Nichols最早提出应用一种长柄的缝合穿刺器(Deschamps缝合器)行经阴道骶棘韧带固定术的方法,即暴露骶棘韧带后,用左手指示手术侧坐骨棘内侧缘,缝合器尖端在距离坐骨棘20mm的位置穿刺骶棘韧带,钩出缝线。在第一针的内侧1cm处穿刺缝合第二针。1987年Miyazaki提出了应用Miya钩的手术方式,即暴露骶棘韧带后,右手中指置于骶棘韧带坐骨棘上缘下方距坐骨棘约20mm的位置,左手持Miya钩使其处于闭合状态,钩尖置于右手中指所指示的位置。打开钩柄,将钩放低至接近水平位置,钩尖以45°角穿过骶棘韧带,关闭并抬高钩柄,钩出缝线。此后,不同的缝合穿刺器应用于骶棘韧带固定术的骶棘韧带缝合手术过程中。Manning等对临床常用的6种用于骶棘韧带固定术的缝合穿刺器进行尸体标本穿刺后的解剖学研究发现,IStitch缝合穿刺器易于穿透骶棘韧带尾骨肌复合体,损伤骶棘韧带背面的臀下动静脉血管及其尾骨支分支血管;Capio、Caspari和Endostitch缝合穿刺器在缝

合骶棘韧带尾骨肌复合体时,缝合深度均可限定在骶棘韧带尾骨肌复合体内;而使用Miya钩和Deschamp缝合器均有缝合深度超过骶棘韧带尾骨肌复合体厚度,损伤韧带后方血管的可能。缝合骶棘韧带尾骨肌复合体时宜选择距离坐骨棘20mm以内、骶棘韧带中外侧作为缝合点。传统的直接缝合方法需要在充分分离解剖出骶棘韧带的前提下,直视缝合骶棘韧带,对术者盆底解剖的掌握和手术技术的要求较高;而应用专门的缝合器穿刺缝合的方法通过触摸韧带进行缝合,对于组织的分离较直接暴露缝合少,手术难度降低,手术时间和术中出血量相对较少。由于缝合器穿刺缝合未充分暴露骶棘韧带,术中损伤骶棘韧带周围血管引起出血和血肿的机会较直视下缝合发生率高。

2. 文献报道,骶棘韧带固定术后立刻出现的臀部疼痛发生率为12%~55%;多数研究认为臀部疼痛的原因主要是导致了肛提肌神经和阴部内神经的损伤,由臀下神经或骶前神经分支损伤造成的臀部疼痛的研究较少。根据Florian-Rodriguez的研究结果,骶棘韧带固定术损伤S_3或S_4骶前神经及其走行于骶棘韧带的神经分支也是术后出现臀部疼痛的原因之一。了解骶棘韧带周围组织的解剖,控制缝合骶棘韧带的宽度和深度,避免从骶棘韧带上缘进针或出针,可以避免损伤骶棘韧带上缘的血管神经,减少术后盆腔血肿和术后臀部疼痛的发生。

七、专家点评

(一) 经阴道高位骶韧带悬吊术

对于以中盆腔缺陷为主且顶端复位后阴道前后壁膨出明显减轻的盆腔脏器脱垂患者,采用经阴道高位骶棘韧带悬吊术及阴道前后壁修补术疗效确切。

(二) 经阴道骶棘韧带固定术

盆腔器官脱垂患者多数同时存在前盆腔、中盆腔或后盆腔缺陷,对于以中盆腔缺陷为主的盆腔器官脱垂,单纯行经阴道骶棘韧带固定术后3年的治愈率为87.3%;而同时行经阴道骶棘韧带固定术加相应缺陷部位修补手术,例如阴道前后壁修补、阴道侧旁缺陷修补、会阴体加固成型等,术后3年的治愈率达到95%。

(孙秀丽　王文艳)

参考文献

［1］RAMANAH R, BERGER MB, PARRATTE BM, et al. Anatomy and histology of apical support: a literature review concerning cardinal and uterosacral ligaments. Int Urogynecol J, 2012, 23 (11): 1483-1494.

［2］BULLER JL, THOMPSON JR, CUNDIFF GW, et al. Uterosacral ligament: description of anatomic relationships to optimize surgical safety. ObstetGynecol, 2001, 97 (6): 873-879.

［3］MARGULIES RU, ROGERS MAM, MORAN DM. Outcomes of transvaginal uterosacral ligament suspension: systematic review and metaanalysis. Am J Obstet Gynecol, 2010, 202 (2): 124-134.

［4］GUSTILO-ASHY AM, JELOVSEK JE, BARBER MD, et al. The incidence of ureteral obstruction and the value of intraoperative cystoscopy during vaginal surgery for pelvic organ prolapse. Am J obstetGynecol, 2006, 194 (5): 1478-1485.

［5］KASTURI S, WOODMAN PJ, TERRY CL, et al. High uterosacral ligament vaginal vault suspension: comparison of absorbable vs. permanent suture for apical fixation. International Urogynecology Journal, 2012, 23 (7): 941-945.

［6］PEDERSON KD, STORKHOLM MH, GREISEN S, et al. Recurrent apical prolapse after high uterosacral ligament suspension-in a heterogenous cohort characterised by a high prevalence of previous pelvic operations. BMC Womens Health, 2019, 19 (1): 96.

第五节　经阴道广泛子宫切除术

一、引言

1883 年 11 月 21 日，Karl August Schuchart 成功解决了经阴道手术分离输尿管的难题，完成了世界第一例子宫颈癌的经阴道子宫根治术。1908年他的支持者 Staude 首先详细描述了他的手术方法。1911 年起 Schauta 开始推广该术式。张其本于 20 世纪 60 年代引进该术式，但由于当时未能经阴道完成盆腔淋巴结切除术，实际开展该术式的意义非常有限。直到 1993 年 Kadar 等报道了腹腔镜盆腔淋巴结切除联合经阴道子宫根治术（laparoscopically assisted radical vaginal hysterectomy，LARVH）后，该术式才开始重新焕发生命力。文献研究表明，LARVH 的治疗效果与开腹、腹腔镜手术相当，具有良好的肿瘤学结局，Hertel 等报道了 200 例子宫颈癌行 LARVH，5 年预期生存率达 98%。Dargent 证实了经阴道这种方式更少的术后并发症和死亡率。Steed 等人分析发现经腹与经阴道手术方式在失血量和住院时间方面有显著性差异，但经阴道手术有其优越性，患者更易接受且具有美容效果。谢庆煌等设计了可发光的输尿管导管，提高术中对输尿管的辨认能力，有效降低了输尿管损伤。传统多孔腹腔镜与经阴道子宫根治术联合治疗早期子宫颈癌已演变出不同的联合方式，根据输尿管隧道解剖方式分为腹腔镜辅助经阴道或经阴道辅助腹腔镜，前者为传统模式，输尿管隧道的分离经阴道途径完成，后者在腹腔镜下完成输尿管隧道的处理，严格意义上来讲，还是属于经腹腔镜途径的子宫根治术。经自然腔道内镜手术的出现和发展，为腹腔镜辅助经阴道子宫根治术提供了新的发展机会。2009 年经脐单孔腹腔镜手术开始应用于妇科恶性肿瘤，许多文献证明 LESS 淋巴结切除术能达到与多孔腹腔镜淋巴结切除术同样的效果，是安全、可行的。2018 年黄晓斌等报道了经脐单孔腹腔镜盆腔淋巴结切除术联合经阴道子宫根治术，该术式可经阴道形成袖套包裹病灶，在符合无瘤原则的前提下，安全、有效、微创地治疗早期子宫颈癌，且腹壁仅有一个伤口，瘢痕隐藏于脐孔内，具备美容效果。本章重点介绍经阴道子宫根治术。

二、手术相关解剖

（一）经阴道手术时，膀胱、输尿管解剖位置的变化

与经腹部手术上推、上提子宫不同，经阴道手术时，子宫是被向下牵拉的，最重要的邻近脏器——输尿管、膀胱位置的改变与开腹、传统腹腔镜完全不同。

1. 向下牵拉子宫颈时膀胱的变化　下拉子宫颈时，膀胱底位置下移，膀胱子宫间结缔组织受压面相对增宽，从而形成一条横行的假韧带，成为"宫颈上隔"或"阴道上隔"。经阴道子宫手术时，必须剪断或突破阴道上隔这层纤维结缔组织才能进入子宫膀胱间隙。阴道上隔的厚度有限，大约1cm左右，但当阴道切口靠近子宫颈时，阴道上隔则会增宽。

剪断、突破阴道上隔后，进入疏松的膀胱宫颈间隙，阴道拉钩置入间隙，向上拉开膀胱，即可扪及光滑的膀胱子宫腹膜反折，如果没有粘连，还可见到膀胱子宫腹膜反折附着在子宫前壁峡部处的呈线状突起的界限。准确分离膀胱宫颈间隙，是经阴道手术成功的关键。

2. 向下牵拉宫颈时输尿管的变化

经腹部手术中，输尿管位于子宫动脉下降部分的下方，其后逐渐向上走向膀胱，终末段呈水平向内走行。经腹子宫根治术中，上提子宫后，子宫血管及宫旁组织向上，膀胱底位置相对下移，输尿管位于隧道内，子宫动脉位于其上方，输尿管在主韧带的下方及外侧通过（图2-2-68），形成"桥下流水"的关系。

而在经阴道手术中，子宫颈向下牵拉，膀胱被拉钩向前、上拉开，输尿管位于被牵拉向下的子宫动脉的外、上方向；子宫动脉周围的纤维结缔组织和膀胱宫颈韧带使输尿管在此形成半环形弯曲，被称为"输尿管膝部"。

输尿管膝部最低点距输尿管末端约2~3cm。盆腔内输尿管沿着骨盆背外侧下降，在子宫动脉下方形成环状弯曲，然后向上走行，进入其前方的膀胱，输尿管膝部的内、下方向是子宫动脉（图2-2-69）。

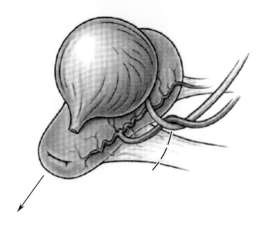

图2-2-69　经阴道子宫根治术向下牵拉子宫，输尿管与膀胱底相对上移，子宫血管位于输尿管膝的后方，输尿管位于主韧带上

单纯的子宫全切术中保护输尿管末端应该注意以下两点：①切开阴道上隔，分离膀胱宫颈间隙，重要的是，尽量向两侧分离、推开膀胱宫颈韧带；②处理主韧带、子宫血管时，向对侧下拉子宫，拉钩向外、上方向牵拉膀胱、宫旁组织，使两侧的输尿管离开宫旁，减少输尿管损伤的风险。

3. 单纯子宫全切术和子宫根治术对子宫动脉及输尿管局部解剖的动态影响（图2-2-70）

牵拉对经阴道单纯子宫全切术和子宫根治术在解剖上的影响不同。

单纯子宫全切术时，先切开阴道穹窿，再牵拉子宫颈，子宫血管和输尿管都下移，但是子宫峡部和子宫血管下移得更多，子宫峡部到输尿管的距离拉长到3~4cm。

经阴道子宫根治术时，先形成阴道袖套，再牵引袖套，输尿管下移得更多，先看到的是输尿管。

（二）子宫周围主要的韧带

盆腔脏器侧韧带：盆腔脏器的侧韧带有3类，即直肠周围韧带、生殖器官周围韧带、膀胱周围韧带（图2-2-71）。

1. 生殖器官周围韧带最复杂，包括纵行排列的三个部分：子宫旁组织及其伴行的子宫动脉、下方的宫颈旁组织（致密的子宫主韧带、Mackenrodt韧带）及相对薄弱的阴道旁组织。生殖器官的韧带是由盆腔脏器血管和含有淋巴结的脂肪组织组成，其中还有盆腔自主神经纤维。

2. 膀胱周围韧带的纤维附着在子宫旁组织，中段在子宫与盆侧壁之间、输尿管外侧向前走行，形成外侧膀胱柱。

3. 直肠周围韧带附着在位置更深的骶髂凹，

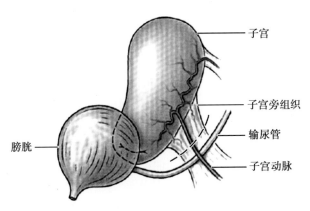

图2-2-68　腹部手术时上提子宫后子宫血管及输尿管的变化

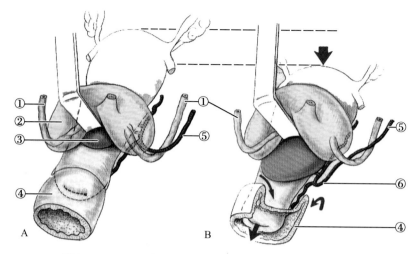

图 2-2-70 不同术式牵拉子宫时子宫血管和输尿管的变化
A. 向后推膀胱过程中;B. 向后推膀胱和牵拉子宫过程中(①输尿管;②膀胱;
③膀胱子宫陷凹;④阴道;⑤子宫动脉;⑥子宫动脉裮)

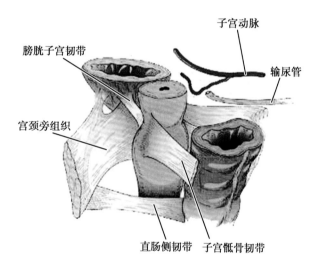

图 2-2-71 子宫韧带局部解剖

与直肠中动脉和直肠神经一起形成"直肠翼"。这条矢状走行的韧带由子宫骶韧带和膀胱子宫韧带组成。子宫骶韧带含有结缔组织和下腹下神经丛纤维,只有少量血管。膀胱子宫韧带连接子宫颈、子宫峡部侧面与输尿管区域,形成内侧膀胱柱。

4. 子宫主韧带位于子宫峡部下方的宫颈两侧和骨盆侧壁之间,为一对比较坚韧的平滑肌与纤维结缔组织束,上方与阔韧带相连,向下移行于盆膈上筋膜,是膀胱侧间隙的后界。

5. 主韧带可分为上半部的血管部和下半部的索状部;其中血管部内含有较粗的子宫深静脉和较细的子宫浅静脉及膀胱下动脉等;索状部内主要结构是腹下神经下段和下腹下丛,神经组织在基底部穿过,进入膀胱宫颈韧带的深层。经阴道行子宫根治术时,很难完全避开索状部。子宫动脉与输尿管的交叉也位于主韧带内,需完全推离输尿管后,可做到Ⅲ型切除,可靠近盆壁切除主韧带。

6. 子宫骶韧带由平滑肌和结缔组织构成,由子宫颈后侧方(相当于子宫颈内口开始)向后绕过直肠两侧,呈扇形展开止于第 2、3 骶椎前面的筋膜,下方延续为直肠 - 阴道韧带。子宫骶韧带表面被覆腹膜,称为子宫骶皱襞,构成直肠子宫陷凹的两侧界;子宫骶韧带的内侧为直肠,外侧为输尿管,是重要的手术标志。

有学者从组织学将其分为三段:前三分之一主要由平滑肌构成,还包括弹力纤维组织、血管、交感神经、副交感神经及淋巴管等,对子宫颈起着较强的支持作用;中三分之一由较丰富的致密结缔组织、粗大结缔组织、血管、神经和神经节构成,附有散在的平滑肌;后三分之一呈扇形,附着于骶椎前筋膜,主要由粗大结缔组织构成。

7. 膀胱宫颈阴道韧带前端起于耻骨内侧,后端与子宫颈、阴道上段相连,中间与膀胱底部相连,有加强盆底肌肉及对膀胱及阴道前壁起支撑作用。

输尿管末端从该韧带内穿过,经阴道手术中,拉钩上提膀胱,下拉阴道袖套后,膀胱韧带呈矢状方向,该韧带内输尿管呈屈曲弧形走向,称为输尿管膝部;将输尿管内侧的韧带组织称为膀胱宫颈韧带内侧叶,相当于腹部入路的膀胱宫颈韧带前叶;外侧部分称为外侧叶,相当于腹部入路的后叶,内有膀胱上静脉和膀胱神经支;一般内侧叶比外侧叶薄,更易于解剖、切断。膀胱宫颈韧带还可分为子宫部和阴道部，阴道部又称为膀胱宫颈韧带浅层，浅层可安全地切开，再向内、向外逐步解剖内侧叶、外侧叶，至显露输尿管膝部（图2-2-72）。

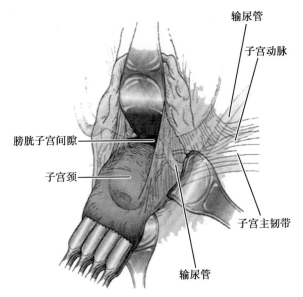

图 2-2-72　向下牵拉子宫颈时膀胱输尿管的位置

（三）经阴道子宫根治术涉及的主要间隔、间隙

1. **膀胱侧窝**　无论经腹部、腹腔镜还是经阴道子宫根治术都必须打开这个间隙，左右各一。膀胱侧窝大而深，从腹部手术角度，其开口的内侧界为侧脐韧带，外侧界为髂外血管，底部由肛提肌及其腱膜组成，其内有闭孔血管神经穿过（图2-2-73）。经腹部打开此间隙比较容易。经阴道手术时，需要在阴道口侧壁2点及10点处锐性剪开，再钝性或锐性分离后可进入。经阴道途径的膀胱侧窝入口平面呈三角形，下界为主韧带，外侧界呈三角形的斜边，为耻骨、肛提肌筋膜、闭孔内肌，内侧界为膀胱宫颈韧带、耻骨膀胱韧带（图2-2-74）。

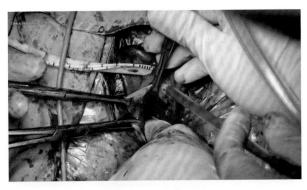

图 2-2-73　膀胱侧窝

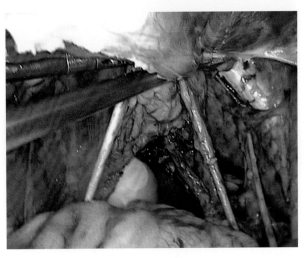

图 2-2-74　膀胱侧窝入口

2. **直肠侧窝**　是子宫根治术时游离主韧带与直肠必须打开的间隙，左右各一。腹部开口窄小，位于骶髂凹内，在侧方的盆壁、血管与中间的直肠之间。背侧是骶骨，底部由骶尾肌附着于盆壁。在经阴道手术中可进入位于肛提肌平面之上的阴道外其宽阔的后部，内侧是位于直肠上下部交接处的直肠侧韧带。经阴道手术时，间隙入口的内侧界为骶韧带，紧贴韧带分离，钝性扩大间隙。间隙入口的上界为主韧带。间隙的外界为肛提肌。

分离膀胱侧窝和直肠侧窝，打开输尿管隧道，是所有途径子宫根治术的关键。只有完成"两窝一隧道"的分离，才能按要求切除子宫主韧带，骶韧带（宫旁组织）。

3. **膀胱阴道间隙和膀胱子宫间隙**　位于前盆腔腹膜陷凹中部下方，膀胱底后方，是膀胱与子宫颈及阴道之间的间隙，两侧为膀胱宫颈韧带，下方是致密的尿道阴道间隔。此间隙是子宫根治术游离膀胱时必须打开的间隙，组织疏松，分离层次相对比较容易。

4. **直肠阴道间隙**　位于阴道上2/3与直肠之间。双侧子宫骶韧带在子宫颈后方交汇使经腹部手术时由此处进入直肠阴道间隔受限。是子宫根治术游离直肠必须打开的间隙，经阴道手术时比较容易打开。在会阴中心腱上方，阴道和肛管致密粘连使经阴道手术时由此进入该间隙受限。

正常情况下各脏器之间均由网状结缔组织填充，使得各脏器之间相互连接，又有一定的活动度。这些由网状组织填充的间隙很疏松，可以很容易地用剪刀或手指锐性或者钝性打开。熟练掌握这些网状结缔组织区域的入路，是盆腔手术的关键步骤之一。几种需要掌握的入路技巧如下：

经阴道手术中，沿着子宫颈旁进入这些陷凹需要明确它们的解剖位置，找对位置后可以迅速进入腹侧的膀胱侧窝和背侧的直肠侧窝。

这种入路的正确位置在阴道的深部，位置正确，分离时出血会较少，如果位置不正确，分离时会有较多的出血。只要入路和方向正确，无论钝性还是锐性都可以比较容易进行分离。

经腹部手术和经阴道手术解剖学上的差异在于膀胱侧窝的腹部开口宽大而阴道开口窄小，相反，直肠侧窝的腹部开口窄小而阴道开口宽大。

以上不同组织的架构形成了各间隙的入口和相互间的交通。子宫颈旁组织将膀胱侧窝和直肠侧窝分隔开来，呈倾斜状排列，经腹部手术时可见膀胱侧窝开口大而直肠侧窝开口小，经阴道手术则正好相反。两者之间的分隔在盆底并不完全，在子宫颈旁组织和盆膈之间相互交通；两侧的膀胱侧窝和耻骨后间隙交通，膀胱侧窝通过子宫颈旁组织下方与直肠侧窝交通，直肠侧窝与直肠后间隙交通。

子宫骶韧带仅部分分隔直肠侧窝、直肠后间隙和骶骨前间隙。

三、手术适应证、禁忌证及并发症

1. **适应证**　详见第二篇第二章第三节。
2. **禁忌证**　详见第二篇第二章第三节。
3. **并发症**　详见第二篇第二章第三节。

四、手术步骤

1. **经膀胱镜置入双侧输尿管导管**　使用70°膀胱插管镜，进入膀胱后，观察膀胱各壁有无异常，特别是与子宫颈紧密相连的膀胱三角区有无肿瘤浸润。观察三角区两侧端喷尿的输尿管开口，置入输尿管导管，深度20cm（图2-2-75）。

2. **环形切开阴道壁**　首先要确定切除阴道壁的长度，用3%碘酊涂抹子宫颈周围阴道壁，观察阴道壁有无不着色区，手术切口在所有的碘染阳性区之外；子宫颈癌为Ⅰb期者，切除阴道3cm，Ⅱa期者，切开部位应远离病灶浸润部位约3cm。确定阴道壁切口部位后，用8把Allis钳钳夹切开部位阴道壁的四周（图2-2-76），术者左手握住Allis钳柄向下牵引使阴道壁处于高张状态，于Allis钳上方阴道黏膜下打水分离（图2-2-77），用电刀或冷刀从该处环形切开阴道黏膜全层（图2-2-78）。

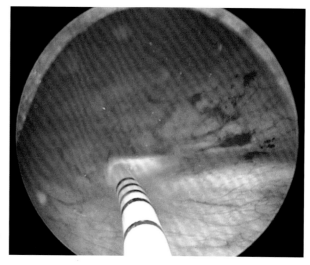

图 2-2-75　膀胱镜下置入输尿管导管

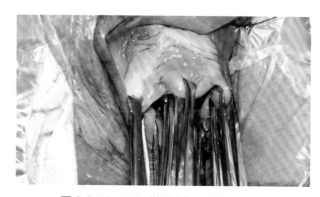

图 2-2-76　Allis 钳钳夹切开部位阴道壁

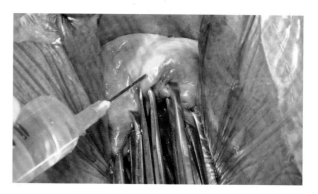

图 2-2-77　阴道黏膜下打水垫

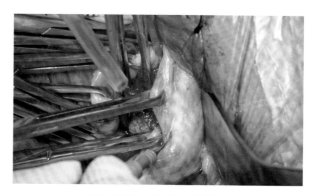

图 2-2-78　环形切开阴道壁

3. **形成阴道"袖套"**　分离膀胱阴道间隙、阴道直肠间隙、阴道旁组织(图2-2-79~图2-2-81),游离部分阴道前、侧、后壁,形成袖口,用7号丝线缝合前、后壁断端(图2-2-82),并缝线牵引子宫颈,打结关闭袖套口,包住子宫颈病灶,将所有的线头打成一个结,形成束状便于牵引(图2-2-83),用子宫颈牵拉重锤悬吊于线束上,利用重力协助牵引。

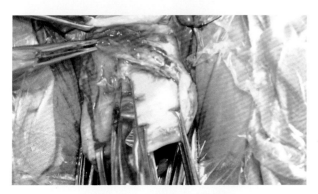

图 2-2-79　分离膀胱阴道间隙

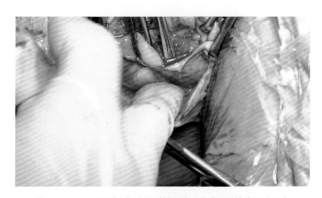

图 2-2-80　分离膀胱阴道间隙、分离阴道直肠间隙

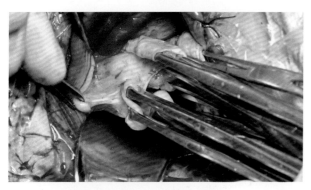

图 2-2-81　分离阴道旁间隙

4. **分离膀胱宫颈间隙,游离膀胱**　组织钳提起阴道前壁切缘上方阴道壁,紧贴子宫颈处剪断阴道上隔,然后用长弯钝头剪刀紧贴子宫颈筋膜分离撑开子宫颈膀胱间的疏松结缔组织,打开膀胱宫颈间隙(图2-2-84),再用手指向上及向两侧钝性分离扩大膀胱子

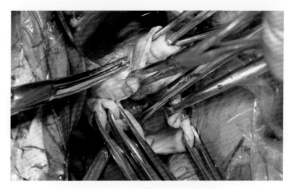

图 2-2-82　缝线形成阴道袖套

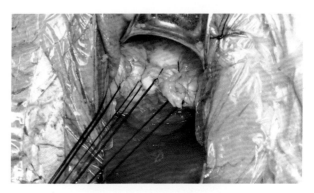

图 2-2-83　形成阴道袖套

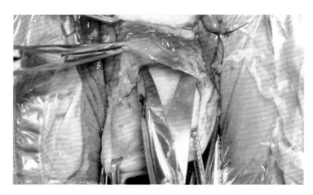

图 2-2-84　分离膀胱宫颈间隙

宫间隙。此间隙的两侧面以膀胱宫颈韧带为界,上面是阴道上隔和膀胱后壁、下方是宫颈筋膜。

5. **分离直肠宫颈间隙**　组织钳提起阴道后壁切缘上方阴道壁,用长弯钝头剪刀紧贴宫颈后壁筋膜分离撑开子宫颈直肠之间的疏松结缔组织,打开直肠宫颈间隙(图2-2-85),再用手指钝性分离扩大直肠宫颈间隙。

6. **切断阴道旁组织**　向左上方牵引阴道袖套,以绷紧暴露阴道旁组织,用两把弯血管钳尽量靠外侧钳夹阴道旁结缔组织,于钳间切断,7号丝线缝扎两断端(图2-2-86)。可使用双极电凝等能量器械直接电凝、切断两侧阴道旁组织。

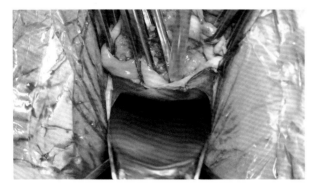

图 2-2-85　分离直肠宫颈间隙

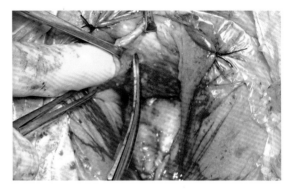

图 2-2-88　分离右侧膀胱侧间隙

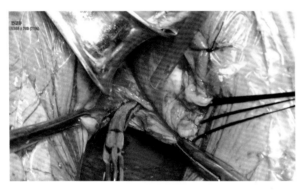

图 2-2-86　处理阴道旁组织

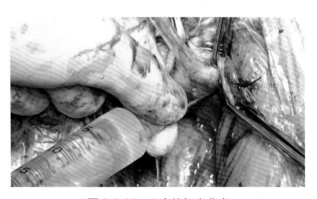

图 2-2-89　2 点处打水分离

7. 打开膀胱侧间隙　用 3 把组织钳提起右侧阴道前壁切缘,于 10 点处打水分离,用弯剪刀在膀胱宫颈韧带与右侧阴道壁切缘之间向外斜上方撑开、分离,进入膀胱侧间隙,示指向外上方进一步分离、扩大膀胱侧间隙;将膀胱宫颈间隙拉钩置入膀胱宫颈间隙并向上提,显露右侧膀胱宫颈韧带,把阴道袖套拉向左下方,置入膀胱侧间隙拉钩。同法于左侧阴道前壁 2 点打水、分离左侧膀胱侧间隙、显露左侧膀胱宫颈韧带(图 2-2-87~ 图 2-2-92)。

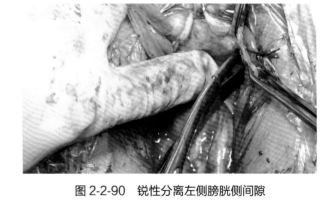

图 2-2-90　锐性分离左侧膀胱侧间隙

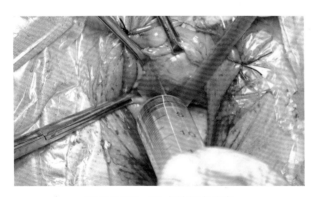

图 2-2-87　10 点处打水分离

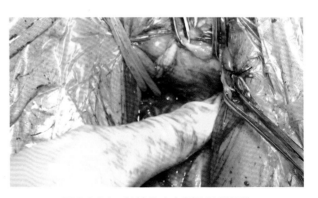

图 2-2-91　钝性分离左侧膀胱侧间隙

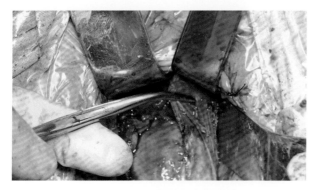

图 2-2-92　左侧膀胱宫颈韧带

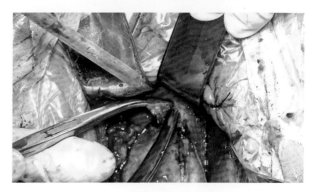

图 2-2-94　切开膀胱宫颈韧带浅层

8. **游离输尿管**　膀胱宫颈间隙拉钩置入膀胱宫颈间隙向上提,膀胱侧间隙内置入膀胱侧间隙拉钩并向外上方向提拉,位于两把拉钩之间的条索状组织即为膀胱宫颈韧带(图 2-2-92)。示指自内向外将膀胱宫颈韧带压向膀胱侧间隙拉钩上,并滑动,扪及的条索状质硬组织为输尿管,弧形走向部分为输尿管膝部(图 2-2-93)。中弯血管钳钳夹输尿管表面的膀胱宫颈韧带浅层,于钳间切断(图 2-2-94),打开输尿管隧道,4 号丝线缝扎上方断端并留线标记,于两断端之间插入薄剪刀,分别向内、外侧分离,显露膀胱宫颈韧带的内、外侧叶,分别钳夹、切断、缝扎膀胱宫颈韧带的内侧叶和外侧叶(图 2-2-95、图 2-2-96)。也可用能量器械直接处理内、外侧叶。处理膀胱宫颈韧带内 - 外侧叶后,完全打开输尿管隧道,暴露输尿管膝部后(图 2-2-97),直角钳与膝部头侧钝性分离出间隙,用小胶管牵拉、标识输尿管膝部。如果仅做子宫次根治术,则只需切断膀胱宫颈韧带的内侧叶,然后将输尿管向外推,即可达到子宫次根治术(Piver Ⅱ 型子宫切除术)的切除范围(切除宫旁组织约 2.0cm)。如果要做子宫根治术,则还要切断膀胱宫颈韧带的外侧叶,才能将输尿管完全游离,从而达到 Piver Ⅲ 型子宫切除术的标准范围(图 2-2-98~ 图 2-2-100)。

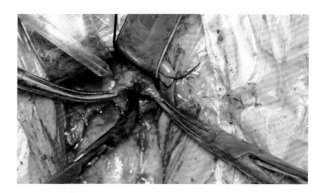

图 2-2-95　分开膀胱宫颈韧带内 - 外侧叶

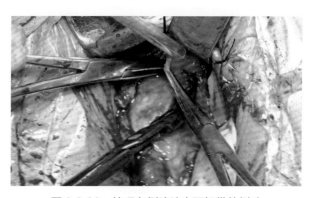

图 2-2-96　处理左侧膀胱宫颈韧带外侧叶

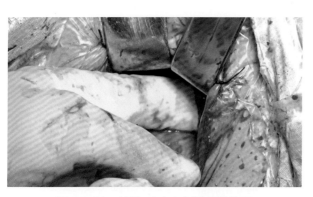

图 2-2-93　触摸、确定左侧输尿管位置

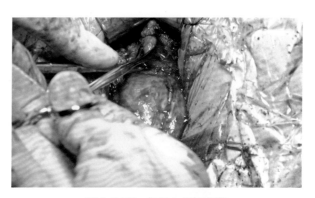

图 2-2-97　显露左侧输尿管

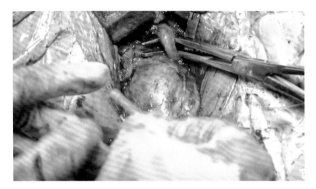

图 2-2-98　直角钳裸化左侧输尿管膝部

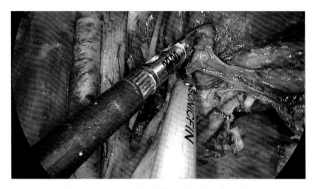

图 2-2-101　腹腔镜下处理子宫动脉

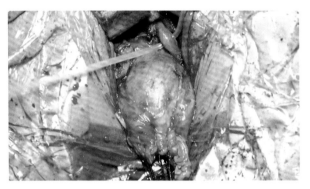

图 2-2-99　用小胶管牵拉左侧输尿管

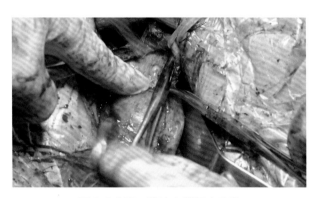

图 2-2-102　辨认左侧子宫动脉

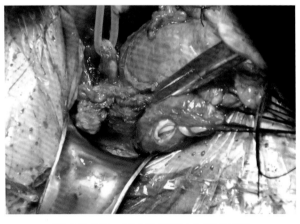

图 2-2-100　用小胶管牵拉右侧输尿管

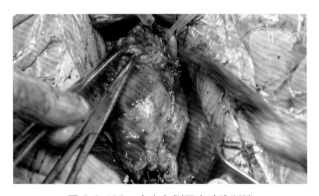

图 2-2-103　牵出左侧子宫动脉断端

9. **寻找子宫动脉**　子宫动脉的处理分两部分,首先,在腹腔镜下,辨认髂内动脉走向后,寻找向子宫方向走行的子宫动脉,于其起始处电凝后切断(图 2-2-101),并游离子宫动脉上方疏松组织至输尿管隧道附近。

在输尿管内下方寻找弯曲的子宫动脉,逐步向内、外牵拉子宫动脉,见焦痂断端即止(图 2-2-102、图 2-2-103)。辨认子宫动脉输尿管支,电凝后切断(图 2-2-104),将输尿管进一步向外上方推离。

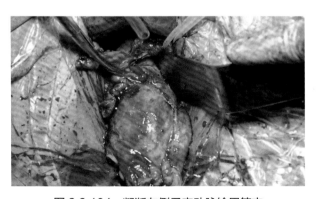

图 2-2-104　凝断左侧子宫动脉输尿管支

10. 打开直肠子宫腹膜反折　将阴道袖套向前牵拉,手指紧贴阴道壁、子宫颈下推疏松结缔组织并向两侧适当分离,置入阴道后壁拉钩可充分显露直肠宫颈间隙。辨认可活动的腹膜反折,弯钳提夹并剪开腹膜反折,扩大腹膜切口(图 2-2-105),缝线标记。

11. 处理子宫骶韧带　上提阴道袖套,置入阴道后壁拉钩,辨认拉钩两侧的骶韧带走向。长弯钳提夹骶韧带内侧腹膜,薄弯剪刀紧贴腹膜将骶韧带分离出来,于矢状方向剪开直肠旁腹膜(图 2-2-106),将直肠下推;提夹骶韧带,分离其外侧组织,推离输尿管,将骶韧带裸化(图 2-2-107、图 2-2-108)。显露骶韧带,靠近骶骨钳夹、切断骶韧带降部,缝扎止血;可用能量器械处理,简化操作。

12. 钳夹、切断主韧带　将子宫颈向右下方牵引,用子宫颈压板将子宫颈压向对侧,或用组织钳钳夹子宫颈旁组织向对侧牵拉,显露主韧带,轻轻提拉并避开输尿管,根据子宫次根治/根治术类型,确定需钳夹的主韧带及宫旁组织宽度,切断后 7 号丝线缝扎(图 2-2-109、图 2-2-110)。

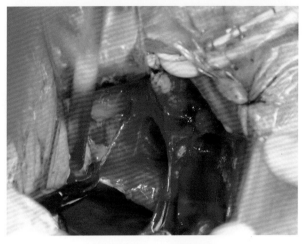

图 2-2-107　左侧骶韧带

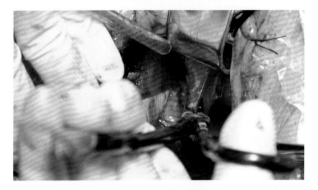

图 2-2-108　右侧骶韧带

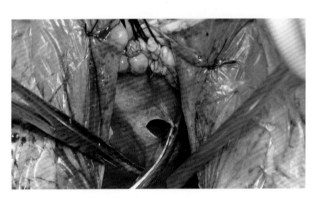

图 2-2-105　剪开直肠腹膜反折

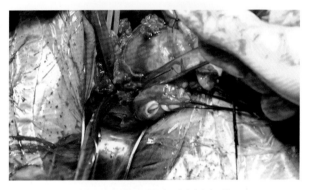

图 2-2-109　凝、切右侧主韧带

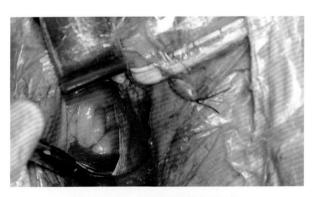

图 2-2-106　左侧骶韧带表面腹膜

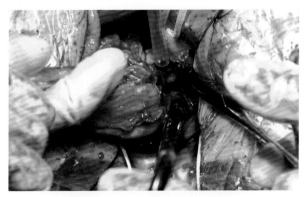

图 2-2-110　凝、切左侧主韧带

13. **打开膀胱子宫腹膜反折** 阴道拉钩上提膀胱，下拉、放松阴道袖套，提夹可活动的膀胱腹膜反折，剪开后，扩大切口，缝线、悬吊、标识，进入前盆腔。

14. **切断子宫骶韧带矢状部** 如果腹腔镜下已经处理好卵巢漏斗韧带或卵巢固有韧带，可将子宫底经前穹窿翻出（图 2-2-111），子宫颈仍向外，不进入盆腔。此时子宫呈折叠状，辨认未切断的骶韧带矢状部，分离附在子宫骶韧带上的腹膜，推离直肠，靠盆壁切断骶韧带矢状部（图 2-2-112）。此时子宫已完全游离，移去标本，再次辨认双侧输尿管及其完整性。

15. **关闭腹膜和阴道黏膜切口** 仔细检查各韧带残端和创面有无出血，必要时予以缝扎或电凝止血。分别于阴道切口两侧角部开始，用可吸收缝线连续缝合阴道壁和腹膜前后壁，进针次序为阴道后壁黏膜（进针）→后壁腹膜→前壁腹膜→前壁黏膜（出针），四层缝合在一起，于中间部位打结（图 2-2-113）。经阴道残端切口常规放置橡胶管引流。阴道内填塞碘伏纱卷。留置导尿 5~7 天。术后标本如图 2-2-114。

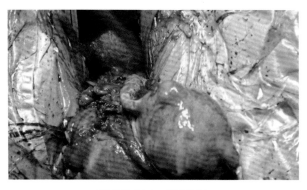

图 2-2-111 外翻子宫

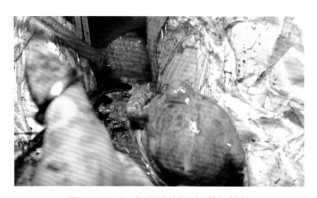

图 2-2-112 切断右侧骶韧带矢状部

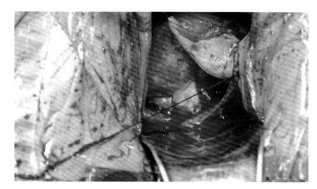

图 2-2-113 关闭腹膜和阴道黏膜切口

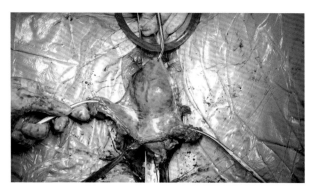

图 2-2-114 术后标本

五、手术技巧与难点

经阴道子宫根治术有一定的难度和风险。术者必须熟悉盆腔解剖，具有扎实腹式子宫根治术的基础，具备精湛的经阴道和腹腔镜手术的技巧，再经严格的培训；同时应有配合默契的助手，良好的麻醉效果，才能顺利、安全、符合要求地完成手术。

1. **膀胱宫颈韧带的处理** 手术的难点和关键均是膀胱宫颈韧带的处理。经阴道途径对膀胱宫颈韧带的解剖顺序与开腹、传统腹腔镜相反，不仅需要丰富的经阴道手术经验，也需要丰富的开腹、传统腹腔镜手术下输尿管隧道解剖经验，才能更好地理解经阴道途径的输尿管隧道解剖技术。分离出膀胱宫颈间隙和膀胱侧间隙后，置入膀胱宫颈间隙拉钩、膀胱侧间隙拉钩、膀胱宫颈韧带拉钩，三把拉钩间呈矢状走向的条索状组织就是膀胱宫颈韧带。触摸确定输尿管位置后，切开膀胱宫颈韧带浅层，薄长剪刀将膀胱宫颈韧带内、外侧叶分开、离断，再次触摸确定输尿管膝部，进一步分离膝部足侧组织，显露输尿管膝部后，用阑尾钳提拉膝部，直角钳钝性分离膝部头侧薄、疏松的结缔组织并打通形成通道，用小胃管悬吊、提拉、标识输尿管膝部。

2. 主韧带的处理　避开输尿管后，即可根据需要，钳夹和切断宫旁组织、骶主韧带，达到子宫根治/次根治术的要求。但经阴道途径，如何避开盆腔自主神经仍是一个难题。

3. 骶韧带的显露　先紧贴腹膜分离，充分下推直肠，一般不出血。其后，注意推离其外侧的输尿管、神经组织，紧贴韧带分离，不可粗暴，避免引起输尿管、神经、静脉损伤。用前端分叉状的膀胱宫颈韧带拉钩分别置入骶韧带内外侧间隙，并下压直肠后，电凝、切断韧带。

六、手术经验荟萃分析

选择合适的病例。在临床实践中，术者仍需结合患者具体情况、术者能力选择最适合患者的术式。经阴道子宫根治术的适应证包括子宫颈癌Ⅰ、Ⅱ期和子宫内膜癌Ⅰ、Ⅱ期以内的患者。阴道宽度和阴道组织的弹性是影响是否选择经阴道子宫根治术的重要因素；有阴道分娩史、未绝经的患者，子宫颈多能下拉至近处处女膜缘，比较适合经阴道子宫根治术；无阴道分娩史、但阴道组织弹性好的未绝经患者，即使子宫颈无法下拉，也能完成；阴道萎缩的老年患者或放疗后的患者，则不适宜行经阴道子宫根治术；剖宫产病史者膀胱腹膜反折位置可能上移、难以辨认，但并非经阴道手术的禁忌证。

七、专家点评

根据文献报道及笔者经验，认为经阴道子宫根治/次根治术联合腹腔镜盆腔淋巴清扫可以达到开腹手术同样的效果。而具有损伤小、恢复快、并发症少，合并有某些全身性疾病者经治疗后常可耐受手术的优点。腹腔镜可凝闭、切断子宫血管，减少出血；分离子宫血管周围结缔组织，利于经阴道途径找出子宫血管断端；有术者同时在腹腔镜下处理全部/部分输尿管隧道，甚至处理了部分骶韧带、部分主韧带，或者下推膀胱，降低经阴道手术操作难度，但已不是标准的经阴道子宫根治术，称为经阴道辅助腹腔镜子宫根治术。2009年起，单孔腹腔镜开始应用于盆腔淋巴结切除术，国内外众多文献研究发现单孔腹腔镜下盆腔淋巴结切除术可达到与传统多孔腹腔镜相同的效果。2018年起，佛山市妇幼保健院黄晓斌等开展了单孔腹腔镜下盆腔淋巴结切除术联合经阴道子宫根治术治疗早期

子宫颈癌。笔者行单孔腹腔镜切除盆腔淋巴结平均切除数36枚，出血10~20ml，手术时间100分钟左右。单孔腹腔镜盆腔淋巴结切除术能获得足够数量的淋巴结，不需举宫，不挤压病灶；且术后脐孔美容效果满意，对于年轻患者，特别是保留生育功能者，经阴道宫颈切除术联合单孔腹腔镜手术的微创、美容价值更大。2019年，佛山市妇幼保健院黄晓斌等完成了经阴道内镜腹膜外盆腔淋巴结切除术联合经阴道子宫根治术治疗早期子宫颈癌，实现了子宫颈癌的经阴道根治术，该术式可完成系统的盆腔淋巴结切除术（图2-2-115~图2-2-117），对盆腹腔内脏器干扰少，对于需要保留生育功能的年轻子宫颈癌患者，术后输卵管、卵巢周围粘连的可能大大降低，患者自然受孕概率上升。且具有术后疼痛轻、腹壁无瘢痕的优点。

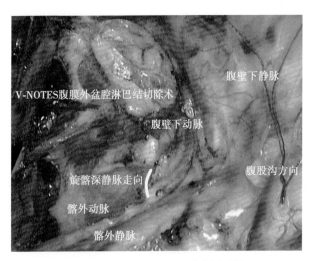

图2-2-115　V-NOTES 左侧腹股沟

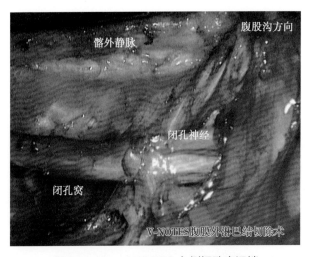

图2-2-116　V-NOTES 左侧闭孔窝远端

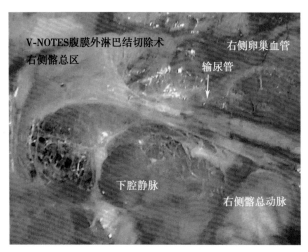

V-NOTES腹膜外淋巴结切除术
右侧髂总区

右侧卵巢血管

输尿管

下腔静脉

右侧髂总动脉

图 2-2-117　V-NOTES 右侧髂总区域

　　腔镜技术的出现，推动了经阴道手术的发展。腹腔镜手术与经阴道手术的有机配合，可以解决妇科手术学上的许多难题，可以互相弥补各自的不足，充分发挥微创手术的优点。经脐单孔腹腔镜 / 经阴道内镜联合经阴道子宫根治术治疗早期子宫颈癌的围术期效果确切，有效、安全、微创，且兼具美容效果，术后疼痛减轻；但远期肿瘤学结局仍需长期随访的结果和多中心研究结果去验证。

（黄晓斌）

参考文献

［1］Xie Q H, Deng K X, Zheng Y H, et al. Modified radical vaginal hysterectomy for cervical cancer treatment. European Journal of Gynaecological Oncology, 2015, 36 (5): 554.

［2］谢庆煌，柳晓春，郑玉华，等 . 经阴道子宫广泛切除联合腹腔镜手术治疗子宫恶性肿瘤的临床研究 . 实用妇产科杂志，2007, 23 (1): 20-22.

［3］Fagotti A, Boruta D, Scambia G, et al. First 100 early endometrial cancer cases treated with laparoendoscopic single-site surgery: a multicenter retrospective study. Am J Obstet Gynecol, 2012, 206 (4): 353. e1-353. e5.

［4］Boruta D M, Fagotti A, Bradford L S, et al. Laparoendoscopic Single-site Radical Hysterectomy With Pelvic Lymphadenectomy: Initial Multi-institutional Experience for Treatment of Invasive Cervical Cancer. Journal of Minimally Invasive Gynecology, 2014, 21 (3): 394-398.

［5］黄晓斌，谢庆煌，柳晓春，等 . 单孔腹腔镜盆腔淋巴结切除联合阴式广泛子宫切除术治疗早期宫颈癌 . 中国微创外科杂志，2019 (6): 512-514.

第三章

经阴道腹腔镜手术围手术期准备

一、术前准备

1. **心理准备** 疾病认知、麻醉问题及手术相关风险会增强患者的焦虑情绪,需做好心理疏导。

2. **肠道准备** 术前控制饮食、导泻、灌肠及口服抗生素等准备并不能减少术后伤口感染和吻合口瘘的发生风险。随着快速康复理念的兴起,对于有肠道损伤的手术操作,建议行常规肠道准备。术前灌肠可以不作为妇科手术的常规准备,需注重水、电解质平衡。

3. **阴道准备** 一般推荐术前一天给予碘伏消毒剂擦洗早晚各 1 次。术前使用窥器充分暴露子宫颈及阴道穹窿,再次局部消毒。阴道是有菌环境,存在多种致病菌,为经阴道腹腔镜入路做好充分准备。

二、术中准备

1. 术中准备经阴道手术相关器械。
2. 配备腹腔镜手术相关器械。
3. 术中常规预防性抗生素使用。

三、术后护理

1. **术后预防静脉血栓的发生** 由于患者取膀胱截石位,局部长期受压,血栓评分高风险的患者术后可预防性使用抗凝药物。

2. 建议制订快速康复计划。

(苏轩 王倩青)

第四章

经阴道腹腔镜手术相关基础

第一节 经阴道腹腔镜手术的解剖学基础

经阴道腹腔镜手术的镜下视角解剖与传统的腹腔镜手术不同,手术解剖视觉由下向上,需转换熟悉的解剖学图像位置。经阴道手术的解剖与传统的腹部手术一样,都会遇到周围脏器、间隔、间隙、筋膜、韧带。经阴道手术中,膀胱损伤较常见,输尿管损伤和肠道损伤较罕见,掌握良好的解剖知识将有助于手术的顺利展开及并发症的预防(图2-4-1)。

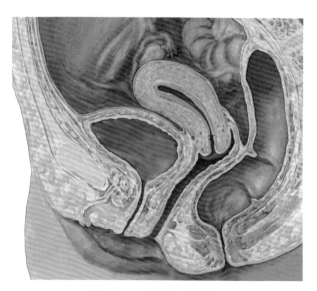

图 2-4-1　女性盆腔解剖图

对于手术相关解剖学,特点如下,详细解剖见本篇第二章。

一、膀胱

1. 识别膀胱阴道前壁在子宫颈的附着点平面(皱褶与非皱褶交界处),横行切开阴道前穹窿黏膜,向上拉开阴道切缘,暴露阴道和膀胱之间结缔组织称之为"阴道上隔"。

2. 打开膀胱子宫反折腹膜是关键。

3. 有剖宫产史的患者,注意膀胱和子宫下段之间的瘢痕。

二、阴道

阴道是经阴道腹腔镜手术的必经之路(图2-4-2)。

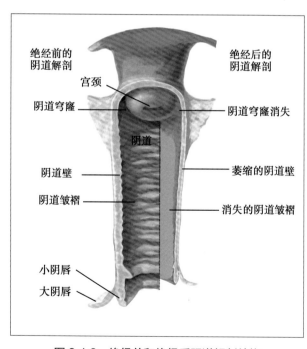

图 2-4-2　绝经前和绝经后阴道解剖结构

1. 阴道上 1/3 段顶端环绕子宫颈,主要支持组织是主韧带及子宫骶韧带。

2. 在子宫颈、阴道上段及膀胱之间有膀胱宫颈韧带。

陷凹。

三、直肠

经阴道腹腔镜入路的建立至关重要，打开直肠反折腹膜是后穹窿入路的关键步骤。直肠阴道间隔或间隙又称为"Denonvilliers 筋膜"，位于上 2/3 阴道脏层筋膜与直肠之间，由平滑肌和弹性纤维结缔组织构成，可以经此无血管间隔直接进入直肠子宫

四、输尿管

经阴道手术中，由于向下牵拉子宫颈，输尿管会随着子宫动脉而向下移动，因此更靠近术野，理应更容易引起输尿管损伤。影像学研究发现，在经阴道手术中，影响输尿管位置的主要因素是主韧带和子宫骶韧带。所以手术过程中切断主韧带和子宫骶韧带后，损伤输尿管的概率显著降低(图 2-4-3)。

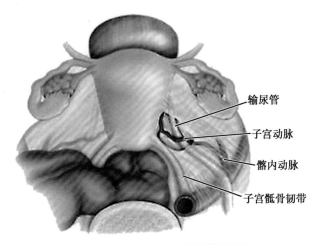

图 2-4-3　子宫动脉、输尿管解剖图

（张健）

第二节　经阴道腹腔镜手术的感染相关问题

手术部位感染通常定义为手术后发生在手术部位的感染。病原体主要来源于皮肤或阴道内的内源性菌群。经阴道手术中常见的感染有盆腔炎、盆腔脓肿、阴道穹窿脓肿形成、阴道直肠瘘形成、阴道膀胱瘘、子宫内膜炎、宫腔脓肿、输卵管炎等。研究发现，术前尿路感染、阴道感染、手术出血量、手术时间等因素均是手术患者发生医院感染的危险因素。

经阴道腹腔镜手术目前已应用于妇科手术中，相关的感染已成为新的腹腔镜手术入路所关注的主要并发症。经阴道腹腔镜手术是传统的经阴道与腹腔镜手术的结合。传统的经阴道手术中，感染的主要原因有：①女性生殖系统内的条件致病菌；②手术时间较长，止血不彻底；③肛门排泄物导致手术部位的污染。

经阴道腹腔镜的入路建立手术存在一定感染

风险。Linke 对 27 例经阴道腹腔镜术后患者进行随访，其中有 2 例患者在术后发生了细菌性阴道病。Baekelandt 报道了用自制 Port 经阴道腹腔镜下子宫全切术，未出现感染等并发症。隋孟松等对 18 例经阴道腹腔镜下子宫全切进行了临床分析，发现 1 例患者术后继发盆腔感染再次入院抗感染治疗，分析其原因是盆腔脱垂行子宫全切术的同时进行了阴道骶棘韧带悬吊术，术中合并肠粘连，手术难度高，手术时间长，术后继发了盆腔感染。

从现有研究来看，经阴道腹腔镜手术是较安全的，需做好术前评估，术中预防，术后规范使用抗生素。同时掌握熟练的手术技巧、术中严格无菌操作，术后快速康复护理等都能有效地预防经阴道腹腔镜手术引起感染的风险。

（訾聃）

参考文献

［1］ BERRIOS-TORRES SI, UMSCHEID CA, BRATZLER DW, et al. Centers for Disease Control and Prevention Guideline for the Prevention of Surgical Site Infection. JAMA Surg, 2017, 152 (8): 784-791.

［2］ STEINER HL, STRAND EA. Surgical-site infection in gynecologic surgery: pathophysiology and prevention. Am J Obstet Gynecol, 2017, 217 (2): 121-128.

［3］ 李霞，黄文倩，陈婷婷，等. 2018 年 ACOG《妇科手术感染预防》指南解读. 中国实用妇科与产科杂志, 2018, 34 (09): 1016-1018.

［4］ 隋孟松，朱一萍，周卫强，等. 经阴道腹腔镜全子宫切除术 18 例临床分析. 现代妇产科进展, 2019, 28 (07): 537-539.

［5］ ANDERSON DJ, PODGORNY K, BERRIOS-TORRES SI, et al. Strategies to prevent surgical site infections in acute care hospitals: 2014 update. Infect Control Hosp Epidemiol, 2014, 35 (Suppl 2): S66-S88.

第五章

经阴道腹腔镜临床手术应用

第一节 经阴道腹腔镜手术在附件手术中的应用

一、引言

输卵管为卵子与精子结合的场所及运送受精卵的管道。常见疾病有输卵管妊娠(tubal pregnancy)、输卵管发育异常、输卵管炎和原发性输卵管癌。常见手术有:输卵管吻合术(tubal reanastomosis)、输卵管妊娠手术和输卵管炎症手术等。卵巢肿瘤是妇科的常见肿瘤,附件手术入路有经腹、经腹腔镜、经阴道腹腔镜。随着微创技术日益发展,腹腔镜手术为治疗卵巢良性肿瘤的首选方式。近年来,经阴道腹腔镜附件相关手术引起越来越多医生的关注与临床探索应用。

二、手术相关解剖

选择阴道后穹窿入路时,横行切开阴道后穹窿黏膜,依解剖层次打开子宫直肠反折腹膜。注意子宫直肠腹膜剪开时要避免损伤肠段,尤其在直肠窝半封闭或封闭状态下。

选择阴道前穹窿入路时,识别膀胱阴道前壁在子宫颈的附着点平面(皱褶与非皱褶交界处),横行切开阴道前穹窿黏膜,暴露阴道膀胱间"阴道上隔",上推暴露膀胱子宫反折腹膜。对于有剖宫产史的患者,在膀胱和子宫下段之间存在瘢痕,瘢痕组织缩小了膀胱宫颈间隔,需谨防损伤膀胱。

三、手术适应证、禁忌证及并发症

(一)适应证

1. 术前评估为卵巢良性肿瘤。
2. 不孕症,排除男方生殖能力严重异常。
3. 耐受腹腔镜手术。
4. 年龄适宜,<40岁。
5. 剩余输卵管长度>4cm。

(二)禁忌证

1. 不能耐受腹腔镜手术。
2. 合并有阴道感染,盆腔感染或粘连严重者。
3. 阴道极度狭窄。
4. 无性生活史者。
5. 妊娠合并卵巢囊肿。
6. 急性阴道炎。
7. 异位妊娠大量出血休克。

(三)并发症

1. 术中术后出血。
2. 术后发热和感染。
3. 阴道切口愈合不良。
4. 慢性盆腔炎症。

四、手术步骤

(一)常规手术步骤

1. 常规经阴道手术麻醉及体位准备。
2. **消毒方式** 常规碘伏消毒,阴道消毒三遍。
3. **手术入路** 阴道前穹窿或阴道后穹窿。
4. 打开后穹窿,放置单孔Port(图2-5-1、图2-5-2)。
5. **常规探查** 进镜至盆腔,探查子宫、卵巢、输卵管情况。对于异位妊娠,探查输卵管是否破裂并判断破裂出血处;探查卵巢肿瘤的位置、大小及与周围组织有无粘连,并了解与周围组织关系,如有粘连,先分离周围组织粘连(图2-5-3)。

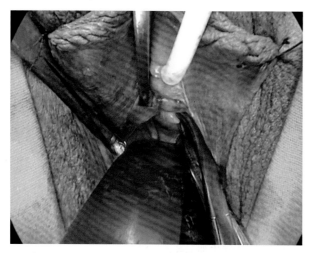

图 2-5-1　打开阴道后穹窿

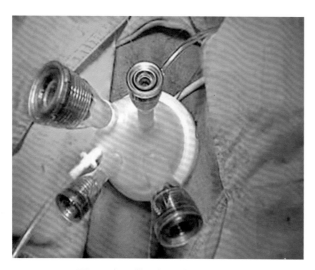

图 2-5-2　放置经阴道单孔 Port

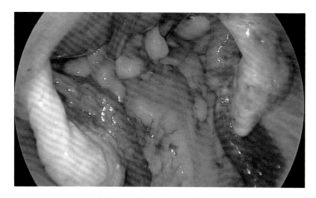

图 2-5-3　探查盆腔情况

6. 手术结束后，将切除的输卵管、妊娠物、卵巢肿瘤或附件装入标本袋，自阴道取出，2-0 可吸收线缝合关闭阴道后穹窿或阴道前穹窿。

（二）经阴道腹腔镜下输卵管手术

1. **输卵管妊娠**　双极电凝输卵管系膜并切开，距输卵管间质部外 1cm 切断输卵管。探查若腹腔出血较多时，做好输血准备。

2. **输卵管吻合**　自输卵管伞端置入硬膜外导管做引导，硬膜外导管通过输卵管近侧及远侧断端开口，予 6-0 可吸收线端对端间断缝合输卵管两断端，4-0 可吸收线缝合关闭输卵管系膜，同方法处理对侧输卵管（视频 2-5-1，图 2-5-4~ 图 2-5-7）。

视频 2-5-1
经阴道单孔腹腔镜下输卵管吻合术

3. **检查输卵管畅通性**　行双侧输卵管逆行通液术，再次向宫腔内注入亚甲蓝稀释液，以了解输卵管通畅性及吻合口密闭性，并关闭阴道切口（图 2-5-8、图 2-5-9）。

4. **输卵管结扎**　在输卵管结扎部位系膜处，注射 1∶1 000 肾上腺盐水形成水垫，切开系膜，显露输卵管管芯，切除结扎部分管芯并送检，均可见输卵管近侧及远侧断端开口。

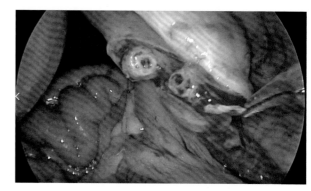

图 2-5-4　显露输卵管管芯

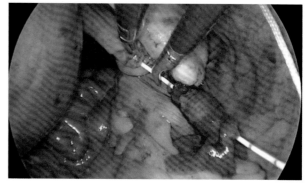

图 2-5-5　自输卵管伞端置入硬膜外导管做引导，通过输卵管近侧及远侧断端开口

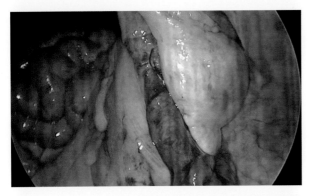

图 2-5-6　予 6-0 可吸收线端对端间断缝合输卵管两断端

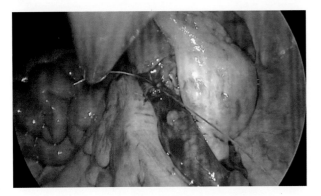

图 2-5-7　4-0 可吸收线缝合关闭输卵管系膜

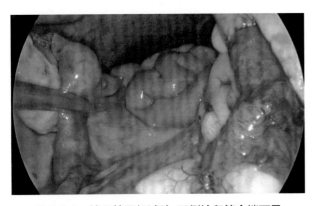

图 2-5-8　输卵管通畅试验：双侧输卵管伞端可见
亚甲蓝液流出

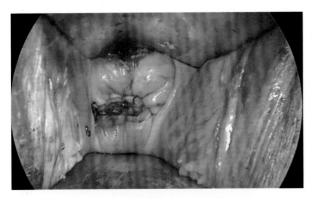

图 2-5-9　可吸收线缝合关闭阴道后穹窿

（三）经阴道腹腔镜卵巢良性肿瘤手术

1. **卵巢肿瘤切除术**　沿卵巢肿瘤横轴剪开卵巢皮质，分离卵巢皮质与囊肿，完整切除囊肿。对于巨大囊肿，盆腔内操作空间有限，切除困难者，可将 Port 取出，经阴道切除囊肿（图 2-5-10）。标本装袋取出送冰冻。剥离的卵巢囊腔可用 2-0 可吸收线连续缝合止血成型。

2. **附件切除术**　先离断卵巢固有韧带及输卵管峡部，然后沿输卵管系膜向骨盆漏斗韧带处逐渐电凝切开，并离断骨盆漏斗韧带。切除骨盆漏斗韧带时必须探清输尿管走向防止损伤；骨盆漏斗韧带处要充分电凝止血（图 2-5-11）。

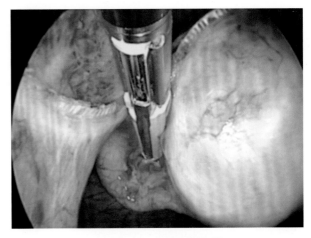

图 2-5-10　切除右侧卵巢

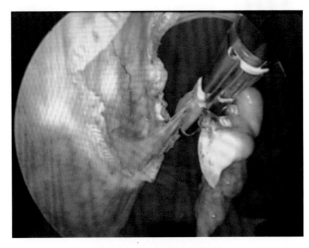

图 2-5-11　切除右侧附件

五、手术技巧与难点

1. 经阴道腹腔镜手术植入 Port 是一大难点。经阴道后穹窿入路时，可将子宫直肠反折腹膜、阴道后壁与 Port,另一边 Port 与子宫体后壁各缝一针;经阴道前穹窿入路时,可将膀胱子宫反折腹膜、阴道前壁与 Port,另一边 Port 与子宫体前壁各缝一针。这样固定后,可防止 Port 滑脱,保证手术通道的通畅。

2. 重新认识手术解剖空间是经阴道腹腔镜手术的另一难点。传统腹腔镜手术是从上往下看(从山顶看山脚),而经阴道腹腔镜的操作方向相反,为由下往上看(从山脚看山顶),术者需要有良好的适应过程。在行附件切除时,必须要看清骨盆漏斗处输尿管的走向,必须看到"输尿管在你眼前蠕动",是避免损伤输尿管的关键。子宫内膜异位症囊肿的卵巢常与侧盆壁腹膜粘连,在分离粘连、电凝盆壁粘连面渗血时亦需探查输尿管走向。

3. 解决"筷子效应"是经阴道腹腔镜手术最大难点。首先是手术站位,术者和扶镜手坐于患者两腿之间,术者在患者右侧,扶镜手在患者左侧;其次是器械的选择,因单孔操作所有器械在同一切口进出,可选择 5mm 直径、30° 50cm 长的腹腔镜,分离钳可选择长度 33cm 或 45cm 的,这样选择长度不一的镜子与器械,可最大程度减少体外器械干扰(图 2-5-12);最后是在手术三角(两把操作器械与腹腔镜镜头之间)区域操作,必要时助手可伸进吸引器或分离钳上抬或按压影响视野的脏器,以暴露手术操作野。

六、手术经验荟萃分析

1. 手术入路一般选择阴道后穹窿,但是对于盆腔粘连严重者,可选择阴道前穹窿作为手术入路,切勿损伤膀胱和直肠。

2. 一般采用与输卵管垂直方向切开或者间断缝合浆膜层,注意输卵管断端对合,减少吻合的张力,避免输卵管扭曲成角影响血运,尽量减少术后粘连而影响输卵管蠕动。

3. 切下标本可先拉至 Port 内,手术结束装入标本袋取出。

4. 切除附件时,先切卵巢固有韧带及输卵管峡部,可更大程度分辨输尿管并保护之。

5. 术后常规再次探查盆、腹腔情况。与传统腹腔镜手术相比,是"站在山底看山顶",盆腹腔脏器可以一览无余,尽收眼底。

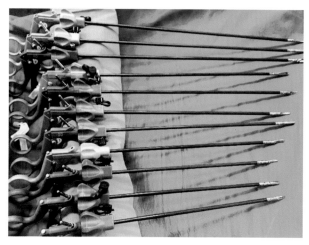

图 2-5-12　长短不同的分离钳和剪刀

七、专家点评

经阴道腹腔镜下输卵管及卵巢手术作为一种新兴的微创手术方式,其预后以及常规性还有待进一步探索,还需要大样本资料及长期随访数据,为经阴道腹腔镜下输卵管吻合术提供更好的临床数据。而输卵管炎症患者,其盆腔解剖结构不清,经阴道穹窿进入腹腔的过程中,容易造成盆腔脏器的损伤,手术风险较高。

(孙静)

参考文献

[1] LIU J, BARDAWIL E, LIN Q, et al. Transvaginal natural orifice transluminal endoscopic surgery tubal reanastomosis: a novel route for tubal surgery. FertilSteril, 2018, 110 (1): 182.

[2] BERGER GS, THORP JJ, WEAVER MA. Effectiveness of bilateral tubotubal anastomosis in a large outpatient population. Hum Reprod, 2016, 31 (5): 1120-1125.

[3] XU B, LIU Y, YING X, et al. Transvaginal endoscopic surgery for tubal ectopic pregnancy. JSLS, 2014, 18 (1):

76-82.

[4] SEETERS J, CHUA SJ, MOL B, et al. Tubal anastomosis after previous sterilization: a systematic review. Hum ReprodUpdate, 2017, 23 (3): 358-370.

[5] WANG CJ, WU PY, KUO HH, et al. Natural orifice transluminal endoscopic surgery-assisted versus laparoscopic ovarian cystectomy (NAOC vs. LOC): a case-matched study. Surg Endosc, 2016, 30 (3): 1227-1234.

第二节 经阴道腹腔镜子宫肌瘤切除术

一、引言

子宫肌瘤（uterine myoma）是 30~50 岁妇女常见的生殖系统良性肿瘤。子宫肌瘤的发病机制尚未明确。目前，以手术治疗为主，其中手术方式包括肌瘤切除术和子宫全切术。子宫肌瘤切除术（myomectomy）是将子宫肌瘤切除而保留子宫，保留患者正常的月经来潮或有正常生育能力的一种手术方式。常见手术途径有：经腹、经阴道、经宫腔镜及腹腔镜手术。随着手术技术的革新，经阴道单孔腹腔镜子宫肌瘤切除术逐渐应用于临床。本章节就经阴道单孔腹腔镜子宫肌瘤切除术进行阐述。

二、手术相关解剖

同经脐单孔腹腔镜子宫肌瘤切除术。

三、手术适应证、禁忌证及并发症

（一）适应证

单发或局限于前壁或后壁的肌瘤，余同经脐单孔腹腔镜子宫肌瘤切除术。

（二）禁忌证

1. 生殖道发育异常。
2. 合并有生殖道感染，盆腔感染，或粘连严重者。

余同腹腔镜子宫肌瘤切除术。

（三）并发症

1. 阴道切口愈合不良、脓肿等。
2. 余同经脐单孔腹腔镜子宫肌瘤切除术。

四、手术步骤

见视频 2-5-2。

视频 2-5-2
经阴道单孔腹腔镜肌瘤剔除术

1. 采取气管插管全麻，取截石位，常规消毒铺巾。
2. 对于局限于子宫前壁的肌瘤，选择阴道前

穹窿入路切口；肌瘤局限于子宫后壁或子宫底者，经阴道后穹窿入路。

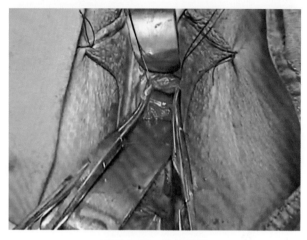

图 2-5-13　提吊腹膜

3. 经阴道放置切口保护套及单孔 Port（图 2-5-13~ 图 2-5-17）。
4. 常规探查盆腔情况。
5. 子宫肌壁注射垂体后叶激素或缩宫素（6U/100ml），促进血管收缩。
6. 电能量器械纵行切开子宫肌层至肌瘤假包膜。
7. 切除肌瘤时，固定肌瘤的器械应与切除用器械相互配合，向两个相反的方向用力，切除至肌瘤基底部或有血管时超声刀或电凝切断。

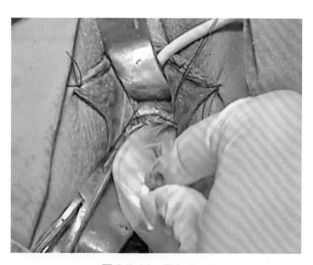

图 2-5-14　置入 Port

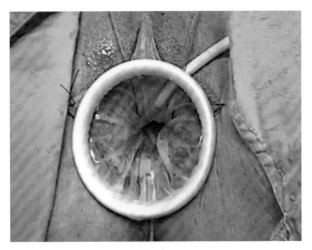

图 2-5-15　放置切口保护套

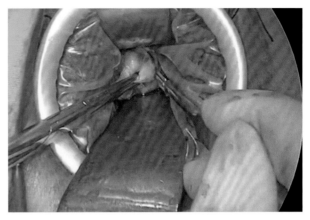

图 2-5-18　大"C"旋切子宫肌瘤

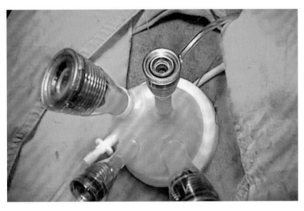

图 2-5-16　放置单孔 Port

8. 剥离面电凝止血，用 2-0 号倒刺线连续缝合子宫肌层，缝合时，注意封闭残腔，残腔的残留易导致术中术后出血或感染。

9. **取出肌瘤**　经阴道直视下大"C"旋切肌瘤（图 2-5-18），旋切时注意避免阴道壁损伤。

10. 探查子宫创面情况（图 2-5-19）。

11. 手术结束后取出单孔 Port 和切口保护套，2-0 号可吸收线缝合腹膜及阴道穹窿（图 2-5-20~图 2-5-22）。

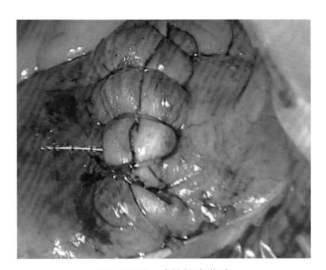

图 2-5-19　术毕探查盆腔

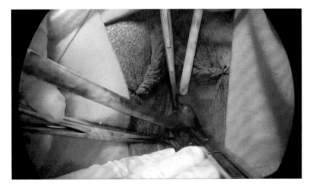

图 2-5-17　阴道后穹窿入路

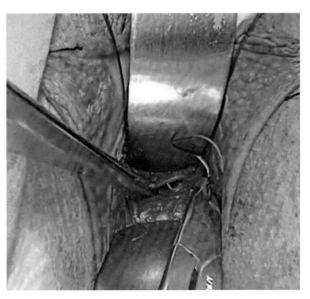

图 2-5-20　缝合腹膜

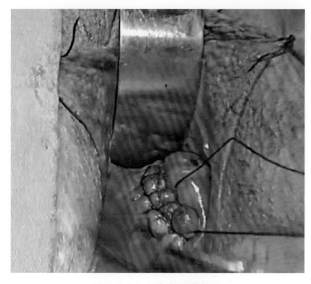

图 2-5-21　缝合阴道切口

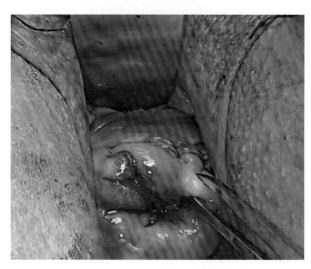

图 2-5-22　检查切口完整性

五、手术技巧与难点

1. 手术存在视线盲区，术前应评估肌瘤情况，根据肌瘤位置选择合适的入路，如：前壁肌瘤及子宫底肌瘤建议采用阴道前穹窿入路；后壁子宫肌瘤，建议采用阴道后穹窿入路，更利于手术进行。

2. 术前评估患者病情是手术成功的关键之一。盆腔粘连严重的患者，入路解剖结构不清晰；过大的肌瘤，可能限制手术操作空间；肌瘤数目过多，可能出现残留；患者过于肥胖，必要时中转手术方式。

3. 由于术中不能使用举宫器，缺少固定子宫位置的器械，手术过程中，分离钳及抓钳需兼顾固定子宫的功能。阴道前穹窿入路，子宫位于视野下方，需固定子宫，避免左右摆动；采用阴道后穹窿入路，子宫位于视野上方，由于子宫重力作用，术中注意向上支撑子宫，为手术提供足够的空间。

4. 切除子宫肌瘤及缝合创面是手术的最大难点。切开子宫肌层时，尽量采用纵行切口，更适合于单孔腔镜的缝合。利用"外长内短""左右交叉""前挑后拨"等技巧，克服单孔腹腔镜的"筷子效应"；同时使用倒刺线进行缝合，免打结同时缩短手术时间。

六、手术经验荟萃分析

经阴道手术是一种操作简单，术后恢复快的手术方式。腹腔镜器械可协助术者克服经阴道手术术野暴露困难，更好地完成手术。根据适应证，选择经阴道腹腔镜切除子宫肌瘤，标本袋内大"C"旋切，瘤体可连续性地从微创手术切口中取出。

七、专家点评

子宫肌瘤是妇科常见良性肿瘤，目前仍以手术治疗为主，经阴道腹腔镜子宫肌瘤切除术是目前可选择的微创手术方式，但对术者单孔手术技巧有一定要求。术前评估是手术能否顺利完成的关键点，精准把握手术适应证、禁忌证可降低术中变更手术方式的概率。

（刘娟）

参考文献

［1］ CHITTAWAR PB, KAMATH MS. Review of nonsurgical/minimally invasive treatments and open myomectomy for uterine fibroids. Current opinion in obstetrics & gynecology, 2015, 27 (6): 391-397.

［2］ BAEKELANDT J. Transvaginal natural-orifice transluminal endoscopic surgery: a new approach to myomectomy. Fertility and sterility, 2018, 109 (1): 179.

［3］ PRINCI D, ROLLI R, GALLI P A. Compliance and complications of culdotomy. Minerva Ginecol, 2016, 68 (4): 418-422.

［4］ BOZA A, MISIRLIOGLU S, TASKIRAN C, et al. Contained Power Morcellation Versus Transvaginal Extraction for Retrieval of Laparoscopically Removed Myomas: A Comparison of Perioperative Outcomes. Surg

Innov, 2019, 26 (1): 72-76.

[5] GLASER L M, FRIEDMAN J, TSAI S, et al. Laparo-scopic myomectomy and morcellation: A review of tech-niques, outcomes, and practice guidelines. Best Pract Res Clin Obstet Gynaecol, 2018, 46: 99-112.

第三节　经阴道腹腔镜下子宫全切术

一、引言

子宫全切术是妇科手术中常用且经典的术式，适用于普通妇科、盆底妇科及妇科肿瘤等多学科中。传统的子宫全切术的手术路径包括经腹、经阴道及经腹腔镜。与经腹、经腹腔镜相比，经阴道子宫全切术虽然创伤小、美观，但存在手术视野局限、操作空间狭窄、对于盆腹腔高位的病变难以处理等缺点。经阴道腹腔镜子宫全切术结合了传统经阴道手术与单孔腹腔镜手术的优势，可直视下进行附件手术，并且可观察全盆腹腔，很好拓展了经阴道手术的范围，且无单孔腹腔镜手术腹壁切口瘢痕。目前该术式已迅速发展起来，本章将对该术式进行详细阐述。对于经阴道单孔腹腔镜手术操作，笔者团队总结提出了"外拉内推"理念，即经阴道手术阶段向外拉子宫颈，阴道置入 Port 后腹腔镜手术操作时向内推子宫体。充分领悟推拉的核心思想以及推拉时机的掌握，对于实施经阴道腹腔镜手术至关重要。

二、手术相关解剖

详见第一篇第二章（图 2-5-23~ 图 2-5-25）。

三、手术适应证、禁忌证及并发症

（一）适应证

同第一篇第五章第五节。

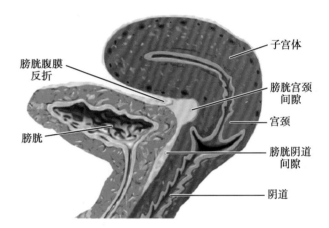

子宫体
膀胱腹膜反折
膀胱宫颈间隙
宫颈
膀胱
膀胱阴道间隙
阴道

图 2-5-23　子宫、阴道与膀胱间隙及筋膜

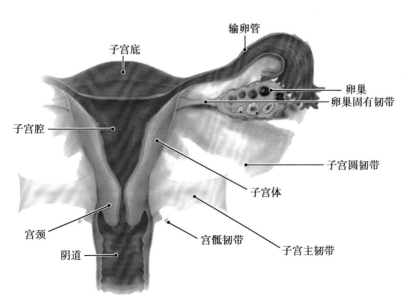

输卵管
子宫底
卵巢
卵巢固有韧带
子宫腔
子宫圆韧带
子宫体
宫颈
宫骶韧带
子宫主韧带
阴道

图 2-5-24　子宫主要韧带

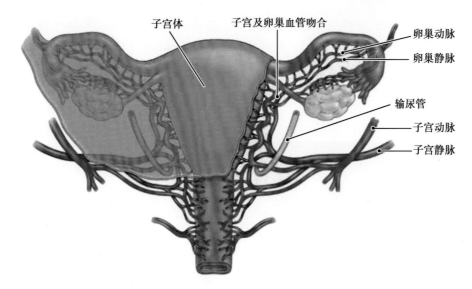

图 2-5-25　子宫动脉及静脉分布

（二）禁忌证

1. 无阴道性生活史者。

2. 下肢畸形无法置膀胱截石位。

3. 耻骨弓及阴道狭窄，无法进行阴道操作。

4. 子宫体积 >20 周。

5. 年龄 ≤ 45 岁需要保留生育功能（相对禁忌证）。

6. 子宫脱垂达国际尿控协会分级 Ⅲ 或 Ⅳ 级患者（相对禁忌证）。

7. 有 2 次及以上剖宫产分娩史（相对禁忌证）。

余同第一篇第五章第五节。

（三）并发症

同第一篇第五章第一节。

四、手术步骤

见视频 2-5-3，视频 2-5-4。

视频 2-5-3
经阴道腹腔镜全子宫切除术

视频 2-5-4
经阴道腹腔镜下严重粘连全子宫切除术

经阴道腹腔镜子宫全切术（vaginally assisted NOTES hysterectomy，VANH）由经阴道操作及单孔腹腔镜操作两部分组成。

1. 手术采用全身麻醉，取膀胱截石位并留置导尿。

2. 将左右小阴唇缝合固定于外阴皮肤。阴道拉钩拉开阴道前后壁，暴露子宫颈，Allis 钳钳夹子宫颈，于子宫颈阴道黏膜下注入无菌生理盐水或内加适量肾上腺素（1 : 1 000）20ml，进行液压分离并减少术中出血（图 2-5-26）。

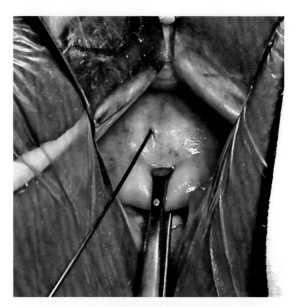

图 2-5-26　液压分离膀胱阴道间隙及膀胱宫颈间隙

3. 电刀环形切开子宫颈阴道黏膜。将子宫颈向外下方牵引，沿水垫锐钝性分离膀胱宫颈间隙，分别钳切、缝扎两侧耻骨膀胱宫颈筋膜，上推膀胱，打开膀胱宫颈反折处腹膜，进入前盆腔，4 号丝线将前腹膜与阴道前壁间断缝合 2~3 针，并进行牵引。将子宫颈向外上方牵拉,于阴道后穹窿部切开阴道后壁,锐钝性分离直肠阴道间隙,打开阴道直肠反折处腹膜,进入后盆腔,4号丝线将后腹膜与阴道后壁间断缝合2~3针,并进行牵引(图2-5-27,图2-5-28)。

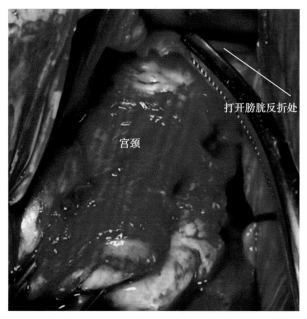

图 2-5-27 打开膀胱反折处腹膜

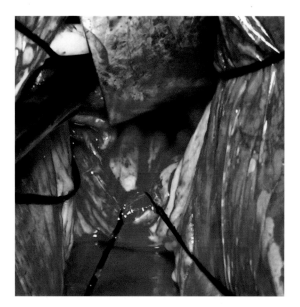

图 2-5-28 将前后腹膜与阴道前后壁缝合并牵引

4. 向右侧充分牵拉子宫颈,伸展及暴露左侧子宫主韧带及子宫骶韧带,依次钳切韧带,以双股7号丝线缝扎,同法处理右侧。此步骤亦可用 Ligasure 进行凝切。

5. **腹腔镜操作** 撤出阴道器械,将子宫颈置入切口保护套内并向外牵拉,置入阴道支撑器,连

接单孔 Port。充气,维持气腹压力10~12mmHg。直径5mm、长50cm的30°腹腔镜经操作孔进入盆腹腔,全面探查盆腹腔情况。腹腔镜 Allis 钳钳夹子宫颈并上推,向右侧牵拉,左侧阔韧带前后叶自然分开,暴露左侧子宫动静脉,Ligasure 分次凝切左侧子宫动静脉、阔韧带、圆韧带、卵巢固有韧带及输卵管。同法处理右侧子宫旁韧带、血管及组织。停气腹,撤出腹腔镜器械及切口保护套,取出子宫。再次置入切口保护套,连接单孔 Port,在腹腔镜下观察切口残端出血情况,严密止血。(图2-5-29~图2-5-37)

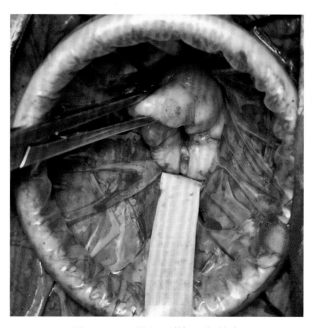

图 2-5-29 置入阴道切口保护套

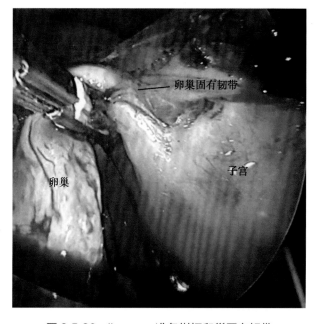

图 2-5-30 ligasure 准备钳切卵巢固有韧带

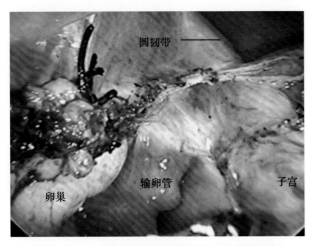

图 2-5-31 腹腔镜下输卵管,卵巢、圆韧带位置

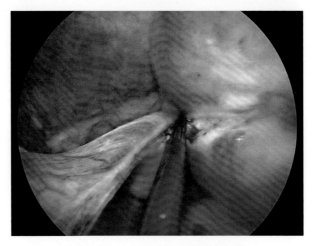

图 2-5-34 切断右侧卵巢固有韧带

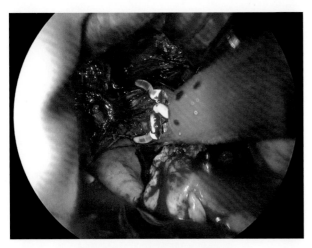

图 2-5-32 处理右侧宫旁组织

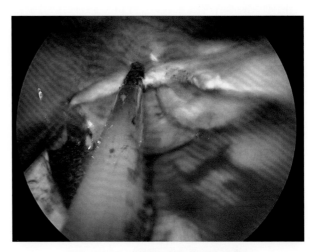

图 2-5-35 切断左侧卵巢固有韧带

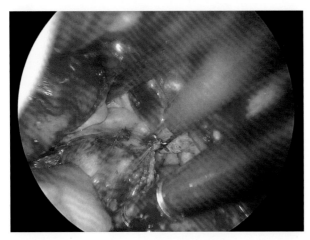

图 2-5-33 处理左侧宫旁组织

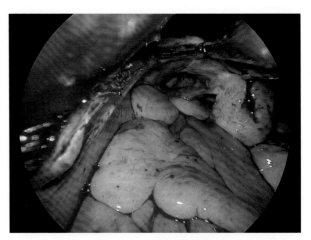

图 2-5-36 切除右侧附件

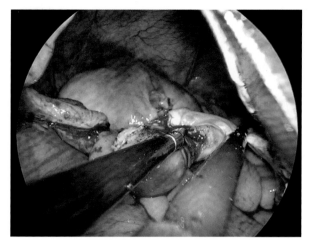

图 2-5-37　切除左侧附件

6. 打开阴道后穹窿的时候,如果发现组织层次不清晰,解剖结构失常,切忌盲目分离,可采用手指在直肠内指示的方法避免直肠损伤,或者使用气腹针经阴道后穹窿穿刺形成气腹,沿穿刺点分离打开后穹窿。分离过程中,钝性分离疏松组织,粘连致密组织可采用锐性分离或者电凝分离。打开膀胱腹膜反折的时候,尽量沿子宫前壁分离。如患者有剖宫产手术史,可能会出现膀胱子宫粘连,粘连部位多位于子宫前壁峡部,上推膀胱时,动作轻柔、适可而止,避免瘢痕部位紧密粘连导致膀胱后壁损伤破裂。对于膀胱粘连分离,手术中务必注意电器械的使用,如果粘连致密,需靠近子宫进行剪刀锐性分离,可避免电器械热传导损伤膀胱,如为疏松粘连,可采用凝切式分离。膀胱粘连分解时推荐采用各个击破,"农村包围城市"的理论,挑选粘连比较疏松部位先进行分解,最好从薄弱处入手,进入腹腔,缩小粘连部位,将致密粘连留到最后攻克,因为周围粘连分离后解剖结构更加清晰,从而可减少损伤的发生。相比经阴道手术,进入腹腔后盆腔粘连分解是 V-NOTES 的优势,可充分利用腹腔镜可视优势,完成盆腹腔的粘连松解(图 2-5-38~ 图 2-5-50)。

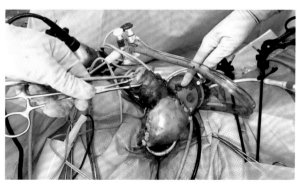

图 2-5-38　常规子宫取出

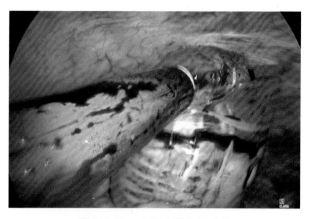

图 2-5-39　大子宫装入标本袋

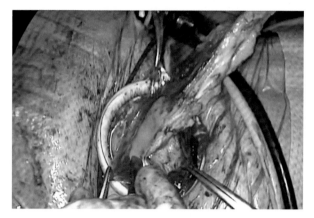

图 2-5-40　大子宫取出

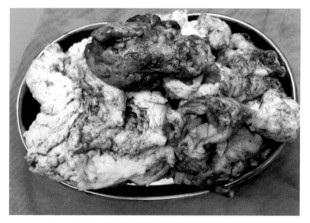

图 2-5-41　削切后大子宫完全取出

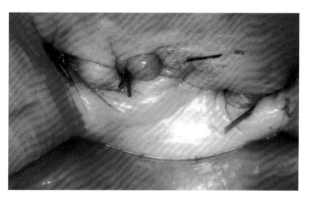

图 2-5-42　阴道断端 V-Loc 线缝合

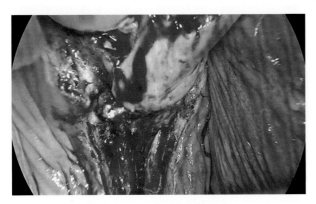

图 2-5-43　阴道后穹窿粘连

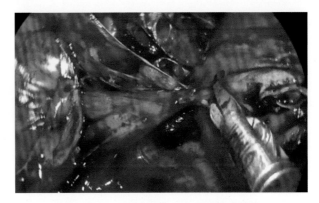

图 2-5-46　剪刀锐性分离子宫致密粘连

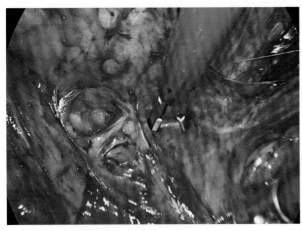

图 2-5-44　直肠窝粘连分解

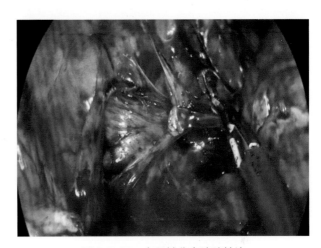

图 2-5-47　电器械分离膀胱粘连

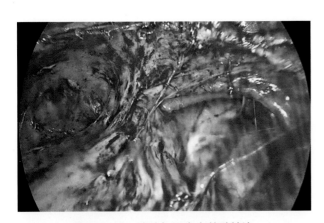

图 2-5-45　膀胱与子宫右前壁粘连

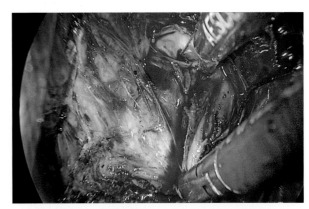

图 2-5-48　于局部薄弱处分离粘连打开腹膜反折

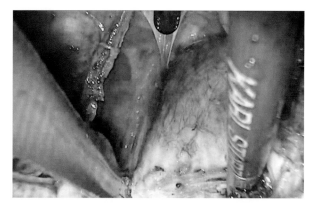

图 2-5-49 打开膀胱腹膜反折后可见子宫底粘连

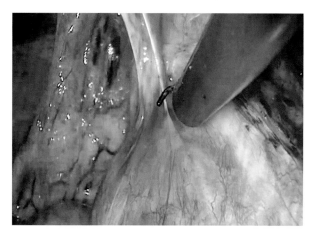

图 2-5-50 进入盆腔后分解子宫底粘连

7. 缝合阴道残端 2-0 可吸收线连续缝合盆腹膜及阴道残端,留置阴道 T 管一根进行盆腹腔引流。

以上为目前常用的经阴道腹腔镜子宫全切术。2015 年比利时 Baekelandt 首次报道了 10 例无经阴道辅助的全部经阴道腹腔镜下子宫全切术,其中 5 例为无阴道分娩史,5 例有阴道分娩史,通过自制的手术操作 Port 及腹腔镜器械完成手术。

因操作 Port 置于阴道内,故阴道的松弛度对于 Port 的固定具有重要影响。Baekelandt 报道显示无阴道分娩史者采用常规切口保护套、手套及金属 Trocar 制作 Port(图 2-5-51);而有阴道分娩史者因阴道较松弛,常规切口保护套易滑脱,故采用 5 号可充气喉罩(将罩体中间部分去除,保留可充气气囊)、阴道支撑装置、手套及金属 Trocar,这样,Port 可较大程度地嵌合于阴道壁,同时避免 CO_2 逸出(图 2-5-52)。此方式 Port 置于阴道穹窿顶端。当进行较小子宫全切术时,Port 位置无需调整;但当进行较大子宫全切术,建议在切断子宫骶韧带后将操作 Port 上移至直肠子宫陷凹处,以改善手术视野。形成气腹后,在腹腔镜下切开子宫颈阴道黏膜,

分离膀胱宫颈间隙及阴道直肠间隙,其后操作顺序同前。该文献认为在腹腔镜下操作,手术视野更清晰。且由于 CO_2 压力的作用,更容易辨别及分离膀胱宫颈间隙及阴道直肠间隙。美国关小明教授亦采用此方式,但由于气腹压力在阴道内的稳定性极差,易出现术野不平稳的情况。

两种方式比较,经阴道辅助打开前后腹膜方便,操作相对简单且较易掌握,同时避免阴道松紧度对 Port 放置的影响及阴道内气压不稳定的困难。目前更多为部分经阴道辅助的经阴道腹腔镜子宫全切术。

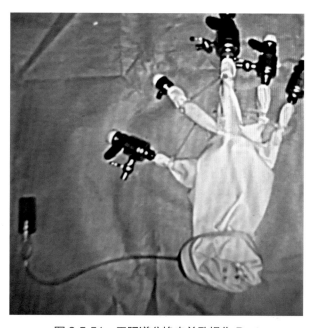

图 2-5-51 无阴道分娩史单孔操作 Port

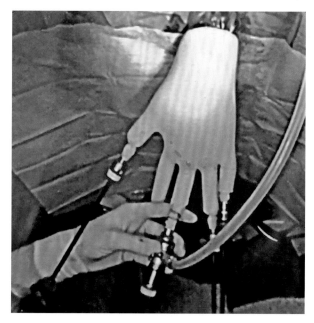

图 2-5-52 有阴道分娩史单孔操作 Port

五、手术技巧与难点

1. 子宫颈肥大或子宫颈延长者，如影响气腹或手术操作，可先行子宫颈切除后再进行单孔腹腔镜操作。

2. 找准膀胱宫颈间隙及直肠阴道间隙，进入盆腔，是手术成功的关键步骤，需注意以下技巧：①在进行液压分离时，进针点在膀胱沟（钳夹子宫颈并上推，在阴道前穹窿与子宫颈前唇间出现一横沟）下 5mm 进针，针头需置于子宫颈阴道部皮下，过深或过浅均无法达到分离膀胱阴道间隙及膀胱宫颈间隙的目的。②当有剖宫产史或腹部手术史，膀胱与子宫峡部或前壁粘连，上推膀胱或暴露前腹膜困难，可在两侧膀胱宫颈韧带偏外侧的阔韧带间隙内寻找膀胱宫颈间隙，逐步分离手术粘连或瘢痕，从而打开前腹膜。③由于子宫骶韧带在子宫颈后方形成一倒 V 结构，在打开直肠阴道间隙时，可用手感知位置及有无粘连，在倒 V 顶端下 1~2cm 处（也就是阴道黏膜与子宫颈交接处下方约 1~2cm 处）直接全层切开阴道壁及后腹膜。如阴道壁较厚或直肠子宫陷凹有粘连，则可先切开阴道壁，分离直肠阴道间隙，下推直肠及暴露腹膜，从而进入盆腔。

3. 经阴道手术阶段的关键部分是打开膀胱腹膜处的反折，这也是整个手术的关键。大部分术者通过经阴道操作打开膀胱腹膜反折，但也有部分术者将膀胱充分上推，置入单孔 Port 后在腹腔镜下打开膀胱反折处腹膜进入盆腔。在处理完子宫血管、子宫与阴道穹窿完全分离后置入 Port，进行经阴道腹腔镜手术操作，可有效减少创面出血。

4. 对于经阴道腹腔镜复杂的大子宫全切术来说，在置入 Port 后腹腔镜手术阶段，因子宫偏大，术野暴露困难。除了术前充分肠道准备外，术中可将湿纱布垫折成块状置于子宫与肠管之间，或使用拨棒拨开肠管以及根据患者情况采用 30° 或以上的头低臀高体位，尽可能让肠管停留在腹部以减少肠管对手术的干扰。并且取出大子宫标本的时候也需要一定的技巧和经验。可采用"削苹果"方式取出，但需要注意的是，如果不除外恶性肿瘤，必须装入标本袋后取出。术中务必注意解剖结构并确切止血，时刻警惕未能完全闭合的血管断端挛缩后出血，此类出血止血困难。

5. 对于肥胖或腹壁松弛患者，为避免腹膜塌陷遮挡视野，可在打开前后腹膜后，将前后腹膜分别与阴道顶端前后壁进行间断缝合并牵引，将切口保护套盆腔端置于其上并固定，意义在于：①将腹膜与阴道间隙缝合关闭，可减少创面渗血；②建立经阴道单孔腹腔镜手术通道时置入内固定环更为顺畅；③缝合阴道残端时可作为牵引和标记。

6. 注重阴道支撑环的应用，它对于保持气腹压力、增加阴道操作空间及防止切口保护套的滑脱有重要作用。另外，如经阴道操作方便，术者可完全钳切子宫主、骶韧带甚至子宫动、静脉，可增加切口保护套盆腔端的放置空间。或将切口保护套与阴道壁顶端及腹膜缝合固定数针，可避免切口保护套的滑脱。

7. 使用单孔技巧腹腔镜下处理韧带、血管及组织时，可两侧交替进行钳切，避免一侧完全游离，增加牵引及固定子宫的难度。经阴道手术的最后阶段是处理子宫动脉，增大的子宫体或者侧方突出的子宫肌瘤可能压迫输尿管，尤其是子宫峡部肌瘤，使输尿管走行移位，离断子宫动脉或者主韧带时，可能钳夹损伤输尿管，需要尽量靠近子宫颈处钳夹，必要时先打开侧盆壁腹膜，游离输尿管，明确输尿管走行，避免解剖结构不清晰导致的误损伤。如果子宫动脉位于较深位置，经阴道操作困难，可于放置 Port 后镜下处理双侧子宫动脉。

8. 有剖宫产手术史，可能会出现膀胱子宫粘连，粘连部位多位于子宫前壁峡部，上推膀胱时，动作轻柔、适可而止，避免瘢痕部位紧密粘连导致膀胱后壁损伤破裂。对于膀胱粘连分离，手术中务必注意电器械的使用，如果粘连致密，需靠近子宫进行剪刀锐性分离，可避免电器械热传导损伤膀胱，如为疏松粘连，可采用凝切式分离。膀胱粘连分解时我们推荐采用各个击破，"农村包围城市"的理论，挑选粘连比较疏松部位先进行分解，最好从薄弱处入手，进入腹腔，缩小粘连部位，将致密粘连留到最后攻克，因为周围粘连分离后解剖结构更加清晰，从而可减少损伤的发生。相比经阴道手术，进入腹腔后盆腔粘连分解是经阴道腹腔镜手术的优势，可充分利用腹腔镜可视优势，完成盆腹腔的粘连松解。

9. 在开始进行腹腔镜操作时，应先探查整个盆腹腔，了解盆腹腔情况，如各器官解剖结构、子宫大小、手术钳切部位、有无盆腹腔粘连等。对于盆腔粘连，尤其是重度盆腔粘连是经阴道腹腔镜手术的相对禁忌证。

六、手术经验荟萃分析

1. 术前通过病史、妇科检查,必要时结合盆腔CT、MRI明确肠管与子宫的粘连程度及直肠子宫陷凹封闭状态,排除手术禁忌证。

2. **充分术前准备** 术前1天阴道冲洗,外阴部备皮。给予聚乙醇电解质散口服及开塞露肠道准备,术前1天晚10点开始禁食、禁水。手术当天及术后2天应用抗生素预防感染。

3. 当术中发现盆腔粘连时,应找准间隙、保持张力进行分离。对于有肠管粘连部位,建议锐性分离,避免肠管损伤。

4. 手术开始时可用金属导尿管经尿道进入膀胱,明确膀胱下缘,找准膀胱沟。切开子宫颈阴道部时"宁低勿高"。亦有学者主张可用亚甲蓝充盈膀胱,如出现膀胱损伤可及时发现并进行修补。

5. 在处理主韧带、骶韧带及子宫血管时应下拉子宫,贴近子宫进行钳切。同时,通过腹腔镜辨认输尿管位置,避免输尿管损伤。

6. 在处理子宫动静脉时,可先裸化两侧子宫动静脉,保证钳切的彻底性,避免及减少手术出血。

7. 对于大子宫的子宫动脉处理,经阴道单孔腹腔镜手术有其独特的优势,可以在Port放置后镜下处理,增加了手术的安全性。如果术中出现出血多、止血困难、盆腔粘连严重等情况,应及时转为经脐单孔腹腔镜或常规多孔腹腔镜,减少患者患者损伤,以患者安全为第一要素。2018年,Temtanakitpaisan等对275例V-NOTES子宫全切术进行了分析,结果表明,V-NOTES的手术并发症并未增加。Baekelandt对V-NOTES子宫全切术与传统腹腔镜辅助经阴道子宫全切术进行系统回顾和Meta分析,结果发现,V-NOTES子宫全切术的术后康复时间更短,而并发症发生率与传统手术相比无增加。

8. 子宫大小在16周以上的子宫全切术,可充分发挥腹腔镜可视的优势,可以明确解剖结构,确切止血,降低误损伤的发生。

9. 经阴道取子宫时应将切口保护套先取出,避免切口保护套破损,造成漏气。

10. 如手术较困难,可留置盆腔引流管,便于术后观察。同时可将积血、积液引流出盆腔,避免术后感染的发生。

11. 手术结束前注意尿量及尿色,可行膀胱镜检查,观察输尿管开口喷尿情况及膀胱黏膜的完整性。常规行肛指检查。

12. **术后处理** 术后留置导尿6小时;由于阴道为有菌环境,故术后建议预防性应用抗生素48小时;术后6小时后即可饮水,根据肠道恢复情况调整饮食;注意外阴消毒,避免感染;术后2月随访阴道伤口愈合情况;术后2月可恢复性生活。

七、专家点评

许多研究证明了经阴道腹腔镜下子宫全切术的安全性,术后并发症与传统术式无明显差异。Baekelandt等人系统性回顾了经阴道自然腔道与传统腹腔镜辅助经阴道子宫全切术的文献,结果表明并发症发生率与传统手术相比并未增加。Lee CL等人回顾性分析了137例经阴道单孔腹腔镜子宫全切术的临床资料,证实了该术式的可行性及安全性。经阴道单孔腹腔镜手术的局限性:盆腔粘连尤其是直肠子宫陷凹粘连封闭者,因可能的损伤风险增加,不适合经阴道单孔腹腔镜手术。传统经阴道子宫全切术中,在处理宫旁至主韧带及子宫血管及以上水平的手术操作中,需要将子宫用力向下牵引以利于手术操作。在经阴道单孔腹腔镜子宫全切术中,手术操作是以腹腔镜分离钳等腹腔镜专用器械钳夹一侧宫旁将子宫牵引向对侧,使一侧宫旁组织腹腔镜直视下完全展开,沿宫旁无血管区向上进行手术操作,可明显提高手术的安全性。

经阴道腹腔镜作为新入路的微创手术方式,是经阴道手术和腔镜手术的结合,将经阴道手术可视化,具有无切口、术后疼痛轻、患者恢复快的优点,有广泛的手术适应证和大量有需要的患者群体。经阴道腹腔镜手术技术开展要求手术医师需要同时具备经阴道和单孔腹腔镜手术的操作经验,有一定的学习曲线,更需要长期临床经验的累积和汇总。

作者在文中总结出的"外拉内推"的手术理念,是经阴道腹腔镜子宫全切术的精华,需要在手术的过程中细心体会。

(刘海元 孙大为)

参考文献

［1］BAEKELANDT J, ENZLIN P, LAENEN A, et al. Post-operative outcomes and quality of life following hysterectomy by natural orifice transluminal endoscopic surgery (NOTES) compared to laparoscopy in women with a non-prolapsed uterus and benign gynaecological disease: a systematic review and meta-analysis. Eur J Obstet Gynecol Reprod Biol, 2017, 208: 6-15.

［2］NAOYUKI Y. Review of transvaginal natural orifice transluminal endoscopic surgery in gynecology. Gynecology and minimally invasive therapy, 2017, 6 (1): 1-5.

［3］GUAN XM, BARDAWIL E, LIU J, et al. Transvaginal Natural Orifice Transluminal Endoscopic Surgery as a Rescue for Total Vaginal Hysterectomy. J Minim Invasive Gynecol, 2018, 25 (7): 1135-1136.

［4］TERZI H, TURKAY U, UZUN ND, et al. Hysterectomy and salpingo-oophorectomy by transvaginal natural orifice transluminal endoscopic surgery (V-NOTES) assisted by an umbilical camera: Case report and new hybrid technique in gynecology. Int J Surg Case Rep, 2018, 51: 349-351.

［5］WU KY, HUANG CY, JAISWAL A, et al. The outcomes of transvaginal NOTES hysterectomy in various uterine sizes. Taiwan J Obstet Gynecol, 2018, 57 (6): 842-845.

第四节 经阴道腹腔镜骶棘韧带缝合术

一、引言

经阴道骶棘韧带固定缝合术是一种经典的利用自身组织进行盆底重建的术式,其不需要在患者体内置入不可吸收网片,避免了网片暴露、侵蚀、感染等并发症,同时具有创伤小、费用低、术后恢复快等优势,在临床上得到了有效推广。但是骶棘韧带位置较深且难以操作,因而随着近年来腹腔镜的可视性被灵活应用于各类手术,经阴道腹腔镜骶棘韧带固定缝合术亦逐渐被应用于临床。

二、手术相关解剖

详见第一篇第二章。

三、手术适应证、禁忌证及并发症

(一) 适应证

1. 有症状的中、重度子宫脱垂,阴道前后壁膨出或穹窿膨出者。

2. 主、骶韧带明显薄弱、松弛。

3. 年老体弱但能耐受者。

(二) 禁忌证

1. 阴道炎、阴道溃疡等生殖道急性感染者。

2. 阴道狭窄。

3. 严重内科合并症不能耐受手术者。

4. 严重盆腔粘连、直肠子宫陷凹完全封闭。

(三) 并发症

1. 出血及血肿。

2. 直肠损伤。

3. 会阴、臀部疼痛或麻木。

4. 神经损伤。

5. 远期并发症如脱垂复发、排尿困难、排便不适等。

四、手术步骤

见视频 2-5-5。

视频 2-5-5
经阴道腹腔镜骶棘韧带缝合固定术

1. 全身麻醉后,取膀胱截石位。使用两把 Allis 钳分别钳夹阴道后穹窿和阴道口内 3cm 阴道黏膜,牵拉阴道后壁形成张力。

2. 阴道黏膜下方及直肠侧间隙注射生理盐水形成水垫。如果患者没有高血压等禁忌证可用去甲肾上腺素盐水(100ml 生理盐水中加入 4~5 滴去甲肾上腺素)代替生理盐水以减少出血。

3. 在两把 Allis 钳之间纵向切开阴道后壁黏膜约 5cm,Allis 钳钳夹切开的黏膜边缘,向两侧牵拉。手指分离阴道直肠间隙的疏松结缔组织,尽可能分离出直肠与盆壁之间的间隙(图 2-5-53)。

4. 经阴道放置 Port,分离钳向头外侧继续分离直肠与盆壁的侧间隙,显露出盆底的肛提肌(图2-5-54)。

5. 继续向头外侧分离,暴露出肛提肌上方的骶棘韧带尾骨肌复合体及筋膜(图2-5-55)。

6. 距离坐骨棘 2.5cm 用 7 号丝线缝合骶棘韧带尾骨肌复合体中下缘 2 针(图2-5-56、图2-5-57)。

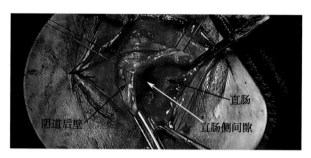

图2-5-53　显示直肠与盆壁之间的间隙

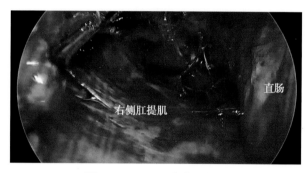

图2-5-54　显示盆底肛提肌

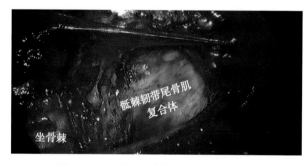

图2-5-55　显示骶棘韧带尾骨肌复合体

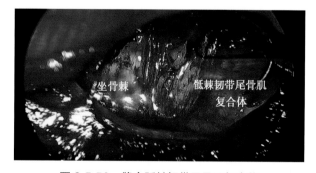

图2-5-56　缝合骶棘韧带尾骨肌复合体

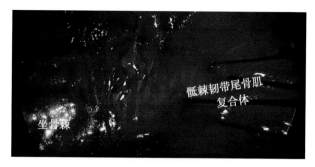

图2-5-57　完成骶棘韧带尾骨肌复合体中下缘2针缝合

7. 确定固定后的阴道顶端位置,注意保持阴道前后壁基本对称。缝线缝合阴道顶端纤维肌层,打结,感到阴道顶端被吊到该侧骶棘韧带处,完成阴道壁的缝合。

五、手术难点及技巧

1. 阴道旁注射生理盐水 100ml,可充分水分离直肠和盆腔间隙。

2. 钝性为主分离直肠侧间隙,注射阴道水垫时,分离阴道直肠间隙的疏松结缔组织时,建议偏向盆壁分离,尽量远离直肠一侧分离,避免直肠后方静脉丛出血。

3. 放置 Port 后分离钳尽量沿疏松结缔组织分离暴露盆底肌肉。梨状肌上孔和梨状肌下孔有较多血管神经通过。经阴道腔镜较容易分离骶前盆底肌群,因此要避免分离盆底组织至梨状肌水平,降低损伤穿经梨状肌上孔和梨状肌下孔的血管神经的概率。

4. 由于操作缝合部位较深,如术中出血考虑为静脉出血,建议持续性纱布填塞压迫止血控制创面出血。如为动脉出血,持续性压迫效果不佳,可以在直视下百克钳电凝止血。如果创面广泛渗血,止血困难,可考虑介入血管栓塞治疗。

六、手术经验荟萃分析

1. 术中分离直肠阴道间隙时注意避免损伤直肠和直肠后方静脉丛。

2. 避免在骶棘韧带缝合固定手术时缝合过宽、穿刺过深,缝合穿刺靠近骶棘韧带上缘均是减少神经损伤的有效方法。当出现严重臀部疼痛放射到大腿部,导致运动缺陷,可能提示坐骨神经损伤,需要拆除缝线避免长期的功能异常。如果无运动功能异常或神经根损伤表现,疼痛可在 4~6 周逐渐改善或缓解,可密切观察患者的恢复情况。

3. 常规进行肛查,评价缝线的松紧度,排除缝合线穿透直肠黏膜的可能。

4. 术中发现直肠损伤及时拆除缝合线,及时进行经阴道损伤肠管修补手术。

七、专家点评

骶棘韧带无弹性,不会因牵拉而导致膨出复发,

因此可以恢复阴道穹窿的正常解剖位置,从而保持阴道的足够长度。骶棘韧带固定术为经典的自身组织盆底重建术式之一,而经阴道腹腔镜骶棘韧带缝合固定术,通过将经阴道手术与腹腔镜技术结合起来,具有损伤小、恢复快,安全有效的特点,尤其适用于不能耐受较长时间手术的患者,值得推广。

(王文艳)

参考文献

[1] PETRI E, ASHOK K. Sacrospinous vaginal fixation-current status. Acta Obstet Gynecol Scand, 2011, 90 (5): 429-436.

[2] ROSHANRAVAN SM, WIESLANDER CK, SCHAFFER JI, et al. Neurovascular anatomy of the sacrospinous ligament region in female cadavers: Implications in sacrospinous ligament fixation. American Journal of Obstetrics and Gynecology, 2007, 197 (6): 660. e1-660. e6606.

[3] FLORIAN-RODRIGUEZ ME, HARE A, CHIN K, et al. Inferior gluteal and other nerves associated with sacrospinous ligament: a cadaver study. American Journal of Obstetrics and Gynecology, 2016, 215 (5): 646. e1-646. e6.

[4] KATRIKH AZ, ETTARH R, KAHN MA. Cadaveric Nerve and Artery Proximity to Sacrospinous Ligament Fixation Sutures Placed by a Suture-Capturing Device. Obstet Gynecol, 2017, 130 (5): 1033-1038.

[5] PAHWA AK, ARYA LA, ANDY UU. Management of arterial and venous hemorrhage during sacrospinous ligament fixation: cases and review of the literature. Int Urogynecol J, 2016, 27 (3): 387-391.

第五节　经阴道腹腔镜下阴道骶骨固定术

一、引言

盆腔器官脱垂(pelvic organ prolapse,POP)是由于盆底肌肉和筋膜组织老化、损伤、修复异常等造成一个或者多个盆腔器官下降甚至脱出及功能异常,包括阴道前壁脱垂、阴道后壁脱垂和阴道顶端(子宫或穹窿)脱垂等,全球约有 20%~50% 的妇女患有 POP。目前 POP 主要治疗方式为手术,术式繁多,但阴道骶骨固定术一直以来被认为是治疗顶端脱垂的金标准术式。常见的骶骨固定术入路有经阴、经腹、经腹腔镜。随着腹腔镜技术的兴起,经腹骶骨固定术逐渐被腹腔镜下骶骨固定术取代。1994 年 Nezhat 等最早报道了 15 例腹腔镜下骶前固定术(laparoscopic sacrocolpopexy,LSC)。腹腔镜手术优势包括提高腹腔、骶前、腹膜后的解剖可视性,得益于腹腔镜的放大及充气作用。随着微创外科技术的发展,不断追求微创理念及注重患者人文关怀逐步成为人们所关注的热点。经自然腔道内镜手术(natural orifice transluminal endoscopic surgery,NOTES)是通过自然腔道(胃、直肠、尿道

口或阴道等)的合适位置,应用内镜进入腹腔完成腹腔内外科操作,其临床应用涉及胆囊切除、阑尾切除、各种妇科手术等。随着微创技术的发展以及手术入路方式的不断创新演变,经阴道腹腔镜下阴道骶骨固定术作为一种新术式逐渐被应用于临床,其将经阴道手术和单孔腹腔镜技术有机结合起来,既具美观性和微创性,又可明显改善手术视野。

经阴道自然腔道内镜(V-NOTES)阴道骶骨固定术的特点是将网片固定于骶骨前纵韧带上,根据笔者团队机器人辅助单孔腹腔镜下骶骨固定术的经验与经脐单孔腹腔镜下骶骨固定术的经验,认为倒刺线缝合技术和后腹膜隧道技术在术中具有优势,因此在经阴道自然腔道内镜阴道骶骨固定术中,笔者团队继续采用这种方式,使手术过程简化,而且网片放置和调节更加方便,从而缩短手术时间。

二、手术相关解剖

进行盆腔器官支撑结构的修复时,术者应牢记阴道的三个支撑层面。阴道上 1/4(层面 I)由主、骶

韧带悬吊;中部上段(层面Ⅱ)由双侧的盆腔筋膜腱弓和中部的肛提肌支撑;下 1/4(层面Ⅲ)与会阴体融合。阴道前方的耻骨宫颈筋膜和后方的直肠阴道筋膜构成了阴道壁的完整性。任何盆腔支撑组织缺陷(无论前方、顶端或后方),意味着盆腔内筋膜的完整性断裂和/或悬吊组织、周围连接组织或邻近的融合结构的松弛。盆腔重建手术的目的是纠正这些缺陷,在三个支撑层面重建阴道支撑结构,并保持或恢复正常的膀胱功能和性功能(图 2-5-58)。

阴道骶骨固定术目前被认为是治疗中盆腔缺陷的最有效术式,它是将阴道通过网片悬吊于骶骨的前纵韧带上,连接阴道残端与骶骨岬前纵韧带,恢复阴道正常解剖位置的同时兼顾对阴道前、后壁的加固。

阴道骶骨固定术需要识别的重要解剖学标志是骶骨岬、前纵韧带、骶前间隙、骶正中动脉和静脉、主动脉分叉和下腔静脉。骶骨由 5 块骶椎融合而成,呈三角形,略带弯曲,有底、尖、前面、后面及侧部;底宽大向前上,与第 5 腰椎相连接。底前缘向前突出,称骶骨岬,尖向下连接尾骨。椎体借椎间盘、前纵韧带和后纵韧带相连。前纵韧带位于椎体前面,上起于枕骨底部和寰椎前结节,下至骶骨上半部,韧带的宽窄厚薄各部有所不同,前纵韧带内层纤维与椎间盘外层纤维和椎体的骺环相连,但并不进入椎体,前纵韧带整个看来是一条长而宽的纤维带,非常坚韧。骶前间隙也称直肠后间隙,为骶前筋膜与直肠系膜之间的潜在腔隙,其下界为盆膈,上方在骶骨岬处与腹膜后隙相延续,充满网状的疏松结缔组织,内有腹下神经走行,后外侧可见髂内静脉。

骶前筋膜位于直肠筋膜鞘与盆膈上筋膜之间,它像一个吊床似的扩展于两边的盆筋膜腱弓,向下延伸到肛管直肠结合处与直肠筋膜鞘相融合,左、右腹下神经及下腹下丛神经都被包被在骶前筋膜内。上腹下丛(superior hypogastric plexus,SHP)位于腹主动脉下段表面和由左、右髂总动脉和骶骨岬围成的髂间三角内,SHP 在跨越骶骨岬移行为腹下神经时,极度贴近骶骨岬前表面,腹下神经呈 A 字形,以悬索的形式由中线向两侧下行,大约在 S_3 水平由直肠系膜后面转向侧面,汇入下腹下丛(inferior hypogastric plexus,IHP)上角。手术中应注意保护上腹下丛和腹下神经,游离直肠后间隙时尽量不用钝性分离,不能过度牵拉直肠系膜,应锐性分离腹膜后,剪短稀疏的结缔组织和支配直肠后外侧的神经纤维。

骶正中动脉较细,且不成对,在腹主动脉后壁、距左右髂总动脉分叉处的上方大约 4.3mm 处发出,行于腹下丛、左髂总静脉后方,经第 4~5 腰椎体的前面进入骨盆,经直肠后面与骶骨下降(于正中线或者偏向一侧)至尾骨尖,止于尾骨球。

骶前静脉丛(图 2-5-59)主要由骶正中静脉、骶外侧静脉干、椎旁静脉、横干静脉组成一网状静脉丛。其中骶正中静脉则大多与骶正中动脉相伴行,但两者间的位置关系不恒定。骶外侧静脉在骶前孔内侧缘,骶交感干的外侧,多为 2 支型,由骶前孔外出的脊支静脉汇成,并通过骶前横静脉支与骶正中静脉相吻合,斜向上方汇入髂内静脉。髂外侧静脉通过骶横静脉干与骶正中静脉相互吻合,又与直肠静脉的属支、髂内静脉的交通支互相连接形成骶前静脉丛。该静脉丛的骶外侧静脉向后通过其脊

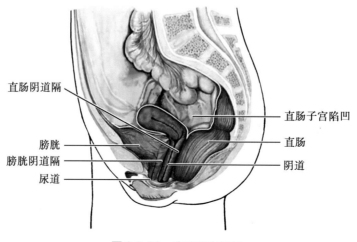

图 2-5-58 盆腔器官解剖

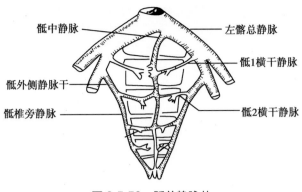

图 2-5-59　骶前静脉丛

支与椎内静脉丛相交通,通过脊支的后支可与腰静脉支相接,也可通过交通支或直接与髂内静脉或臀静脉相互连接。骶前静脉丛紧贴骶骨骨面及骨盆壁,被结缔组织固定,管腔有的较粗,管壁薄,大多数无静脉瓣膜,弹性差,易被外力作用撕破,且损伤后难以止血。椎静脉系统也无静脉瓣膜,所以一旦损伤,出血可来自整个椎静脉系统。下腔静脉系统的反向血流也可导致大量出血。

此外,在 $L_4 \sim L_5$ 水平,右髂总动静脉和右输尿管在右骶骨的边缘;左侧边为乙状结肠,左髂总静脉在左髂总动脉的内侧。手术分离过程中,应避免损伤,应充分了解骶前区域的血管解剖特点,进行骶前区手术安全区域的评估,以降低手术中骶前区出血性损伤。2012 年 Noblett KL 等首先报道了通过使用尸体模型探索阴道骶骨固定术经阴道入路的可行性,总结认为该术式是安全可行的。

三、手术适应证、禁忌证及并发症

(一) 适应证

1. 能耐受腹腔镜手术。
2. 中盆腔缺陷合并阴道顶端脱垂。
3. 子宫骶韧带薄弱。
4. 以中盆腔缺陷为主的盆腔器官脱垂。
5. 有症状的阴道穹窿脱垂。
6. POP 术后阴道顶端脱垂复发(有症状,且 >POP-Q Ⅱ 度)。
7. 其他手术方式失败患者。

(二) 禁忌证

1. 过度肥胖导致骶前区暴露困难。
2. 子宫腺肌病、深部内膜异位症或者盆腔炎致直肠窝封闭的患者。

(三) 并发症

1. 出血性损伤(主要发生在骶前血管)。

2. 盆腔脏器损伤。
3. 网片相关并发症,如网片挛缩、疼痛、网片暴露和侵蚀等。
4. 新发急迫性或压力性尿失禁。
5. 肠梗阻等肠道症状。
6. 骶骨骨髓炎。
7. 性功能障碍、性交痛。

四、手术步骤

见视频 2-5-6。

视频 2-5-6
经阴道腹腔镜骶骨固定术

1. 患者采取全身麻醉,取膀胱截石位,置入 Foley's 导尿管,常规消毒铺巾。
2. 用双齿钳钳夹子宫颈前后唇(图 2-5-60),向外牵拉子宫颈,行经阴道子宫全切术。

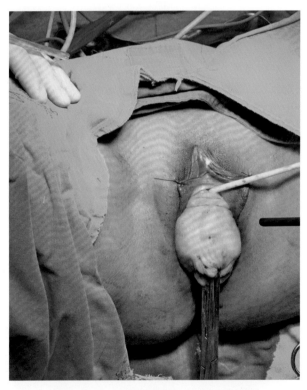

图 2-5-60　用双齿钳钳夹子宫颈前后唇

3. 暴露阴道前后壁,于右侧骶韧带内侧直肠侧间隙打开后腹膜形成网片隧道。
4. 水分离阴道前后壁至 A 点,术中分别测量阴道全长度(total vaginal length,TVL)、骶前区至阴道口长度、分离的阴道前后壁长度,保证无张力缝合网片。

5. 修剪后的 Y 形网片分别固定于分离的阴道前后壁。

6. 建立经阴道自然腔道内镜入路,放置单孔Port(图 2-5-61),形成气腹,腹腔直视下超声刀切除双侧附件。

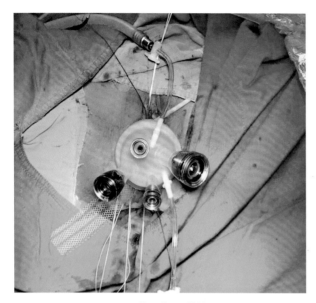

图 2-5-61　放置经阴道单孔 Port

7. 在骶前区至骶韧带内侧腹膜间隙形成后腹膜隧道,后腹膜隧道位于直肠右侧与右侧输尿管之间;在骶骨岬水平下 2cm 骶 1 水平,超声刀纵行分离骶前区,锐性分离腹膜下脂肪组织,暴露骶正中动脉及静脉,暴露骶骨岬、第 1 骶椎椎体面及骶前纵韧带。

8. Y 形网片长臂经后腹膜隧道至骶骨前纵韧带处(图 2-5-62),不可吸收线缝合网片至前纵韧带两针(图 2-5-63)。

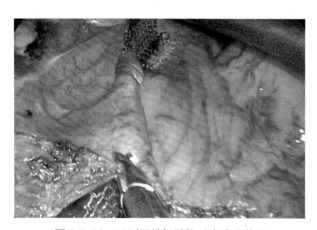

图 2-5-62　Y 形网片长臂经后腹膜隧道至
骶骨前纵韧带处

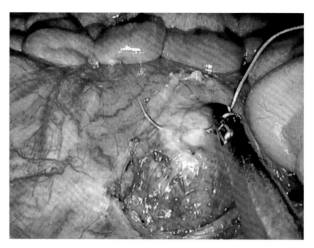

图 2-5-63　不可吸收线缝合网片至前纵韧带

9. 关闭腹膜,网片完全腹膜化,缝合阴道断端(图 2-5-64)。

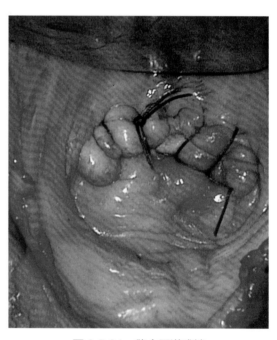

图 2-5-64　缝合阴道残端

五、手术难点及技巧

1. 经阴道自然腔道内镜将经阴道手术与NOTES 技术结合起来,可弥补传统经阴道手术视野狭窄、暴露困难、操作不方便、缺乏经阴道手术专用器械等不足。

2. 采用网片全程量化的方式,测量阴道总长度、骶前区至阴道口长度、分离阴道前后壁的长度,分开缝合前后壁,两片补片于阴道顶端连接缝合。缝线穿过整个阴道壁时要小心,不要穿过阴道黏膜。骶前区以 2-0 号不可吸收线缝合网片到骶骨纵行韧带,保持网片无张力状态,在解决脱垂的同时避免出现网片松紧度导致的疼痛。网片多余的部分可剪除,可吸收肠线关闭后腹膜保证网片腹膜化。

3. 后腹膜隧道的建立,利于网片的放置和调节,保持后腹腔完整性。2015年美国Lee使用后腹膜隧道治疗14例POP患者,术后患者满意,无复发脱垂,出血量较少。

4. 对于粘连或过度肥胖的患者,在操作不熟练或操作初期可能会失败,因此要严格掌握手术适应证。

六、手术经验荟萃分析

1. **骶前区缝合网片使用器械** ①根据骶正中血管位置选定缝合固定网片的相对安全区域,缝合固定阴道端的网片时,阴道黏膜层不可过薄,以免术后发生网片外露;②关闭骶前间隙及盆腹膜时需用可吸收线缝合,避免网片外露至盆腹腔内,造成网片对肠管的侵蚀。

2. **缝合技巧** 骶前区的骶前纵韧带缝合时需全层缝合,韧带组织缝合要足够多,以免组织撕毁造成手术失败。

3. **减少术中出血的风险** ①骶前出血是阴道骶骨固定术最常见的术中并发症,原因主要是骶前静脉丛和骶正中动脉在解剖骶前韧带时易被撕裂,尤其是在骶3~4水平时出血更容易发生,分辨清楚骶前区解剖结构可减少术中出血的发生。在手术时选择骶骨岬旁的平坦无血管区,缝针穿透骨膜,将补片另一端缝合于此,这样做能相对减少损伤血管的概率。②尽量暴露骶前区骶前纵韧带,骶正中动脉及骶正中静脉的位置,暴露第1骶椎椎体面的骶骨岬及骶前纵韧带,尤其要显示骶正中动脉及骶正中静脉的位置。

4. **减少邻近器官损伤的风险** 术中器官损伤多为泌尿道损伤及胃肠道损伤,以泌尿道损伤较多见,多由术中电器械热损伤引起。由于能量器械热传导可致输尿管损伤,为预防输尿管损伤,术者要十分熟悉并掌握输尿管的解剖,尤其是离输尿管较近时,避免电器械的热损伤。术中避免钳夹、过分游离输尿管导致血供营养不足,输尿管坏死梗阻等,必要时术前双J管置入,术后3~6个月拔除。术后可行输尿管镜或膀胱镜检查,了解输尿管

情况。

5. **减少远期阴道壁脱垂复发风险** 切除子宫前充分分离阴道直肠间隙可使阴道前后壁暴露范围更长,将网片向下延伸至脱垂平面远端,可同时纠正Ⅱ水平缺陷,降低远期阴道壁脱垂复发风险。

七、专家点评

国内学者王延洲研究报道自2016年12月至2017年12月前瞻性纳入陆军军医大学第一附属医院妇产科诊断为子宫脱垂的患者,行V-NOTES腹膜外骶骨子宫固定术,此术式保留子宫,解决中盆腔子宫位置,未涉及合并阴道前后壁脱垂患者;14例患者尝试该术式,其中1例因术中腹膜破裂,无法维持腹膜外腔压力中转为多孔腹腔镜手术;1例骶前区出血,于术中双极电凝成功止血。术后平均随访10个月,脱垂相关症状消失或明显改善,无性生活不适或性交痛,无网片侵蚀、暴露、感染等并发症;初步研究认为NOTES可安全、有效地完成V-NOTES腹膜外骶骨子宫固定术。2018年陈义松报道了1例V-NOTES阴道骶骨固定术治疗的POP患者,先进行经阴道子宫全切术,后采用经阴道单孔腹腔镜入路,使用Y形网片,手术耗时约2小时,术中出血量为50ml,无术中并发症;随访5个月无脱垂复发,无网片侵蚀或暴露等并发症。

自2017年3月起,笔者团队开始逐渐应用经阴道自然腔道内镜手术,截至目前,已对经阴道自然腔道内镜骶骨固定术进行了70余例初步尝试。2018年3月份笔者团队发表了一篇关于此术式的录像文章,详细描述了V-NOTES骶骨固定术的操作步骤、要点及手术创新性。对经阴道自然腔道内镜阴道骶骨固定术治疗盆腔器官脱垂患者进行回顾性研究,术后短期随访,患者POP-Q评分中各解剖位点明显恢复及改善,暂未发现网片暴露、感染等并发症,但尚需进一步扩大样本及长期随访以全面评估。经过系统的文献检索,发现目前经阴道腹腔镜下阴道骶骨固定术多为病例报道或病例系列分析,缺乏RCT研究。期待未来有更多的大样本、前瞻性的RCT研究,为POP术式的选择提供更好的临床数据。

(刘娟 林琼燕)

参考文献

[1] LIU J, KOHN J, SUN B, et al. Transvaginal Natural Orifice Transluminal Endoscopic Surgery Sacrocolpopexy: Tips and Tricks. J Minim Invasive Gynecol, 2019, 26 (1): 38-39.

[2] LIU J, KOHN J, FU HY, et al. Transvaginal Natural Orifice Transluminal Endoscopic Surgery for Sacrocolpopexy: A Pilot Study of 26 Cases. J Minim Invasive Gynecol, 2019, 26 (4): 748-753.

[3] 周星楠, 符华影, 刘娟. 单孔腹腔镜在妇科盆底手术中的应用. 实用妇产科杂志, 2019, 35 (03): 172-174.

[4] GUAN X, MA Y, GISSEMAN J, et al. Robotic Single-Site Sacrocolpopexy Using Barbed Suture Anchoring and Peritoneal Tunneling Technique: Tips and Tricks. J Minim Invasive Gynecol, 2017, 24 (1): 12-13.

[5] 符华影, 李钰彦, 吴纯华, 等. 经阴道自然腔道内镜阴道骶骨固定术治疗盆腔器官脱垂疗效研究. 中国实用妇科与产科杂志, 2019 (6): 686-688.

第六节 经阴道注水腹腔镜卵巢打孔术

一、引言

多囊卵巢综合征（polycystic ovarian syndrome, PCOS）是生育年龄女性常见的生殖内分泌疾病，是导致无排卵性不孕的最常见原因。一线治疗方（clomifene citrate, CC）诱导排卵。对于枸橼酸氯米芬抵抗或无效的患者，二线治疗方法包括来曲唑、促性腺激素促排卵及二甲双胍治疗，三线治疗为腹腔镜卵巢打孔术（ovarian drilling）和辅助生殖技术。

腹腔镜卵巢打孔术的优势为术后恢复自然排卵，患者有自然妊娠的可能，无需反复监测和药物治疗，无卵巢过度刺激综合征（ovarian hyperstimulation syndrome, OHSS）风险，并且不增加多胎妊娠的发生率。

与传统的气腹腹腔镜手术相比，经阴道注水腹腔镜手术（Transvaginal hydrolaparoscopy, THL）的优势包括：无需气管插管的全身麻醉、腹壁无切口、术后恢复快、术后盆腔粘连形成概率减少。合并不孕症的患者可同时进行宫腔镜和输卵管通畅度的检查。Gordts 等报道 THL 卵巢打孔术，患者血清 LH 及睾酮水平显著降低，43% 患者恢复排卵，25% 患者自然妊娠，认为经阴道注水腹腔镜是除标准腹腔镜外又一治疗多囊卵巢综合征的有效手术途径。

二、手术相关解剖

详见第一篇第二章。

三、手术适应证、禁忌证及并发症

（一）适应证

1. 枸橼酸氯米芬抵抗或无效。
2. LH 水平持续升高，LH>10mIU/ml。
3. 需手术评估盆腔情况。
4. 拟应用促性腺激素促排卵治疗但无超声监测条件。
5. 高雄激素血症。

（二）禁忌证

1. 子宫后倾固定、直肠子宫陷凹封闭。
2. 盆腔手术史、可疑盆腔中重度粘连。
3. 盆腔急性感染、急性宫颈炎和阴道炎症。
4. 可疑盆腔恶性肿瘤。
5. 合并其他内外科疾病，不适宜手术者。
6. 阴道上段狭窄。
7. 肥胖（体重指数 BMI>30 kg/m²）。

（三）并发症

1. 术中出血。
2. 肠管穿孔或损伤等，发生率低于 1%。

四、手术步骤

见视频 2-5-7。

视频 2-5-7
经阴道注水腹腔镜卵巢打孔术

1. **体位和准备**　取膀胱截石位,静脉麻醉,常规消毒外阴、阴道和子宫颈。

2. **宫腔镜检查**　窥器暴露并钳夹子宫颈,持镜沿子宫颈管至子宫颈内口,缓慢进入子宫腔,转动光缆线与镜体头端开口的朝向,顺序检查子宫颈、子宫腔各壁及子宫底、双侧子宫角及输卵管开口。检查完毕后,子宫腔内置入 Foly's 尿管,球囊注入 1~2ml 液体,以备输卵管通液检查。

3. **腹部超声检查**　充盈膀胱,腹部超声确定子宫位置,纵切面显示子宫后方,Douglas 窝可见少量积液,如液体不明显,可通过宫腔内留置的 Foly's 尿管推入液体(图 2-5-65)。

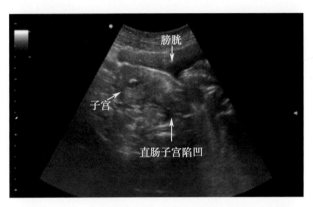

图 2-5-65　经腹超声观察子宫及直肠子宫陷凹情况

4. **阴道后穹窿穿刺**　检查穿刺器械(图 2-5-66);宫颈钳钳夹子宫颈后唇,充分暴露阴道后穹窿,选择子宫颈后唇下方 10~15mm 处后穹窿正中穿刺(图 2-5-67~ 图 2-5-69)。设定穿刺针长度 10~15mm,根据超声引导方向弹射穿刺针,稍用力向前旋入外鞘,有落空感,腹部超声监视下见穿刺针和穿刺针鞘已进入盆腔,缓慢退出 Veress 穿刺针,如穿刺正确,穿刺鞘可见液体流出。

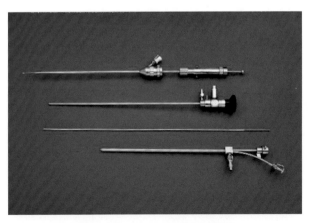

图 2-5-66　THL 器械(组装后)

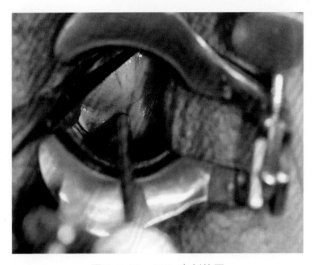

图 2-5-67　THL 穿刺位置

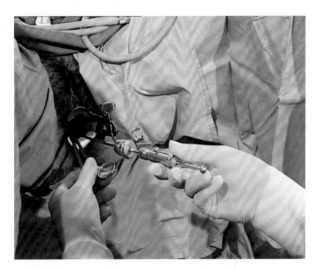

图 2-5-68　穿刺前准备

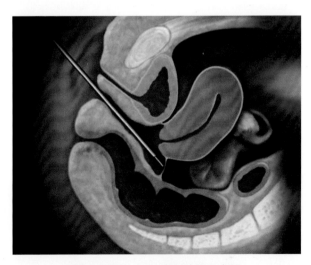

图 2-5-69　THL 穿刺位置示意图

5. **经阴道注水腹腔镜检查**　用导引棒置换

检查鞘,确认内镜在盆腔内,持续注入预热至37℃的生理盐水约200ml。置镜检查,首先定位子宫后壁,沿子宫后壁、子宫角顺序检查左右两侧卵巢固有韧带、卵巢、输卵管、侧盆壁及子宫骶韧带(图2-5-70~图2-5-72)。探查后行亚甲蓝通液检查。连接注射器于宫腔内的Foly's管,缓慢推注20ml亚甲蓝,分别观察双侧输卵管伞端,若输卵管通畅可见亚甲蓝自伞端流出(图2-5-73)。

6. 经阴道腹腔镜卵巢打孔术

(1)置换成带手术通道的操作鞘。

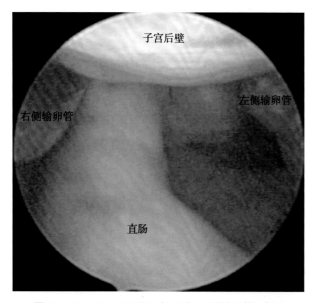

图2-5-70　THL所见子宫后壁、双侧输卵管、直肠

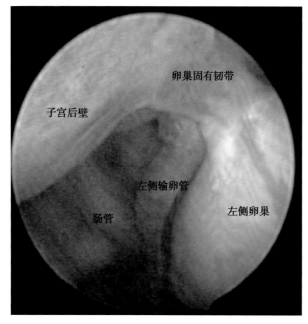

图2-5-71　左侧子宫角、卵巢固有韧带、卵巢、输卵管

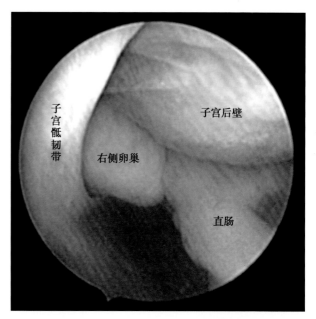

图2-5-72　右侧卵巢、子宫骶韧带

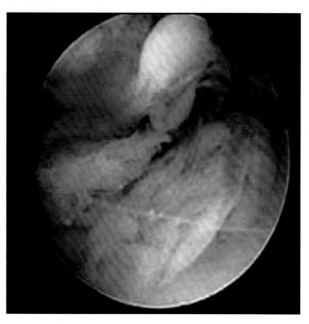

图2-5-73　输卵管伞端亚甲蓝流出

(2)确认卵巢位置,注意避免与肠管等脏器混淆。经阴道腹腔镜下卵巢为瓷白色,部分可见卵巢表面卵泡样结构。肠管表面可见纵行平滑肌、肠系膜及肠脂垂结构。

(3)双极电针打孔:针尖垂直于卵巢表面,进针时用电切电流,60~70w,无需用力,电针顺势进入卵巢(图2-5-74)。进针后换成电凝、强力模式、70W,持续时间5~10秒。关闭水流有助于提高针尖的温度。根据卵巢大小、激素水平等指标,每侧卵巢打孔20个左右(图2-5-75)。注意观察穿刺针孔是否有活动性出血,如有出血,及时电凝止血(图2-5-76)。

(4)手术结束后盆腔内液体通过套管鞘排出,再次检查液体颜色是否清亮;如有出血,置镜检查出血点。

(5)排空盆腔液体后,拔除手术套管鞘,检查阴道穿刺点,如有活动性出血,可压迫止血或缝合止血。通常无需缝合。

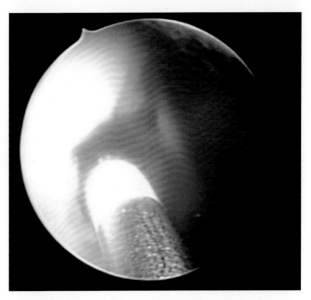

图2-5-76 卵巢打孔术中出血可双极电凝止血

五、手术难点与技巧

1. 术前的盆腔检查和超声评估至关重要。

2. 宫腔镜检查后或从宫腔留置的Foly's管推注液体,未能显示直肠子宫陷凹的液体增加,可疑输卵管梗阻或直肠子宫陷凹粘连,则放弃THL手术,以免造成脏器损伤。

3. 对活动的后位子宫,使用举宫器将子宫调整为前位或平位,再行穿刺。

4. Veress穿刺针弹射的长度固定为10~15mm,避免过长损伤子宫后壁或肠管。

5. 为避免初学者盲目将穿刺针鞘推进过深,在穿刺针鞘固定一橡胶圈,限制穿刺针鞘进入盆腔的深度。

6. 为获得清晰的视野和图像,穿刺成功后,快速滴入37℃生理盐水200~300ml,对于身高体胖的患者,进液量可到500~800ml。

7. 使用电器械前辨清卵巢及肠管,打孔避开卵巢门及血管。

8. B超引导下经阴道后穹窿穿刺可大大减少穿刺过程中肠管和子宫后壁损伤风险,提高穿刺成功率;其中为避免干扰手术操作,经腹超声引导是临床最常用的方式,具体操作步骤如下:

①充盈膀胱(尿或生理盐水)至腹部超声可显示部分子宫体。超声纵向切,在同一视窗内显示充盈的膀胱、子宫(包括子宫颈、部分子宫体和内膜线)和直肠子宫陷凹游离液体(图2-5-77)。②宫颈钳提举子宫,直肠前的腹膜线显示清晰,观察子宫后方有无其他组织粘连,若为后位子宫,可用举

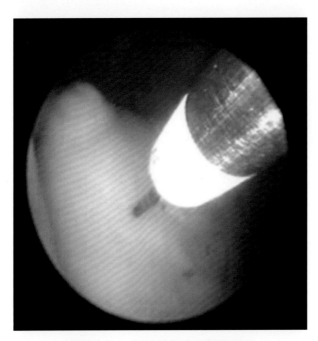

图2-5-74 辨认清卵巢后穿刺打孔

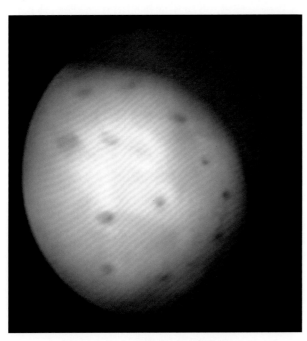

图2-5-75 穿刺打孔后的卵巢

宫器将子宫举成前位或平位,暴露直肠子宫陷凹。③穿刺鞘的尖端试探穿刺点。超声下见穿刺部位很薄,只有一层阴道黏膜(图 2-5-78)。④弹射穿刺针,见针进入直肠子宫陷凹(图 2-5-79),稍用力向前旋入外鞘,回退穿刺针,同时继续旋转外鞘进入盆腔。因外鞘中空,超声下见两条强回声(图 2-5-80)。

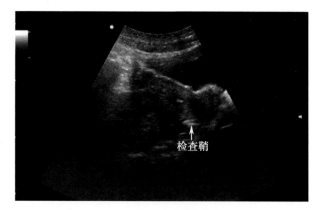

图 2-5-80　经阴道腹腔镜镜鞘进入盆腔

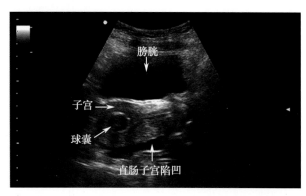

图 2-5-77　腹部超声见膀胱、子宫及直肠子宫陷凹

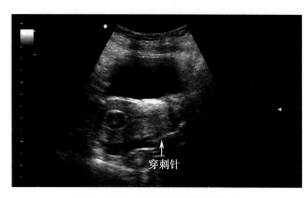

图 2-5-78　穿刺针在阴道后穹窿

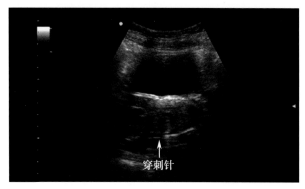

图 2-5-79　穿刺针进入 Douglas 窝

六、手术经验荟萃分析

在行后穹窿穿刺时,术前充分评估和超声监护下穿刺能明显降低穿刺并发症的发生。此外,在行卵巢打孔时,注意辨识卵巢,避免误伤肠管;同时,打孔完毕后,要注意观察穿刺点有无活动性出血。

经阴道腹腔镜卵巢打孔术是近年来新开展的手术,患者和家属对手术方式和术后效果不了解,容易产生紧张、忧虑和恐惧情绪,因此医务人员必须加强与患者的沟通,让患者了解 THL 和宫腔镜手术的基本情况、手术过程,消除患者的紧张情绪。术后需定期随访患者情况,随访患者血清雄激素、LH 水平及排卵情况,部分患者 2~4 周可恢复排卵,4~6 周可恢复月经。若术后 6 周仍未能恢复排卵或排卵障碍者,可应用促排卵治疗,必要时建议体外受精 - 胚胎移植技术。

七、专家点评

经阴道注水腹腔镜卵巢打孔术相较标准腹腔镜手术具有无需气管插管的全身麻醉、腹壁无切口、术后恢复更快、术后盆腔粘连形成概率低等优势。初学者认真体会经阴道注水腹腔镜卵巢打孔术的难点与技巧,并掌握术中风险的规避及并发症的预防,可充分体现手术效果。

(马彩虹)

参考文献

［1］MA CH, WANG Y, LI TC, et al. Trans-abdominal ultrasound guided transvaginal hydrolaparoscopy is associated with reduced complication rate. Eur J Obstet Gynecol Reprod Biol, 2012, 160 (2): 166-169.

［2］马彩虹，乔杰，王海燕，等．经阴道腹腔镜卵巢打孔术治疗多囊卵巢综合征．中国微创外科杂志，2009, 9 (3): 193-195.

［3］MA CH, YANG S, QIAO J, et al. Evaluation of the tissue damage of porcine ovaries after bipolar drilling under transvaginal hydrolaparoscopy-an in vitro experi-ment. Gynecol Endocrinol, 2010, 26 (7): 549-553.

［4］MOAZAMI GZ, FALLAHZADEH H, AFLATOONIAN A, et al. Laparoscopic ovarian electrocautery versus gonadotropin therapy in infertile women with clomi-phene citrate-resistant polycystic ovary syndrome: A systematic review and meta-analysis. Iran J Reprod Med, 2014, 12 (8): 531-538.

［5］张馨雨，马彩虹．经阴道注水腹腔镜在生殖医学中的应用．国际生殖健康/计划生育杂志，2017, 36 (03): 185-188+225.

第七节　经阴道腹腔镜及宫腔镜联合手术

一、引言

不孕症严重影响男女双方身心健康，且发病率有逐年上升趋势。我国女性不孕症发病率已达15%。不孕症的病因较为复杂，主要致病因素包括以下几个方面：输卵管不通、排卵障碍、盆腔粘连、宫腔粘连、子宫疾病等，对其发病的原因进行准确诊断是有效治疗的基础。

不孕症的病因诊断为其治疗的基础，宫腹腔镜联合诊治术目前已成为不孕症诊治的首选式。宫腹腔镜联合手术可以在一次麻醉下综合了解患者内生殖器的状况，并对输卵管状况给出最为客观的评价，在手术的同时也治疗了患者输卵管卵巢疾患，解决了以往单纯宫腔镜或腹腔镜不能同时诊治宫腔内与腹腔内病变的问题，大大提高了手术效率，其作用无可替代。

目前经腹宫腹腔镜联合诊治术治疗女性不孕症仍属于有创检查。但随着近年来"无瘢痕手术"即经阴道腹腔镜手术（V-NOTES）的兴起，笔者所在医院开展了经阴道宫腹腔镜联合诊治术治疗女性不孕症，成功率可达96.3%，此技术国内外尚未见报道。

经阴道宫腹腔镜联合诊治术优势在于：操作半径短，一定程度上可以减少卵巢功能医源性损伤，使卵巢功能得以保护；同时，实现腹壁皮肤无瘢痕；且因阴道穹窿附近神经由内脏神经支配，相较于传统腹腔镜手术明显减轻术后疼痛。因此，可最大程度减少患者身体及心理的创伤。

二、手术相关解剖

详见第一篇第二章。

三、手术的适应证与禁忌证

（一）适应证

1. 原因不明的女性不孕症。

2. 输卵管因素导致的不孕症。

3. 卵巢因素导致的不孕（包括卵巢囊肿及多囊卵巢综合征等）。

4. 部分子宫因素引起的不孕，如子宫后壁肌瘤压迫自宫腔、纵隔子宫畸形或宫腔粘连等。

5. 术前需排除单纯排卵障碍、男方因素引起的不孕，均行性激素测定评估卵巢功能。

（二）禁忌证

1. 可疑恶性。

2. 直肠子宫陷凹严重粘连。

3. 阴道狭窄。

4. 心肺功能异常不能耐受手术者。

（三）并发症

1. 直肠损伤、出血。

2. 阴道壁血肿、阴道瘢痕。

3. 术后盆腔感染等。

理论上，可能出现以上所述并发症，但很罕见，发生率约1.3%，必要时术中可以通过肛门指示直肠位置，避免出现直肠损伤。笔者所在医院目前已行33例V-NOTES宫腹腔镜联合治疗不孕症手术，无一例并发症发生。

四、手术步骤

1. **术前准备** 所有患者手术前均阴道冲洗,术前30分钟予2g头孢预防性抗感染治疗。

2. 患者取膀胱截石位,全身麻醉,留置导尿,会阴、阴道消毒,纱布遮盖肛门。

3. **宫腔镜手术** 宫颈钳钳夹子宫颈,Hegar行子宫颈扩张术,扩张至7号,置入宫腔镜(22°弯镜)。首先探查子宫腔情况,遵循由下至上,由中间到两侧的原则,了解子宫腔形态及双侧输卵管开口情况。分别行双侧输卵管通液,了解输卵管通畅情况;若存在纵隔子宫,则在通液后行纵隔切除术;若存在子宫腔粘连则行子宫腔粘连分解术(图2-5-81);若存在子宫腔赘生物,则同时行子宫腔赘生物摘除术,必要时行子宫内膜活检术。结束宫腔镜操作。

4. **腹腔镜手术** 再次加强阴道消毒,取头低臀高位,宫颈钳牵拉子宫颈,后入路法进入盆腹腔。①常规置入一次性切口保护套及Port建立气腹,维持气腹压力10~12mmHg,置入5mm 30°加长镜头直镜或10mm 30°直镜。②首先上举子宫,充气完成后,依次进行盆腹腔探查。首先全面探查盆腔情况,了解盆腔有无粘连,有无盆腔子宫内膜异位症,子宫及双侧输卵管形态、走行,双侧卵巢大小、形态及卵巢皮质情况,是否存在囊肿等;再探查上腹部情况,明确是否有肝脏周围琴弦样改变(图2-5-82);若有盆腔粘连,先钝锐性分离粘连,暴露双侧输卵管走行及伞端(图2-5-83);若存在输卵管或卵巢囊肿(图2-5-84),则予以切除;如有包裹性积液(图2-5-85),充分打开包裹性积液的囊壁,尽量予以切除;充分分离粘连,尽量恢复正常解剖结构。

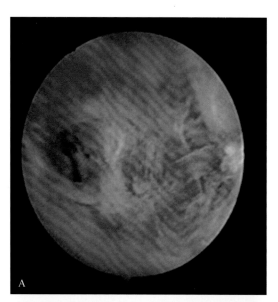

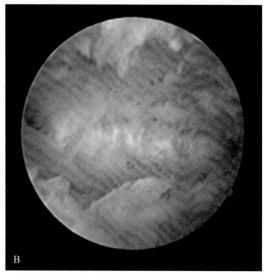

图 2-5-81 宫腔粘连及宫腔粘连术后

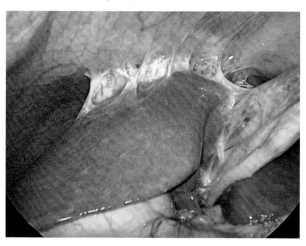

图 2-5-82 肝周围炎(Fitz-Hugh-Curtis syndrome,FHCS)

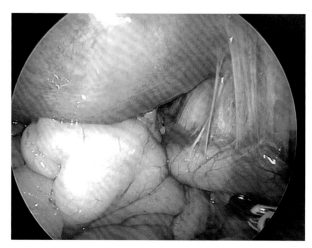

图 2-5-83 盆腔膜状粘连

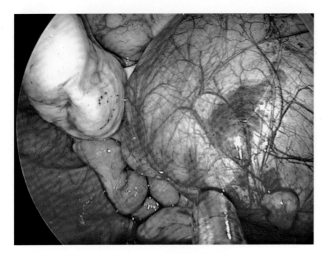

图 2-5-84　输卵管系膜囊肿

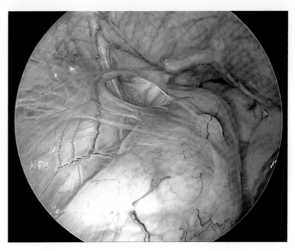

图 2-5-85　盆腔包裹性积液伴膜状粘连

5. **双镜联合手术**　将 Port 下压,创造宫腔镜操作空间,再次行经阴道腹腔镜监护下宫腔镜通液术,观察通液后输卵管形态、走行,是否积水、扭曲、伞端情况(图 2-5-86)。若积水、扭曲严重,则退出宫腔镜行经阴道腹腔镜下患侧输卵管

截断术(图 2-5-87)。必要时切除积水输卵管(图 2-5-88)。

6. 术毕,关闭进气口,确保吸尽盆腹腔气体后取出装置及切口保护套,2-0 可吸收线逐层关闭阴道后穹窿切口。

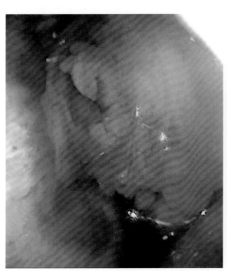

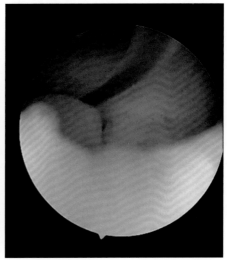

图 2-5-86　V-NOTES 宫腹腔镜联合通液

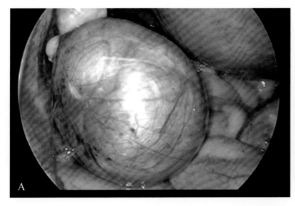

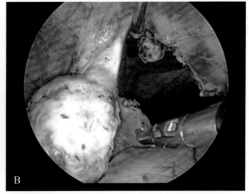

图 2-5-87　A. 积水输卵管;B. 截断积水输卵管

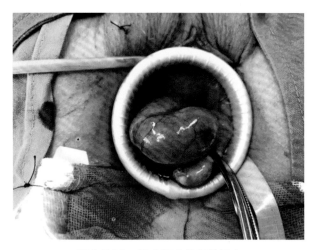

图 2-5-88　取出积水输卵管标本

五、手术技巧与难点

1. 由于不孕症多为子宫后壁、子宫底部及直肠子宫陷凹粘连，造成术中充气、操作困难，视野局限，术中需要术者用剥离棒尽量上举子宫，选取透明膜状粘连处锐性分离，尽量创造充分的充气及操作空间；注意分离粘连时规避肠管及输尿管，避免副损伤。

2. 由于操作空间有限，能量器械尽量不要大幅度移动，避免误损伤。术中烟雾严重时，建议停止操作，避免充气不足，引起副损伤，规避风险。

3. 术中先行宫腔镜通液，直肠子宫陷凹液体积聚，再经阴道后穹窿入路进入直肠子宫陷凹，可作为准确入路的定位参考，降低手术难度。

4. 经阴道腹腔镜监视下同时进行宫腔镜通液术时，因手术操作需要，一次性切口保护套可适当放松，向下压，以保证手术操作的便捷。

5. 经阴道腹腔镜手术，操作半径短，一定程度上可缓解"筷子效应"，避免腔外手术器械相互干扰，但仍需要单孔腹腔镜手术操作作为基础。

六、手术经验荟萃分析

1. 手术成功的关键在于病例的选择，术前进行严格的妇科检查，选择非严重致密粘连的患者。笔者所在医院行 V-NOTES 不孕症的患者均无阴道分娩史，但相关文献报道阴道分娩史并不影响 V-NOTES 入路的成功。

2. 对复杂多脏器病变的不孕症患者不推荐行经阴道宫腹腔镜联合手术。

3. 与传统腹腔镜不同，经阴道腹腔镜粘连分解建议遵循由下而上，由外而内，先整体，后局部，先简单后复杂的原则，充分分离侧盆壁粘连，仔细辨认解剖结构分离输卵管、卵巢粘连，游离输卵管，将输卵管与卵巢保持 2cm 距离，以便于拾卵。

4. 对于积水的输卵管，术中先行伞端造口，然后行宫腔镜插管通液，根据术中输卵管积水情况决定是否行输卵管截断；截断时充分牵拉暴露输卵管根部，分清输卵管、圆韧带、卵巢固有韧带之间的关系，尽量靠近子宫角，电凝切断输卵管根部，避免损伤卵巢固有韧带、子宫圆韧带和肠管。

七、专家点评

宫腹腔镜联合诊治术可在一次麻醉下综合了解、评估患者内生殖器形态和功能情况，同时治疗输卵管、卵巢、部分子宫腔疾患，目前是不孕症诊治的最佳术式。笔者所在医院开展的经阴道宫腹腔镜联合诊治术，巧妙将经自然腔道内镜技术同宫腹腔镜联合诊治术结合起来，既更具微创性和美容性，又可能在一定程度上减少医源性卵巢功能损伤，同时并发症发生率较低，充分体现了该术式所具有的优势，但尚需进一步扩大样本量以证实其安全性以及进行长期随访以评估卵巢功能。

（孙静）

参考文献

［1］ TOLCHER MC, HOPKINS MR, DOWDY SC. Safety of Culdotomy as a Surgical Approach: Implications for NOTES (Natural Orifice Transluminal Endoscopic Surgery). The Journal of Minimally Invasive Gynecology, 2012; 16 (3): 413-420.

［2］ MARESCAUX J, DALLEMAGNE B, PERRETTA S, et al. Surgery without scars: report of transluminal cholecystectomy in a human being. 2007, 142 (9): 823-826.

［3］ 孙大为，朱兰. 中国大陆妇科单孔腹腔镜及 NOTES 手术的探索发展及现状. 中华腔镜外科杂志（电子版），2018, 11 (01): 1-3.

［4］ 刘海元，陈欣，孙大为，等. 经阴道自然腔道内镜手术在异位妊娠中的应用八例分析. 中华腔镜外科杂志（电子版），2018, 11 (01): 20-23.

［5］ 朱一萍，赵栋，隋孟松，等. 经阴道自然腔道内镜卵巢囊肿剥除术十例临床分析. 中华腔镜外科杂志（电子版），2018, 11 (01): 24-27.

第八节 经阴道腹腔镜内膜癌分期手术探索

一、引言

经阴道腹腔镜手术（V-NOTES）在妇科良性肿瘤中应用的可行性与安全性已被广泛证实，但对于子宫内膜癌分期手术的应用还处于探索阶段。与传统腹腔镜内膜癌分期手术与早期子宫内膜癌手术目的一样，V-NOTES应用于内膜癌分期手术也是期望能做到安全有效地完成子宫全切术、双侧附件切除、盆腔与腹主动脉淋巴结清扫。然而V-NOTES对于妇科恶性肿瘤的临床应用尚缺乏科学佐证。因此，要将其大规模地应用于子宫内膜癌的手术治疗，还需要更长期、更大样本量的临床研究甚至前瞻性随机对照研究以评估其可行性、安全性。但是，医疗技术的进步源于不断的探索和实践，V-NOTES依据其独有的优势显示出势不可当的应用前景，本节将对V-NOTES技术在子宫内膜癌分期手术中的初步探索和体会进行介绍，以期促进V-NOTES在妇科恶性肿瘤中的应用与发展。

二、手术相关解剖

苏氏切口（Su incision）（图2-5-89）的解剖位置位于阴道壁，即在子宫颈外侧1cm，由12点钟方向至6点钟纵切的长约3cm的切口（左右侧均可有）。若要做右侧的淋巴清扫，由子宫颈右侧3cm做一个苏氏切口。若要做左侧的淋巴结清扫，从子宫颈左侧3cm做一个苏氏切口。膀胱子宫韧带外侧的间隙称为苏氏间隙（Su space），其内侧是膀胱子宫韧带，上方是膀胱，下方是主韧带，外侧是髂内动脉（图2-5-90）。

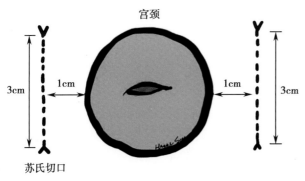

图2-5-89 苏氏切口

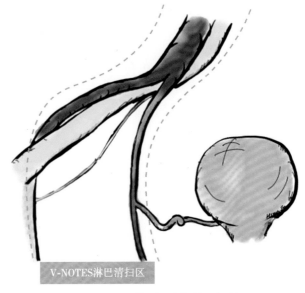

图2-5-90 苏氏间隙位置示意图

V-NOTES腹膜外淋巴清扫主要是找到一个腹膜外的间隙—即闭孔淋巴结间隙，此间隙在髂内动脉的外侧，骨盆壁的内侧（图2-5-91），进入这个间隙必须经由苏氏切口。

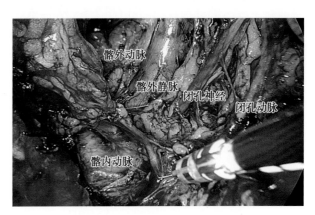

图2-5-91 V-NOTES 淋巴清扫区

三、手术适应证及禁忌证

（一）适应证

1. 子宫内膜样腺癌。
2. 术前评估病灶局限于子宫体，无子宫颈受累、无腹腔内转移等。
3. 肿瘤直径<4cm。
4. 肿瘤级别为1~2级。

223

（二）禁忌证

1. 盆腔炎性疾病史和/或严重粘连者。

2. 合并子宫内膜异位症者。

3. 绝经后阴道萎缩、狭窄患者。

4. 合并严重内外科疾病不能耐受手术者。

（三）并发症

1. 出血、血管损伤。

2. 神经损伤，如闭孔神经、腹下丛神经损伤等。

3. 膀胱、输尿管、肠管损伤等。

4. 术后感染等。

四、手术步骤

手术主要分成两个部分：盆腔、腹主动脉周围淋巴结清扫和子宫全切术加双侧附件切除术。

（一）腹膜外盆腔、腹主动脉周围淋巴结清扫

1. 在子宫颈外侧 1cm，由 12 点钟至 6 点钟方向纵切长约 3cm 的切口，即"苏氏切口"。

2. 完成苏氏切口后，置入 V-NOTES 器械平台于阴道壁外侧与盆膈的外侧缘。

3. 腹腔镜辅助下进入盆膈，穿过盆膈可直接进入并暴露位于髂内血管外侧和骨盆壁内侧的闭孔淋巴结间隙。依序暴露出闭孔神经、闭孔动脉、髂外静脉、髂外动脉（图 2-5-92）、髂总动脉、输尿管、最后是下腔大静脉与腹主动脉（图 2-5-93），再依序将闭孔淋巴结、髂外血管淋巴结、髂总淋巴结、腹主动脉淋巴结分离切除。

（二）子宫全切术加双侧附件切除术

1. 缝扎宫颈口，鼠齿钳牵拉子宫颈，环形切开子宫颈黏膜。

2. 分离直肠子宫间隙，切开后穹窿，缝扎子宫骶韧带。

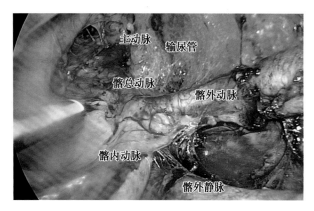

图 2-5-92 闭孔神经、闭孔动脉、髂外静脉、
髂外动脉、髂总动脉、输尿管

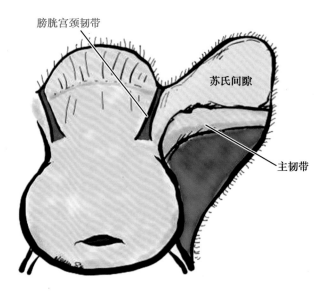

图 2-5-93 下腔大静脉与腹主动脉

3. 打开膀胱子宫韧带外侧的苏氏间隙（图 2-5-94），将此间隙往头端延伸至子宫动脉的位置，处理主韧带、子宫动脉。分离膀胱宫颈间隙、切断膀胱子宫韧带，置入 V-NOTES 专用器械平台。

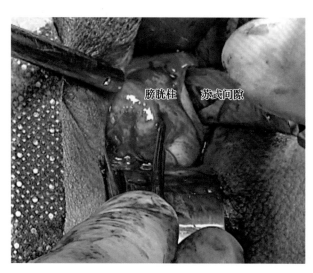

图 2-5-94 打开膀胱子宫韧带外侧的苏式间隙

4. 于膀胱子宫韧带的外侧切开前穹窿腹膜，充入 CO_2 气体后，气压从切开的后穹窿腹膜，传递至前穹窿腹膜，薄弱的前穹窿腹膜将随之起伏，此为"潮汐征兆"，由此处切开前穹窿腹膜（图 2-5-95）。

5. 留取腹腔冲洗液（washing cytology）。

6. 依次暴露并凝切阔韧带、圆韧带、卵巢悬韧带，注意避开输尿管，取出标本。

7. 取出 V-NOTES 器械平台，缝合阴道残端。手术结束。

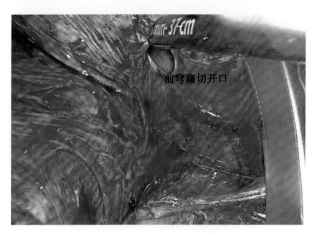

图 2-5-95　切开前穹窿腹膜

五、手术难点与技巧

1. 腹腔镜辅助下穿过盆膈进入闭孔淋巴结间隙时，注意避开下腹下神经丛，避免神经损伤。

2. V-NOTES 手术从患者臀部向头部建立手术空间，因此手术解剖的重新建立尤为关键。通过闭孔淋巴结间隙可直接暴露淋巴结清扫的边界及重要解剖结构，但因为手术视角的变化，术中神经、血管损伤风险高，要仔细识别，避免损伤。

3. 手术通道的建立是主要的困难。目前尚未有一个合适的 V-NOTES 阴道通路设备来进行腹膜外淋巴结清扫，可通过将入路平台放置在阴道壁外侧与盆膈的外侧缘进行手术；缝合膀胱宫颈间隙腹膜与阴道前壁、直肠子宫陷凹与阴道后壁，能够避免腹膜遮挡、手术通道暴露不良。

六、手术经验荟萃分析

1. 一般而言，V-NOTES 子宫内膜癌分期手术建议先清扫淋巴结，完成以后再行子宫全切术及双侧附件切除术。因为在子宫保留的情况下，宫旁组织可处于一个正常的解剖位置，在做淋巴结清扫的时候可以正确判断解剖结构，降低组织损伤的风险。手术医师需严格遵守妇科恶性肿瘤手术的无瘤原则，如：保持肿瘤的完整性，不破坏肿瘤的包膜；组织袋保护肿瘤标本，以降低转移的概率；控制出血，保持良好手术视野，增加手术切除范围的完整性。由于 V-NOTES 子宫全切术必须先切除子宫骶韧带，并将子宫从阴道侧推往头端，因此在推

挤子宫的时候可能造成内膜组织从子宫颈脱落在盆腔造成肿瘤扩散。为避免类似的情况发生，建议在 V-NOTES 手术以前，先把子宫腔内的肿瘤切除干净，如宫腔镜下内膜肿瘤切除术；若宫腔内含有大量肿瘤无法切除干净，可考虑传统腹腔镜内膜癌手术，以避免大量肿瘤组织种植到盆腔；子宫颈缝合是另一个避免内膜肿瘤掉入盆腔的方法，在进行 V-NOTES 内膜癌手术时先将子宫颈缝合后再进行手术。

2. 淋巴结清扫又分为腹膜内淋巴结清扫与腹膜外淋巴结清扫。传统腹腔镜行腹膜内淋巴结清扫可有清楚的解剖视野，而 V-NOTES 下的腹膜内淋巴结清扫必须先切除子宫才能进行，但切除子宫后软组织会挛缩，依附在骨盆壁上，造成组织解剖暴露困难，增加 V-NOTES 手术的难度，影响淋巴清扫后淋巴结的最终数目与完整性。因此，V-NOTES 时建议采取腹膜外淋巴结清扫。

3. 如先行前穹窿切开术，术野渗血可能影响后穹窿切开的视野。建议先行后穹窿切开，切除子宫骶韧带，再切开前穹窿，这样可以减少宫颈旁组织的渗血，让手术视野更好。但要注意这个切口必须在膀胱子宫韧带的外侧，才不会增加膀胱损伤的风险。

七、专家点评

此术式通过腹膜外淋巴结清扫且打开的间隙在髂内动脉外侧，肠管、输尿管均在手术范围之外，损伤风险相对减小，为其优势。目前在文献上只有 Nassif 在 2009 年发表针对 6 只猪的模块下腹膜外淋巴清扫。其余尚未有明确的可行性分析报告。理论上，V-NOTES 内膜癌分期手术是可行的，但目前仍需要更大规模的可行性分析，了解此术式是否有再现性，并做安全性分析与评估。目前遇到的困难是腹膜外淋巴清扫器械平台的建立，目前尚未有一个合适的 V-NOTES 阴道通路设备来进行腹膜外淋巴结清扫。同时，打开盆膈的时候损伤下腹下神经丛可导致患者术后解尿困难和 / 或排便困难，这也需要更大规模的研究及分析来进行全面评估。

（苏轩）

参考文献

[1] JOSEPH N, CHRYSOULA Z, JACQUES M, et al. Transvaginal extraperitoneal lymphadenectomy by Natural Orifices Transluminal Endoscopic Surgery (NOTES) technique in porcine model: feasibility and survival study. Gynecologic oncology, 2009, 112 (2): 405-408.

[2] LEE CL, WU K, SU H, et al. Hysterectomy by Transvaginal Natural Orifice Transluminal Endoscopic Surgery (NOTES): A Series of 137 Patients. Journal of Minimally Invasive Gynecology, 21 (5): 818-824.

第六章 机器人辅助经阴道腹腔镜手术

第一节 未来机器人辅助经阴道腹腔镜手术器械的发展

随着科学技术及手术理念的不断发展和更新，机器人辅助技术越来越多地应用于临床各种外科手术。目前妇科机器人辅助腹腔镜手术亦广泛应用。近年来机器人辅助经自然腔道内镜（NOTES）手术已有探索及尝试。由于平台设置尚未完全成熟，器械容易"打架"，传统的机器人在经阴道腹腔镜手术中的应用受到一定限制。亦有公司设计经阴道腹腔镜机器人平台，能够整合机器人手术的腔镜臂和器械臂，使之更小巧与灵活，经阴道腹腔镜手术更容易操作，也更高效。

一、未来机器人系统的发展

机器人辅助经阴道腹腔镜手术已在妇科、泌尿外科、普外科领域尝试，机器人手术的灵活度及精准度允许其在盆腹腔深部狭小空间中手术而较少受到限制。未来机器人趋于小型化、微型化。美国华盛顿大学研究小组开发出一款较小的手术机器人系统，可固定在患者身上并进行远程控制。Rentschler 及其同事共同开发了直径为 12mm 的专为 NOTES 手术设计的体内移动机器人，该设备呈螺旋形，具有良好的跟踪能力而不会对组织造成损伤，机器人的尾部可防止其自身翻转，并且已在猪体内进行了模拟操作。机器人的微型化，能够同时通过一个孔道向腹腔内植入多枚此类机器人，这对于手术器械的发展，是一个全新的理念，即不同工具独自分配到不同的操作任务。目前，体内微型机器人仍处于探索阶段，机器人家族前景光明。

二、未来机器人经阴道腹腔镜手术器械的发展

机器人由于改善了腕部运动，增强了运动和控制的精细度，提供了 3D 视野，使得在深部或有角度的操作，如在骨盆腔和 / 或后腹膜手术中变得更加容易。新一代 da Vinci sp TM 单孔机器人系统（SP single site system），配备了蛇形转弯的灵巧的手术器械，柔性摄像头和手术器械，这种小型的柔性手术器械在宽敞的腹腔空间减少了互相干扰的情况，使各种复杂操作得以顺利完成。柔性手术器械臂可 360° 旋转及延伸，可经阴道顺行进入腹腔，器械臂翻转 180° 对盆腔的组织脏器逆行手术。目前单孔机器人 SP 系统在泌尿外科进行临床试用。将来有望在妇科疾病中使用并与经阴道腹腔镜技术相结合。

（訾聃 关小明）

参考文献

[1] KAWASHIMA K. Developments of surgical assist robot: current and future. Nihon rinsho. Japanese journal of clinical medicine, 2016, 74 (1): 109-113.

[2] HU Z, YOON CH, PARK SB, et al. Design of a haptic device with grasp and push-pull force feedback for a master-slave surgical robot. Int J Comput Assist Radiol Surg. 2016, 11 (7): 1361-1369.

[3] MIURA S, MATSUMOTO Y, KOBAYASHI Y, et al. Visual and somatic sensory feedback of brain activity for intuitive surgical robot manipulation. Conf Proc IEEE

Eng Med Biol Soc, 2015, 2015: 17-20.

［4］KAJIWARA N, PATRICK BJ, KATO Y, et al. Cost-Benefit Performance of Robotic Surgery Compared with Video-Assisted Thoracoscopic Surgery under the Japanese National Health Insurance System. Ann Thorac Cardiovasc Surg, 2015, 21 (2): 95-101.

［5］TELJEUR C, O'NEILL M, MORAN PS, et al. Economic evaluation of robot-assisted hysterectomy: a cost-mini-misation analysis. BJOG. 2014; 121 (12): 1546-1553.

第二节　机器人辅助经阴道腹腔镜子宫全切术

一、引言

近年,机器人辅助经阴道腹腔镜手术逐渐探索应用于临床。在妇科机器人辅助经阴道腹腔镜手术开展的主要有异位妊娠去除术、子宫全切术、附件相关手术。

二、手术相关解剖

详见第一篇第二章。

三、手术适应证、禁忌证及并发症

(一)适应证

同经阴道腹腔镜下子宫全切术。

(二)禁忌证

同经阴道腹腔镜下子宫全切术。

(三)并发症

同经阴道腹腔镜下子宫全切术。

四、手术步骤

见视频 2-6-1。

视频 2-6-1
机器人 vNOTES 全子宫切除术

1. 麻醉及手术体位同经阴道腹腔镜下子宫全切术,常规机器人操作平台。

2. 选择阴道前穹窿或后穹窿入路,入路平台及 Port 放置同经阴道腹腔镜下子宫全切术。

3. 常规探查,进镜至盆腔,探查子宫、卵巢、输卵管情况。

4. 暴露子宫动静脉,分次凝切双侧子宫动静脉、阔韧带、圆韧带、卵巢固有韧带及输卵管,取出子宫。

5. 再次置镜,冲洗盆腔,探查盆腔情况。

6. 手术结束后取出机器人单孔 Port 和切口保护套,2-0 可吸收线缝合关闭阴道后穹窿或阴道前穹窿或阴道残端。

五、手术难点与技巧

1. 手术存在视线盲区,术前应充分评估盆腔情况及所进行手术操作的注意事项,更利于手术正常进行。

2. 由于阴道空间狭小,机器臂之间会互相碰撞,而且 Port 固定力量较弱,使手术操作相对较困难。但手术 Port 的放置最关键。

3. 行子宫全切术时,解剖层次要清晰,严密止血。术中可抓取子宫,为手术提供足够的空间,更有利于手术操作。

六、手术经验荟萃分析

机器人辅助经阴道腹腔镜下子宫全切术,要求手术医生具备经阴道手术基础、腹腔镜及机器人单孔腹腔镜手术技术,选择合适的患者是手术成功的重要因素。

七、专家点评

机器人辅助经阴道腹腔镜子宫全切术虽然有一定操作难度,但机器人的腕式、多维度运动的手术器械能够降低手术难度。术者在术中操作时动作需轻柔,减少大范围调节机械臂,进而较好地完成子宫全切术。

(关小明　范晓东)

参考文献

［1］SINHA R, BANA R, SANJAY M. Comparison of Robotic and Laparoscopic Hysterectomy for the Large Uterus. Journal of the Society of Laparoendoscopic Surgeons, 2019, 23 (1): e2018. 00068.

［2］SERATI M, BOGANI G, SORICE P, et al. Robot-assisted sacrocolpopexy for pelvic organ prolapse: a systematic review and meta-analysis of comparative studies. European urology vol, 2014, 66 (2): 303-318.

［3］PEYRONNET B, CAPON G, BELAS O, et al. Robot-assisted AMS-800 Artificial Urinary Sphincter Bladder Neck Implantation in Female Patients with Stress Urinary Incontinence. European urology vol, 2019, 75 (1): 169-175.

第三篇

宫腔镜技术

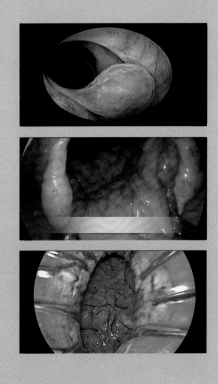

第一章

宫腔镜手术设备及手术器械

一、摄像系统

影像设备作为术者双眼的延伸，可对体内组织结构进行照明、信号采集与处理、图像显示等，帮助术者观察宫腹腔环境并完成手术操作。宫腔镜手术摄像系统主要包括宫腔镜（摄像头）、摄像主机、监视器、刻录机等。

高清或全高清的摄像头可以清晰地显示子宫腔内解剖细节，为良好的手术操作创造条件。根据形状，摄像头可以分为标准型、直型、钟摆型等。钟摆型摄像头为宫腔镜专用摄像头，其特点是摄像头上有卡镜环解锁装置，作用是转动镜身时摄像头始终保持下垂，带来的临床益处是可以解放非主力手，使得非主力手可以更好地握持镜子，辅助进行宫腔镜检查或治疗。

摄像主机是影像设备的核心，是决定图像质量的最重要设备。宫腔镜采集到的图像信号处理是通过摄像主机来实现的，宫腔镜主要用 2D 摄像主机。摄像主机的控制核心是 CCU（cameracontrolunit)，可实现图像信号的处理与控制。

监视器连接摄像主机，实现图像信号的显示。

二、光源系统

为了避免光照所产生的热量灼伤组织，宫腔镜使用的是冷光源。冷光源的作用是给子宫腔提供照明，它滤去了产生热量但对照明没有贡献的红外光，将能量集中转换为可见光。常见的冷光源主要有氙灯与 LED 灯。

导光束用于连接冷光源与宫腔镜，将冷光源发出的光传导至宫腔镜进行照明。通常用于宫腔镜的导光束为直径 5mm，长度 180cm。

三、能源系统

宫腔镜能源系统需要有多种参数设置，可以满足不同手术所需，尤其是水下电切模式。宫腔镜能量平台往往不仅适用于宫腔镜，也可应用于如腹腔镜、开放性手术等。

四、膨宫系统

宫腔镜特有的膨宫系统可通过调整不同的参数来控制膨宫介质的流动（流速、压力、吸力）。通常将其设置到 80~100mmHg（10.67~13.33kPa)，流速为 200~400ml/min。尽可能使用低的膨宫压力，避免膨宫介质进入腹腔，导致恶性内膜细胞的播散，也避免迷走神经反射与疼痛反应。

目前最新的膨宫系统微处理器可精准控制膨宫介质的灌流，确保维持宫腔压力。膨宫泵可预先设定膨宫压力并储存。针对不同的宫腔镜手术，无论是在门诊还是手术室，都可选择特定的参数及所要用的每一种宫腔镜模式。

五、宫腔镜器械

硬性宫腔镜常见有 0°、12°、30° 等视野角度。0° 镜容易掌握，如需获得所需视野，需向左或向右横向移动内镜，在门诊手术中，如此操作会产生明显的子宫颈刺激，引起患者的不适。12° 镜通常用于宫腔电切镜，30° 镜用于子宫腔检查等。所以宫腔镜主要分为两种，门诊宫腔镜及手术宫腔镜。

（一）门诊宫腔镜

目前应用于门诊诊断和治疗的宫腔镜有 2mm、2.9mm 及 4mm 三种型号的内镜，搭配多种型号的外鞘使用，有些带有 5Fr 操作通道，泪滴状横断面，便于简单操作和顺利进入宫腔。

Campo 门诊宫腔镜的独特设计在于其外径只有 2.9mm，可以实现单向灌流，如需连续灌流，可以使用 4.4mm 连续灌流鞘。目前，外鞘有两种型号，外径 3.7mm 连续灌流鞘和带 5Fr 操作通道的外径 4.4mm 的连续灌流鞘，最适合阴道内镜、非接触性宫腔镜的技术。外鞘与内鞘组装后，有主动和被动两种位置。在被动位置，外径仍为 2.9mm，可以满足诊断所需，只要轻轻按下外鞘上的按钮，向前推动外鞘，即可变为主动位置。

（二）手术宫腔镜

手术宫腔镜主要包括电切镜及刨削系统。

电切镜主要由以下组成：工作手件、内鞘、外鞘及电切环，宫腔电切镜通常采用被动式工作手件，当工作手件处于被动位置时，电切环将会回收在镜鞘内。通常有 22Fr.、26Fr. 两种规格可选。

刨削系统是宫腔镜手术的一大创新，刨削刀头通过器械通道实施手术。将灌流鞘的进水口连接到膨宫泵上，保持一定的子宫腔压力，从而获得良好的手术视野，踩踏脚踏，吸引和刨削同时激发，边刨削边将切割的组织随灌流液吸引出宫腔外。

特有的宫腔镜器械通过 5Fr. 器械通道进入宫腔，可用于活检、息肉摘除、宫内节育器（intrauterine device，IUD）取出、宫腔粘连松解、纵隔切开等。常见 5Fr. 器械如下：单关节及双关节剪刀、活检抓钳、钩钳、咬切钳、活检勺钳等。

除此之外，5Fr. 能量器械也应运而生，比如双极电极及双极球形电极。

（冯力民）

参考文献

[1] 冯力民，赵一，史小雨. 宫腔镜手术中能量器械应用技巧及副损伤防治. 中国实用妇科与产科杂志，2016, 32 (7): 627-631.

一、引言

宫腔镜手术作为一种经自然腔道的手术方式，具有安全、创伤小、术后恢复快、住院时间短等优点，已经成为与腹腔镜手术、开腹手术、阴式手术并驾齐驱的妇科手术基本技能之一。常用于子宫内膜病变、宫腔占位性病变、宫腔异物、宫腔粘连等疾病的诊治。即可疑宫腔病变，均为宫腔镜手术的适应证。

宫腔镜手术虽具有简单易行等优点，但术者必须熟练掌握其风险、手术最佳时机、适应证与禁忌证等。合理应用术前预处理可进一步提升手术效果。

二、术前评估

宫腔镜手术前，医生需要评估患者是否有宫腔镜手术禁忌证，需要详细询问病史，进行常规和妇科查体，并完善相关辅助检查等，需进行下列术前评估项目，以明确子宫腔异物组织位置及大小，同时明确电切术的手术可能性及需要的辅助方法。

(一) 详细询问病史

排除严重内外科合并症及宫腔镜手术禁忌证。

1. **绝对禁忌证**　无。

2. **相对禁忌证**

(1) 体温 >37.5℃。

(2) 子宫活跃性大量出血、重度贫血。

(3) 急性或亚急性生殖道或盆腔炎症。

(4) 近期发生过子宫穿孔。

(5) 子宫腔过度狭小或子宫颈管狭窄、坚硬、难以扩张。

(6) 浸润性宫颈癌、生殖道结核未经抗结核治疗。

(7) 严重的内外科合并症不能耐受手术操作。

(二) 化验检查

包括血、尿常规，血型，凝血功能，肝、肾功能，血糖，血离子，阴道分泌物常规，子宫颈细胞学及 HPV 检查等。

(三) 辅助检查

盆腔 B 超，心电图，胸片，必要时根据病情酌情增加相关辅助检查。

三、术前准备

术前除全面评估患者情况外，还应进行下列常规准备。

1. 病情告知及签署知情同意书。

2. 术前禁食 6 小时以上。

3. 体位为膀胱截石位，采用 TKO 原则，即足尖 (toe)、膝 (knee)、对侧肩 (opposing shoulder) 三点在一条直线的原则。

四、子宫颈准备

对于需要进行子宫颈扩张的宫腔镜手术，术前可应用一次性宫颈扩张器、间苯三酚、米索前列醇、米非司酮等软化子宫颈，便于术中子宫颈扩张，但由于米索前列醇无非孕期使用适应证，米非司酮起效较慢，目前很少应用于临床。在宫腔镜手术中则用宫颈扩张器自小号起逐号进行子宫颈扩张。但对于门诊宫腔镜或阴道内镜技术，若在减少疼痛、失败率或子宫创伤方面没有任何益处时，不应进行常规子宫颈准备。

(一) 宫颈扩张器

传统子宫颈扩张的方法为金属扩张棒由小到大依次扩张子宫颈，但是由于患者子宫颈口紧缩等原因，强行子宫颈扩张较为困难，甚至会出现子宫颈裂伤、子宫穿孔等情况。现可采用手术前一晚或术前 1 小时根据病情需要放置一次性宫颈扩张器的方法,置入子宫颈管后吸收水分并缓慢膨胀,对子宫颈起物理性扩张作用,在保护子宫颈管内膜的同时起到扩宫的作用。

(二)间苯三酚

间苯三酚是一种平滑肌解痉药,可直接作用于泌尿生殖道及胃肠道的平滑肌。它可直接作用于子宫颈的肌肉及结缔组织,使子宫颈软化,而不影响子宫的生理性收缩。其最大特点是不具有抗胆碱作用,不产生心悸、体温升高及尿潴留等抗胆碱能反应,同时对心血管系统影响较小,不引起心律失常、心率改变及血压变化,且只作用于痉挛平滑肌,对正常平滑肌影响很小。故间苯三酚是一种安全、有效、不良反应小的药物,尤其对于手术时间较长的宫腔镜手术有很大优势,目前临床应用较多。

五、其他特殊准备

(一)子宫肌瘤

对于直径 ≥ 4cm 的 Ⅰ 型和 Ⅱ 型黏膜下肌瘤及肌壁间内突肌瘤或黏膜下肌瘤合并严重贫血者,可应用促性腺激素释放激素激动剂(gonadotropin releasing hormone-agonist,GnRH-a)治疗 2~3 个月,使肌瘤和子宫体积缩小,同时纠正贫血。

(二)绝经后女性

当排除了内膜癌的可能后,可考虑阴道使用雌激素软膏,增加阴道及子宫颈黏膜厚度,以利于术中操作。

(三)合并胚物残留的患者

术前应进行综合评估,使用药物杀胚胎治疗,注意血 HCG 水平及超声血流改变,手术前备血,必要时行动脉栓塞,以配合宫腔镜手术。

(四)子宫内膜预处理

可应用 GnRH-a 治疗 2~3 个月,以抑制内膜增生,薄化子宫内膜。或可术中利用负压吸宫以薄化子宫内膜,但此操作对于不孕症及宫腔粘连患者应谨慎使用。

(冯力民)

参考文献

[1] 中华医学会妇产科学分会妇科内镜学组. 妇科宫腔镜诊治规范. 中华妇产科杂志, 2012, 47 (7): 555-558.

[2] 尹鹏英, 王莉, 李晓艳. 改良截石位对中老年人术后并发症的影响. 中外医疗, 2008, 27 (14): 34.

[3] 冯力民, 王稚晖, 王伟娟, 等. 米索前列醇用于宫腔镜检查和手术的临床观察. 中国实用妇科与产科杂志, 2002, 18 (11): 685-686.

[4] 赵辉, 冯力民, 周菁等. Lamiken-R 宫颈扩张棒的临床研究. 中国妇产科临床杂志, 2017, 18 (4): 301-304.

[5] ZHUANG YL, ZHU XF, HUANG LL. The effect of phloroglucinol on pain in first-trimester surgical abortion: a double-blind randomized controlled study. Contraception, 2010, 81 (2): 157-160.

宫腔镜手术术中配合及术后护理

一、宫腔镜手术术中配合

1. 准确摆放膀胱截石位,暴露手术视野,膝下、小腿垫软枕,高度适宜,约束带松紧适宜,注意保暖和保护患者隐私。

2. 开放外周静脉通路,连接心电监测、吸氧。遵医嘱给予间苯三酚80mg静脉入壶,软化子宫颈。

3. 器械与巡回护士共同清点无菌包质量、有效期,铺置无菌器械台。

4. 手术医生洗手戴无菌手套、穿一次性手术衣。

5. 0.5%碘伏消毒外阴、阴道、子宫颈,臀下铺中单,双腿套裤腿,外阴铺无菌孔巾,外贴带尾手术膜。

6. 医护配合使用75%酒精消毒光缆和摄像头后,套无菌罩妥善固定,防止脱落。

7. 打开光源,连接膨宫液,调节膨宫压力及流速。

(1)检查压力:100~150mmHg(13.33~20.00kPa),流速260ml/min。

(2)电切压力:100mmHg(13.33kPa),流速400ml/min。

8. 巡回护士术中密切观察患者呼吸、脉搏、血压、血氧饱和度;密切监视仪器运转情况,关注膨宫液流速及液量,及时更换添加,防止液体走空,发生空气栓塞。

9. 保护手术器械、腔镜器械完整性,勿暴力操作,避免损坏。

10. 手术完毕,按照标本处理流程进行标本处理。

11. 感染手术安排在当日最后一台,光缆、摄像头使用后清洁、卡瓦布擦拭消毒。

二、宫腔镜内镜及器械处理操作流程

回收、分类、清洗、消毒、干燥、检查保养、包装、灭菌、储存、发放。

(一)回收

清点器械数量并目测检查目镜清晰度、镜面有无裂痕、崩边、损坏;器械功能、结构完好状态及配件是否齐全、完整。

(二)分类

1. 分类放置光学目镜、光缆、摄像系统、电凝线、手术器械。

2. 光学目镜轻拿轻放、单独摆放、不能碰撞。

3. 内镜器械分解、拆卸至最小化。

4. 小物件应选择密纹清洁筐,并检查螺钉、垫圈、密封帽是否缺失或损坏。

(三)清洗

内镜首先手工清洗,器械及附件需手工清洗、冲洗、洗涤、漂洗、终末漂洗。

1. 光学目镜手工清洗方法

(1)流动水下擦洗。

(2)多酶浸泡3~5分钟。

(3)流动水下冲掉多酶残留。

(4)纯水或软化水终末漂洗。

(5)低纤维絮擦布擦干。

2. 器械及附件手工清洗方法

(1)冲洗:拆卸后流动水冲洗,小的精密器械附件放在专用密纹筐中,防止丢失。

(2)洗涤:应用酶清洗剂进行器械及附件的洗涤,水面下刷洗,器械轴节部、弯曲部、管腔内用软毛刷彻底刷洗。

(3)漂洗:流动水冲洗器械及附件;管腔器械应用高压水枪进行管腔的冲洗。

(4)终末漂洗:应用纯化水进行器械及附件的彻底冲洗。

(四) 消毒

1. 耐热、耐湿手术器械首选压力蒸汽灭菌。

2. 不耐热、不耐湿手术器械采用低温等离子灭菌。

(五) 干燥

1. 首选干燥设施设备进行器械的干燥。

2. 根据器械的材质选择适宜的干燥温度。

3. 管腔器械采用压力气枪进行彻底干燥。

(六) 检查保养

1. 清洗质量检查。

2. 结构完好性检查。

3. 功能检查。

4. 器械保养维护。

(七) 包装

光学目镜、内镜器械及附件放于带卡槽专用盒内。

(八) 灭菌

压力蒸汽灭菌或低温等离子灭菌。

(九) 储存

内镜器械存放于无菌内镜器械存放间,分类放置。

(十) 发放

专人管理、专人登记、专人发放。

(冯力民)

参考文献

[1] 潘慧琼,孙懿,曾亚荣,等.宫腔镜清洗灭菌与感染预防.中国感染控制杂志,2016,15 (2): 141-144.

[2] 冯力民,赵一,史小雨.宫腔镜手术中能量器械应用技巧及副损伤防治.中国实用妇科与产科杂志,2016,32 (7): 627-631.

第四章

宫腔镜的膨宫介质及 TURP 综合征

一、引言

宫腔镜术中子宫腔充分膨胀和清澈无血是检查和治疗必备的前提条件。而只有使用膨宫介质，给予一定的压力，才能清楚地看到完全膨胀的子宫腔。其中压力的作用是把子宫腔膨胀起来，介质的作用是提供一个相对稳定、清楚的视野。

与容积大、易扩张的膀胱相比，子宫是一个特殊的肌性器官，容积狭小（仅约 5ml）且肌层缩复力强大，正常状态下前后壁闭合，使膨宫介质在宫腔内很难存留，加上子宫内膜周期性变化导致的出血及视野受限，导致膨宫技术的改进困难重重。因此在现有膨宫技术发展起来之前，宫腔镜的发展是远远落后于膀胱镜的。

由于膨宫压力和灌流介质的作用，灌流液大量吸收引起体液超负荷和 / 或稀释性低钠血症而引起一系列临床症状；其发生率为 0.1%~0.2%，如诊治不及时可致死，是宫腔镜手术中严重并发症之一。由于其发生机制和临床表现与经尿道前列腺切除术（transurethral resection of prostate，TURP）综合征类似，故沿用称为 TURP 综合征。发生 TURP 综合征时患者可出现心动过缓、高血压，随之出现低血压、恶心、呕吐、头痛、视力障碍、兴奋、精神紊乱和昏睡。这些症状均起因于稀释性低钠血症和血浆渗透压的降低。如果不及时诊治，可导致癫痫、昏迷、虚脱甚至死亡。

灌流液吸收引起的危害在 50 年代首次被关注，Creevy 报道了第 1 例经尿道前列腺切除术的患者因无菌蒸馏水灌流吸收导致的溶血反应。为预防这一并发症，Creevy 提出使用"无毒性、不溶血的灌流液"这一概念。之后的 50 年中在泌尿外科领域出现了大量有关灌流液的报道。随着宫腔镜

手术的发展，妇科腔镜医生也面临同样问题。因此，熟知常用灌流液相关病理生理学变化及临床特征，了解此并发症的预防措施，强化安全意识，以减少其发生，是宫腔镜医生必备的知识。

理想的膨宫介质要求等渗、无毒、透明性好、不与血液融合、保证术野清晰且黏度低、容易制备、相对便宜、代谢产物极少而无害、不损伤器械。按以上标准衡量，目前常用的膨宫介质都不是完全理想的。

目前常用低黏度液体，而低黏度液又根据是否含电解质分为电解质溶液（生理盐水、林格液）和非电解质溶液（葡萄糖、甘氨酸、甘露醇）。既往也曾有学者以高黏度液体（如右旋糖酐 -70，25%~50% 葡萄糖，32% 葡聚糖等）作为膨宫介质，然而因清洗困难、可导致严重的过敏反应等原因，现已弃用。同样被弃用的还有气体膨宫介质（CO_2），它既往只用于宫腔镜检查，禁用于宫腔镜手术。

二、膨宫介质

（一）5% 葡萄糖

5% 葡萄糖因其来源方便、价格便宜、有一定黏稠度、视野较清晰且相对安全，为目前国内临床在宫腔镜检查及单极手术中最常用的膨宫液。

5% 葡萄糖是非电解质溶液，不导电，渗透压为 278mOsm/L，接近于血浆的张力（280~320mOsm/L），故称为等张液，注入血液后不影响红细胞内的张力，红细胞既不膨胀，也不皱缩，保持它原来的完整性。但葡萄糖在体内不久就被氧化成 CO_2 和 H_2O，同时供给了热量，或以糖原的形式储存于肝细胞内，失掉了原有的张力。因此，5% 葡萄糖液表面上虽是等张液，但由于它在体内维持张力时间较短，故可作无张力的溶液看待。血糖在术后 4 小时恢

复至术前水平,故其高代谢速度不会引起体内病理生理改变。

5% 葡萄糖能否应用于宫腔镜手术灌流的焦点在于血糖改变对人体的影响。血糖于术后明显升高,与灌流液的吸收高度相关。若患者不合并糖尿病,则一过性血糖增高不会产生明显的生理变化。临床观察发现术中血糖开始增高,术后 1 小时达到高峰,术后 4 小时恢复至术前水平,其恢复速度比钾、钠、氯快。有些学者怀疑血糖增高会引起高渗、脱水,甚而加重低钠血症,导致中枢神经系统症状。但葡萄糖的分子量大,其渗透压有限。若血糖增高 10mmol/L(180mg/dl),渗透压增加 10mOsm/L,若血糖增高 20mmol/L(360mg/dl,渗透压增加 20mOsm/L。临床观察术后血糖最高值为 469mEq/L,理论上渗透压应增加 26mOsm/L。动物实验证实,血浆渗透压 >350mOsm/L 可出现不安、易激惹,375~400mOsm/L 出现眼球震颤、共济失调、肢体颤抖,>400mOsm/L 出现惊跳、强直性肢体痉挛,>435mOsm/L 时无一生存。所以即使血浆渗透压由于血糖增高而增加了 26mOsm/L,也不会产生明显的病理生理改变,且临床观察此患者无任何不适主诉。动物实验也证实 5% 葡萄糖组血糖明显增高,而 5% 甘露醇组虽无血糖增高却出现高死亡率,所以高血糖并不是实验动物的致死原因。假设血糖一过性增高,能导致血浆渗透压的一过性增高,引起细胞内水向细胞外移动,这也是有些学者认为葡萄糖灌流液可加重低钠血症的理论根据,但这又恰恰部分抵消了细胞外低渗状态,出现细胞外水向细胞内移动的趋势,所以一过性血糖增高不但不会加重低钠血症的反应,而且还能缓解细胞内肿胀,降低低钠血症反应的出现。

有学者指出以 5% 葡萄糖为灌流液,血钠水平的降低程度和血糖升高的水平密切相关,可将血糖数值的变化作为术中灌流液吸收量的指标。笔者的临床试验亦证实末梢血糖每升高 1mmol/L,发生低钠血症的风险就增加 28%,当术中末梢血糖超过 15.1mmol/L 时,应高度提高警惕 TURP 综合征的发生。

对于糖尿病患者及老年患者,由于胰岛功能减退,不宜使用 5% 葡萄糖进行手术灌流,国内多采用 5% 甘露醇溶液替代。

(二)甘氨酸

甘氨酸($CH_2 \cdot NH_2 \cdot COOH$)是一种溶于水的单氨酸,常用浓度为 1.5%,属低渗非电解质溶液,

其渗透压为 200mOsm/L。因价格昂贵,国内鲜少采用。

宫腔镜手术中当大的子宫血管被切断时,具有一定压力的膨宫液可经静脉血管快速吸收入血。随着液体进入,循环系统血钠水平降低。正常情况下,钠离子和其他阳离子对血浆渗透压起决定作用。血钠的迅速降低通常导致血浆渗透压的快速降低,但甘氨酸分子的最初吸收有助于血浆渗透压的维持。然而,甘氨酸不能长久地维持在血管内,其分子吸收入血后半衰期为 85 分钟。手术时间越长、组织切除范围越广,吸收越多,最终导致游离水的增加。如果这种游离水不能快速代谢,低渗性低钠血症就会发生。另外,由于女性激素对钠 - 钾三磷酸腺苷的影响,女性患者更易发生低钠血症,例如在几种不同的组织中,黄体激素可抑制这种钠钾 ATP 酶。

除低渗透压和低钠血症外,甘氨酸引起的另一并发症是由甘氨酸的代谢产物引起的。甘氨酸在肝脏内经转甲基酶催化氧化去氨基,在肾脏内形成乙醛酸和氨,乙醛酸进一步代谢成草酸,在尿液中形成草酸结晶。

在泌尿外科手术中有许多关于使用甘氨酸后引起高氨血症性脑病的报道。如果低钠血症和低渗透压不能解释患者出现的中枢神经系统症状,应考虑氨中毒的可能,但是术前合并肝脏疾患者高血氨症发生率并不增高。在严重的氨中毒中,可以用 L- 精氨酸来刺激氨代谢产物进入尿素循环。

甘氨酸吸收也可影响视敏度。一项前瞻性研究显示 18 例行 TURP 手术患者中 4 例出现一过性视敏度降低,这可能继发于甘氨酸对神经传导介质的影响,在视网膜神经节和水平细胞上,甘氨酸形成神经传导介质的抑制剂。相反,无症状组的血氨水平却明显增高,这可能是由于无症状组甘氨酸代谢速度快。有些学者已经证实人体代谢甘氨酸产生氨基酸的速度具有明显的个体差异。

还有学者报道使用甘氨酸作为膨宫介质可引起明显的凝血功能改变,主要是血小板、纤维蛋白原、红细胞结合率的降低,部分凝血活酶时间、凝血酶原时间延长,纤维蛋白降解产物出现以及短暂的血氧饱和度下降和高碳酸血症,其原因不清。

(三)甘露醇和山梨醇

山梨醇和甘露醇也可用于 TURP 和宫腔镜手术灌流。最常用的山梨醇和甘露醇复合溶液包含 2.7% 山梨醇和 0.54% 甘露醇(表 3-4-1),也有使用

更高浓度的报道。但高浓度的山梨醇和甘露醇在电切时高热作用下可熔化成焦糖,故临床很少使用。山梨醇和甘露醇是六碳同分异构体。山梨醇在肝脏中代谢成果糖和葡萄糖。甘露醇本身无活性,只有6%~10%被吸收代谢掉,其余的被肾脏滤过并以原型排泄于尿液中,因此甘露醇可起到渗透利尿作用,理论上有助于降低体液超负荷和继发的低钠血症。但半衰期长,肾功能正常者甘露醇在血浆中半衰期为15分钟,对体液平衡和心功能恢复不利,当患者合并肾病时,可因排泄受阻而进一步延长半衰期。

表3-4-1 山梨醇和甘露醇复合溶液配方

成分	用量
山梨醇	27.0g
甘露醇	5.4g
对羟基苯甲酸甲酯	0.005g
对羟基苯甲酸丙酯	0.001g
对羟基苯甲酸丁酯	0.001g
蒸馏水	加至1 000ml

5%甘露醇作为灌流液应用于宫腔镜电切手术的研究深度明显低于1.5%甘氨酸。甘露醇引起的水中毒和低钠血症等并发症类似于1.5%甘氨酸,由于它不导电、仅少量在体内代谢、不会引起低渗透压的改变,Arieff认为等渗的甘露醇最适宜电切手术灌流。采用5%甘露醇进行宫腔镜手术的灌流,其优点为进入循环的甘露醇有利尿作用,能减轻体液超负荷的副作用,缺点为凡接触过的部位在液体干燥后即形成一层粉末,造成宫腔镜手术器械难以清洗,且其利尿和脱水作用同时也可引起术后低血压。

(四)生理盐水

生理盐水为等渗液,因含Na^+和Cl^-属电解质溶液,可用于宫腔镜检查及双极电切镜,但禁用于单极宫腔镜电切手术。

生理盐水中的离子可以维持血浆的总体渗透压水平,在一定限度内即使过量的液体吸收,患者极少出现低钠血症,但有高氯性酸中毒的报道。

随着双极电切镜的逐步普及,以生理盐水作为膨宫液也越来越多。尽管生理盐水一定程度上可以减少过量吸收后低钠血症的发生,但过量的电解质离子进入体内也会增加液体超负荷的风险。此时尽管钠离子可以对抗抗尿激素而产生利尿效应,但液体的吸收量超过了体内的代偿能力,仍然可以导致液体超负荷和肺水肿。而且这种情况一旦发生,将导致应用利尿剂效果不好。

因此,双极电切术中仍应关注患者是否有液体超负荷表现,其早期表现为心率加快、血压升高继而出现血压降低,血氧饱和度降低,呼气末二氧化碳分压降低,当出现左心衰、肺水肿时,表现为咳粉红色泡沫痰,进一步发展可出现代谢性酸中毒、心衰、休克,最终可以导致死亡。

以下是临床上常用几种膨宫介质的常见并发症及适用范围总结(表3-4-2)。

三、TURP综合征

TURP综合征是宫腔镜致死性并发症之一,由于膨宫压力较高、子宫内膜及肌层血管床破坏较广、手术时间较长等多种原因导致的灌流介质过多进入人体,造成体液超负荷和/或稀释性低钠血症,从而引起的一系列临床症状。该症状首先在经尿道前列腺切除术中报道,因此而得名。其发生率约0.1%~0.2%,一旦出现可导致15%~40%的死亡率。

(一)发病因素

灌流介质短时间内过快、大量吸收入人体是导致TURP综合征的主要原因。吸收途径包括两种:主要途径为子宫内膜及肌层血管破坏导致的血管内吸收途径,另一种途径为腹膜吸收途径。当宫腔镜手术操作破坏了子宫内膜深层及子宫肌层血管的完整性时,过高的宫腔压力可导致灌流介质进

表3-4-2 用膨宫介质的常见并发症及适用范围

灌流介质	常见并发症	适用范围
CO_2	空气栓塞	宫腔镜检查
5%葡萄糖	TURP综合征,一过性高血糖	单极手术,禁用于糖尿病患者
1.5%甘氨酸	TURP综合征,高氨血症	单极手术,禁用于肝肾疾病患者
甘露醇和山梨醇	TURP综合征,高钙血症	单极手术,禁用于肾功不全患者
生理盐水	液体超负荷	双极手术

入人体,当血管破坏面积较大、宫腔压力较高、手术时间较长、进入人体的灌流介质较多、较快时,发生 TURP 综合征的风险则较高。腹膜吸收途径多发生在子宫穿孔时,此时宫腔内压力大于腹腔内压力(约 3.75mmHg),灌流介质可进入腹腔,通过腹膜吸收入人体。灌流介质也可通过输卵管进入腹腔。

(二) 高危因素

1. **膨宫压力**　膨宫压力过高是导致灌流介质吸收的因素之一。有研究提示宫腔镜手术中膨宫压力设置在 80mmHg(10.67kPa) 以下时灌流介质吸收不明显,当膨宫压力增至 100mmHg(13.33kPa)时,10 分钟内灌流介质的吸收量达 150~200ml,膨宫压力为 110mmHg(14.67kPa) 时,10 分钟内灌流介质的吸收量可达 600~800ml,因此膨宫压力设定应低于人体平均动脉压,适宜的膨宫压力为 80~100mmHg(10.67~13.33kPa)。

2. **子宫内膜及肌层血管的破坏程度**　破坏程度越广,灌流介质的吸收越多。子宫肌层深层较浅层血管少,但横截面积大,因此手术对子宫肌层损伤越大,灌流介质的吸收就会相对增多。

3. **手术时间**　相同的手术条件下,手术时间延长,必然增加灌流介质的吸收量。研究表明低钠血症往往发生在手术时间超过 60 分钟时,故手术时间尽量限制在 60 分钟是减少其吸收的重要方法之一。

4. **其他**　研究表明年龄、灌流液体积和血清钠浓度是影响 TURP 综合征发生的独立因素。年龄越大,机体储备能力越差。有研究表明绝经前女性因轻微的低钠血症发生神经症状较绝经后女性常见,因为性激素可抑制脑细胞的 Na-K-ATP 酶。

(三) 临床表现

1. 神经系统恶心,呕吐,头痛,意识障碍、烦躁、甚至嗜睡和昏迷;局灶癫痫发作或者癫痫大发作、脑病、视觉障碍,包括暂时失明。

2. 呼吸系统非心源性肺水肿,气道阻力增大[$>30cmH_2O(2.94kPa)$],血氧饱和度降低,双肺底广泛湿啰音,胸闷,憋气,反复咳嗽,咳粉红色泡沫样痰。

3. 循环系统动脉压及中心静脉压升高、心动过缓、心律失常、心电图上 QRS 波增宽及 T 波倒置。

4. 实验室检查低钠血症、低蛋白血症等血液稀释表现及相应灌流液的表现,如高血氨症、高血糖症等。

(四) 治疗

TURP 综合征的治疗必须是综合性治疗,处理原则为吸氧、利尿、纠正电解质紊乱,防治肺、脑水肿。具体措施包括:生命体征监护,低钠血症治疗,抗心衰治疗,肺水肿治疗,脑水肿治疗,纠正电解质及酸碱平衡紊乱。其中快速纠正低钠血症是治疗的关键。

1. **治疗低钠血症**　停止手术操作后,需给予利尿及补钠治疗。利尿剂常使用呋塞米,需注意剂量、预防低钾血症的发生。

补钠要点:忌快速、高浓度静脉补钠,笔者的经验为 1 小时内输入 80~100ml 的 3%NaCl 即刻缓解症状;低钠血症的急性期,以每小时提高 1~2mEq/L 速度补充钠离子即可缓解症状;24 小时内血浆渗透压的增高不能超过 12mOsm/L;动态监测血电解质和排尿量。通常不必使用高盐溶液纠正低钠血症,补充生理盐水极为有效;一般先给 1/3 或 1/2 的量,使细胞外液的渗透压升高,细胞内的水分向细胞外转移,细胞功能恢复,观察半小时,根据神志、精神状况、血压、心肺功能及血钠水平,酌情输入剩余的高渗盐水;补钠量能够维持血钠水平在 130mEq/L(轻度低钠)。

在纠正低钠血症过程中,分别每 10~15 分钟复查血钠浓度,如果血钠浓度上升但临床症状仍未得到改善,应积极寻求其他病因。

血钠浓度达 130mmol/L、症状改善后应立即停止 3% 高渗生理盐水的应用,以 0.9% 生理盐水持续静脉滴注,维持低钠状态。

在第 1 小时治疗后,血钠浓度上升 5mmol/L,症状仍未得到改善者,应持续静脉滴注 3% 的高渗盐水,保证血钠浓度以 1mmol/h 的速度上升;当症状得以改善或血钠浓度上升 10mmol/L 或血钠浓度升至 130mmol/L,应立即停止应用 3% 的高渗盐水。

高渗盐水(3%NaCl)的配制:

10% NaCl 10ml　　　30ml　（含 Na:1g/10ml）
0.9% NaCl 100ml　　100ml（含 Na:0.9g/100ml）

混合配制后的 3%NaCl 组成成分:Na 含量 3.9g/袋,130ml/袋。

2. **治疗急性心衰**　患者半坐位;除使用利尿剂外,还需使用洋地黄制剂。原理为增强心肌收缩力,以增加心输出量、减慢心率;周围血管和肝静脉收缩,减少静脉回流。西地兰:0.4mg 静脉缓慢推注;洋地黄制剂:1.0~1.2mg 静脉缓慢推注。

3. **治疗肺水肿**　在双极电切中 TURP 的先兆是肺水肿,继而引起心功能衰竭。肺水肿易导致低氧血症,其治疗首先为鼻导管吸氧,流量6L/min;神志不清者给予面罩吸氧;上述治疗无效,PO₂在50mmHg以下时给予气管插管,开始时间歇正压呼吸,如仍无效则使用呼吸末正压呼吸,以提高功能残气量,有效阻止呼气时肺泡萎陷。肺水肿时可应用除泡剂,鼻导管吸氧时,75%~95%酒精倒入滤过瓶内,与氧气一起吸入,面罩给氧时用20%~30%的酒精。心衰和其他原因肺水肿时可采用吗啡,但TURP造成的肺水肿不宜使用,因吗啡促使抗利尿激素释放,使排尿减少,加重水中毒。

4. 治疗脑水肿 ①渗透性利尿剂:使血管内液的渗透压高于组织渗透压,促使水分从脑组织中进入血管内;②类固醇激素:如地塞米松或泼尼松龙,可稳定细胞膜,减少毛细血管通透性,减轻脑水肿。

5. 治疗高渗性昏迷

单极电切镜目前国内多使用5%葡萄糖灌流,中、重度低钠血症同时一定会出现高渗性昏迷,一定要同时降血糖,可先用8~10U胰岛素静脉滴注,必要时再给5U。注意观察是否有低血糖发生。

6. 纠正电解质平衡紊乱 大量使用利尿剂,易造成低血钾,心律失常,注意监测血钾情况,给予心电监护。当发生代谢性酸中毒时应测pH,给予静脉滴注4% NaHCO₃治疗。

经上述处理后,临床症状一般在12~24小时内消失。如术中监测不到将延误治疗,可出现抽搐、呼吸停止、永久性大脑损害甚至死亡。

(五)预防

预防TURP的发生十分重要,其预防关键在于减少灌流介质的过量吸收。

理想的膨宫压力应小于平均动脉压(mean arterial pressure,MAP),MAP的计算公式为MAP=(收缩压+2×舒张压)/3。膨宫压力应因人而异,根据患者的不同情况设置不同的膨宫压力,应选择术野清晰下的最低膨宫压力。目前认为合适的膨宫压力为80~100mmHg(10.66~13.33kPa)。

尽可能缩短手术时间,原则上不超过60分钟,尽量减少灌流介质灌流的时间,必要时二次手术。

对于复杂的子宫腔操作,预计时间较长的,应进行术前预处理,包括药物性预处理及机械性预处理。

促性腺激素释放激素激动剂(GnRH-a)类药物较常用,每28天1次,共3~6次,可使子宫内膜萎缩,减少血管再生,使子宫肌瘤缩小,同时减少术中出血及灌流介质的吸收。

术前子宫颈注射垂体后叶素8ml(0.05U/ml)可减少灌流介质的吸收,并降低扩张子宫颈时造成的损伤。

机械性预处理即术前吸宫亦可使内膜变薄,视野清晰,提高手术的安全性。术前也必须行子宫颈软化,采用宫颈扩张器或者药物,也可以有效缓解子宫腔内压力。使用药物时要严格掌握药物的适应证和禁忌证,避免药物的副作用。

术中密切关注出入量的差值,当出入量差值大于1 000~1 500ml时立即停止手术,并动态监测血钠浓度,保留导尿,监测尿量及生命体征。选用5%葡萄糖作为灌流介质的电极电切系统还可通过检测末梢血糖来预测TURP综合征的发生。双极电切镜使用生理盐水作为膨宫介质,也要监测其出入量,大量的生理盐水被吸收也可导致体液超负荷,造成一系列严重并发症。

麻醉方法尽可能选择椎管内麻醉,患者清醒便于观察临床症状及体征。

(冯力民)

参考文献

[1] M-G Munro, Storz K, Abbott J-A, et al. AAGL Practice Report: Practice Guidelines for the Management of Hysteroscopic Distending Media:(Replaces Hysteroscopic Fluid Monitoring Guidelines. J Am Assoc GynecolLaparosc. 2000; 7: 167-168.). J Minim Invasive Gynecol, 2013, 20 (2): 137-148.

[2] 冯力民,夏恩兰.宫腔镜电切术中应用5%葡萄糖灌流液的安全性研究.中华妇产科杂志,1996,31 (5): 302-304.

[3] 黄晓武,夏恩兰.解读宫腔镜手术并发症--TURP综合征.国际妇产科学杂志,2014,(5): 566-569,574.

[4] 孙晶.宫腔镜四级手术并发症中经尿道前列腺电切综合征预防的研究进展.中国微创外科杂志,2017,17 (5): 466-470.

[5] Nappi C, Di SpiezioSardo A. State-the-art hysteroscopic approaches to pathologies of the genital tract. Germany 2015: 258-260

第五章

宫腔镜的清洁、消毒

一、宫腔镜硬镜使用及保养注意事项

1. 手术结束后第一时间对光学视管的三个镜面(物镜面、目镜面、导光束接口镜面)进行预处理,用湿的棉球进行擦拭清洁。

2. 手术结束后光学视管不能与其他器械堆积放置,而应该单独放置或及时存放到消毒盒内,避免与其他器械碰撞损坏。

3. 在使用和运输时,都必须轻拿轻放,避免剧烈碰撞和震动。

4. 在清洗和灭菌的时候,把光学视管和其他手术器械分开,用塑料盆存放和冲洗。

5. 灭菌前要再次清洁光学视管的三个镜面(物镜面、目镜面及导光束接口镜面),避免异物累积在镜面上而影响图像质量。

6. 禁止用超声清洗光学视管。

7. 尽量不要用生理盐水浸泡和清洗光学视管,易产生锈迹。

8. 光学视管尽量使用专用灭菌盒存放和灭菌。

9. 可以选择预真空高温高压灭菌光学视管,但必须严格遵守预真空高温高压灭菌参数要求,134℃、≤ 5 分钟、2Bar(200kPa),否则易损坏光学视管。

10. 当高温高压灭菌光学视管后,一定要让光学视管自然冷却,禁止放入冷水中或空调下急速冷却。

11. 可以选择 ETO(环氧乙烷)气体灭菌,54 ± 2℃,湿度 60% ± 20%,压力 0.56~0.7Bar(56~70kPa),消毒时间 12 小时,ETO 浓度 600 ± 30mg/L。

12. 可以选择低温等离子灭菌。

13. 可以选择浓度 2% 的戊二醛溶液对光学视管进行高标准的浸泡消毒,但浸泡时间不能超过 60 分钟。

14. 注意不要频繁更换灭菌方式,否则会影响光学视管的密封性。

15. 禁止使用卡式消毒炉灭菌光学视管。

16. 任何光学视管在液体中的浸泡时间不能超过 60 分钟,无论是清洗还是消毒。

二、手术器械的清洗灭菌注意事项

1. 术后尽可能拆分手术器械并用清水清洗,尽量不要浸泡在生理盐水中,否则会出现腐蚀斑点。

2. 用清水冲洗管道,用软毛刷刷洗钳口及关节。

3. 彻底清洗掉器械上残留的血渍及污物,然后吹干。

4. 清洗后注意对关节部分上油润滑。

5. 在拆分的状态下消毒灭菌,术前再进行组装。

6. 手术器械首选预真空高温高压灭菌,134℃,2Bar(200kPa),5 分钟,自然冷却。

7. 可以用 ETO(环氧乙烷)气体消毒,54 ± 2℃,湿度 60% ± 20%,压力 0.56~0.7Bar(56~70kPa),消毒时间 12 小时,ETO 浓度 600 ± 30mg/L;

8. 可拆分的器械不要使用低温等离子灭菌,易被腐蚀损坏。

三、软镜使用及保养注意事项

1. 软镜的清洗、消毒、运输和储藏的温度不能高于 65℃;建议不要经常用生理盐水冲洗光学视管,否则会出现腐蚀斑点;当然浸泡消毒也是允许的,但不能超过 60 分钟(浸泡时需卸下压力封帽);

不能用钢刷清洗，只能用含矿物质低的水并用毛刷清洗；不能用超声波清洗。

2. 在气体灭菌和飞机运输时一定要把镜上附带的红色压力补偿帽盖上。

3. 可以选用 ETO（环氧乙烷）气体灭菌，54±2℃，湿度 60%±20%，压力 0.56~0.7Bar（56~70kPa），消毒时间 12 小时，ETO 浓度 600±30mg/L（需盖上压力封帽）。

4. 可以选用低温等离子灭菌。

5. 每次使用前和使用后要进行压力检测（测漏）。连接压力测试器。加压至指针到蓝色区域内，指针不动或缓慢下降后停止不动表示正常。指针快速下降则表示光学视管表面破损，不能继续使用或消毒，及时联系维修。

6. 每次使用器械时，在器械进入器械通道前，务必保持光学视管前端处于平直状态，否则器械通道极易被器械戳破而造成光学视管损坏。

7. 不要大力弯曲或拉扯镜身，防止内部光纤断裂。

8. 禁止用液状石蜡、凡士林以及苯酚衍生物去涂抹和接触镜体。

（冯力民）

参考文献

［1］王洪柱, 沈鑫彪, 张峰. 宫腔镜与腹腔镜的消毒及保养. 医疗装备, 2019, 32 (18): 146.

［2］孟冬梅. 内窥镜器械的清洗消毒与保养研究进展. 继续医学教育, 2019, 33 (6): 89-91.

第六章 宫腔镜相关解剖及组织学

一、子宫的形态及解剖

子宫呈倒置的梨形,是产生月经和孕育胎儿的器官,位于骨盆腔中央,在膀胱与直肠之间。子宫长约 7~8cm、宽 4~5cm、厚 2~3cm,分为底、体与颈三个部分。子宫上部较宽,称子宫体(uterine body),子宫体顶部称为子宫底(fundus of uterus),子宫底两侧为子宫角,与输卵管相通;子宫的下部较窄,呈圆柱状,称子宫颈(neck of uterus);子宫体与子宫颈相连部较狭小,称为子宫峡部(isthmus uteri),非孕期长约

1cm,峡部在妊娠期逐渐扩展,形成子宫下段。子宫体与子宫颈比例因年龄而异,婴儿期为 1:2,青春期为 1:1,育龄期为 2:1。子宫壁由外向内为浆膜、肌层及黏膜(即内膜)三层(图 3-6-1)。

二、宫腔镜下的子宫形态

(一)子宫腔

子宫腔呈倒置三角形,深约 6cm,子宫腔容量约 5ml。子宫腔分为多种类型,如鞍型、杯型、三棱型等(图 3-6-2)。在这里,笔者将子宫腔分成子宫

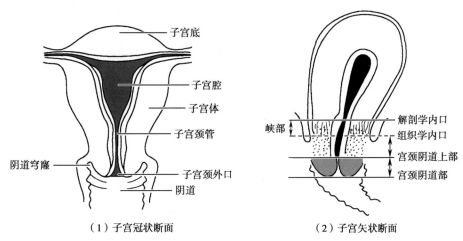

（1）子宫冠状断面 　　　　　（2）子宫矢状断面

图 3-6-1　子宫冠状断面及矢状断面

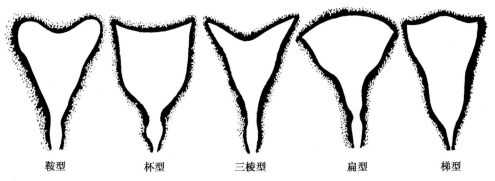

鞍型　　　杯型　　　三棱型　　　扁型　　　梯型

图 3-6-2　不同子宫腔形态

底、双侧输卵管开口、子宫体、子宫峡部这些结构来探讨，便于术中对子宫腔及手术操作有更深入的理解。宫腔镜下子宫腔形态如图3-6-3所示。

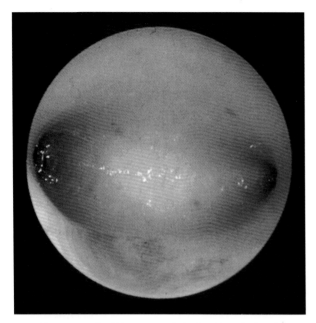

图3-6-3 宫腔镜下 CO_2 膨宫的正常子宫腔形态

1. **子宫底** 子宫体顶部，输卵管入口以上的部分称为子宫底。子宫底两侧称为子宫角，是穿孔好发部分，在电切此部位赘生物时需注意。在超声下子宫最大横切面位于输卵管入口子宫底水平，超声下两子宫角间距约4.5~5.5cm（横径）。宫腔镜下子宫底是辨别子宫形态是否正常的主要部位，正常子宫腔双侧输卵管开口可见，这一点需要在手术记录中予以描述。对于子宫腔粘连、子宫畸形的患者，子宫底可能会有不同程度的内聚或封闭，有时双侧或部分输卵管开口不可见。值得注意的是，宫腔镜下子宫最宽径为可见双侧输卵管开口的平面，许多手术以暴露双侧输卵管开口平面为标准判断子宫底部处理是否到位。输卵管开口如图3-6-4~图3-6-5所示。

2. **子宫体** 不同年龄子宫体与子宫颈之比不同，女童为1:2，成年妇女为2:1，老年妇女为1:1。超声下子宫底外缘距子宫颈内口5.5~7.5cm（长径），纵切面最大前后径3.5~4cm（厚径）。值得注意的是，正常子宫超声下长径、横径、厚径之和应小于18cm。宫腔镜下正常子宫腔呈T形，左右两侧壁无内聚，异常子宫如粘连的子宫腔双侧壁可内聚，宫腔呈"桶状"。宫腔镜下直接可见子宫内膜形态，正常子宫内膜呈粉红色，肌层中含较大静脉。

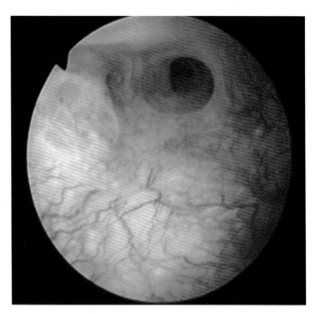

图3-6-4 左侧输卵管开口

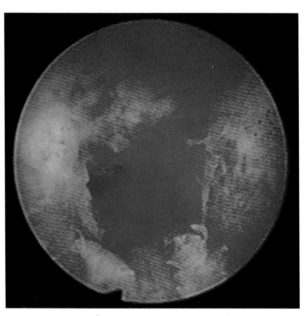

图3-6-5 右侧输卵管开口

3. **子宫峡部** 子宫体与子宫颈之间最狭窄的部分称之为子宫峡部，非孕期长约1cm，临产后形成子宫下段，峡部上端为子宫颈解剖学内口，下端为组织学内口。宫腔镜下此处的子宫内膜与子宫体及子宫底内膜无明显差异，但与子宫颈管内皱襞及陷窝区分明显，是宫腔镜下辨识颈管及峡部的标识。

4. **子宫颈** 子宫颈由子宫颈阴道上部及子宫颈阴道部组成。子宫颈阴道部突入阴道，检查阴道时可见，平均长约2cm。子宫颈阴道上部平均长约

1.5cm。总的来说,非妊娠育龄期女性子宫颈全长约3.5cm,直径2cm。绝经后或子宫脱垂的女性,子宫颈的相对长度可能增加。子宫颈环扎术后,在超声下观察子宫颈相对长度会大大增加。经阴道观察子宫颈呈圆柱形且中心有一开口,为子宫颈外口。未经产女性子宫颈外口直径为3~5mm,经产妇可至1cm,子宫颈阴道上部与突入阴道的子宫颈部连接处构成阴道穹窿,分为前、后、左、右4个部分。子宫颈管最狭窄,直径约0.5cm,并连接阴道顶端(子宫颈外口)和子宫腔入口(子宫颈内口)。宫腔镜下子宫颈管如图3-6-6~图3-6-7所示。子宫颈血供丰富,由子宫动脉下行支和阴道动脉供血,子宫颈管具有极强修复力。宫腔镜下子宫颈管内口如图3-6-8所示。

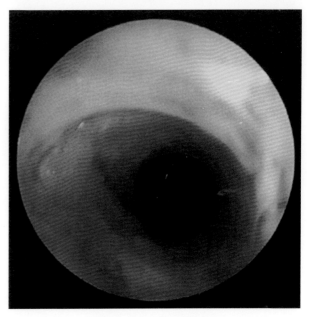

图3-6-8 子宫颈内口

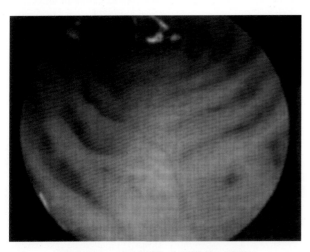

图3-6-6 子宫颈管,内见皱襞及陷凹

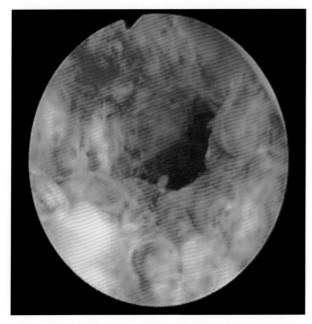

图3-6-7 子宫颈管,血供丰富

支配子宫颈的神经自子宫骶韧带发出。这部位包含位于直肠周围间隙之下的血管以及脂肪、淋巴、神经、结缔组织,结构辨认困难。此区域需要通过子宫骶韧带末端来进行精确定位。下腹下丛神经发出盆腔内脏神经。这些纤维来自骶神经根,交感神经纤维来自腰椎及骶前神经丛。子宫颈和阴道相对于皮肤、口腔黏膜来说,对疼痛不敏感。但是,子宫颈有较多的压力温度感受器。副交感神经丛及神经节会感受来自阴道侧穹窿的压力,较轻的压力显示的是种舒适的刺激,而过大的压力呈现一种不舒适的刺激。因此患者在非麻醉状态下用子宫颈钳钳夹子宫颈会造成患者疼痛或轻度绞痛。

(二)子宫腔的组织学

1. **子宫内膜层** 子宫内膜与肌层直接相贴,其间没有内膜下组织。内膜可分为三层:上2/3为功能层,其中包括海绵层、致密层;下1/3为基底层。致密层及海绵层对性激素敏感,在卵巢激素影响下发生周期性变化。基底层紧贴肌层,对卵巢激素不敏感,无周期性变化。

(1)增殖期(proliferative phase):月经周期第5~14日。与卵巢周期中的卵泡期成熟阶段相对应。在雌激素作用下,内膜表面上皮、腺体、间质、血管均呈增殖性变化,称增殖期。该期子宫内膜厚度自0.5mm增生至3~5mm。增殖期又分为增殖期早期(月经周期第5~7日)、增殖期中期(月经周期第8~10日)及增殖期晚期(月经周期第11~14日)。如图3-6-9所示。

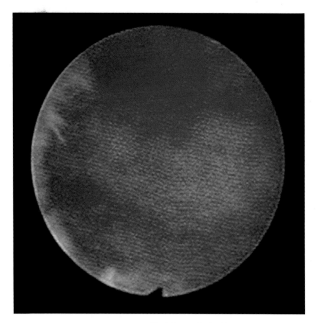

图 3-6-9　增殖期子宫内膜

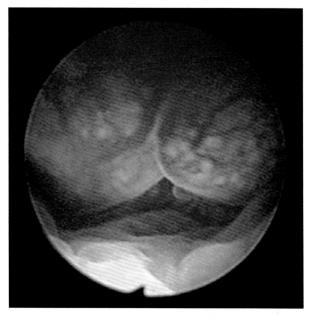

图 3-6-11　分泌晚期子宫内膜

（2）分泌期（secretory phase）：月经周期第15~28日，与卵巢周期中的黄体期相对应。黄体分泌的孕激素、雄激素使增殖期内膜继续增厚，腺体更增长弯曲，出现分泌现象；血管迅速增加，更加弯曲；间质疏松并水肿。此时内膜厚且松软，含丰富的营养物质，有利于受精卵着床发育。分泌期亦分为 3 个周期，即分泌早期（月经周期第15~19 日）、分泌中期（月经周期第 20~23 日）及分泌晚期（月经周期第 24~28 日）。如图 3-6-10、图 3-6-11 所示。

（3）月经期（menstrual period）：月经周期第 1~4日，为子宫内膜海绵状功能层从基底层崩解脱落期。这是孕激素和雌激素撤退的最后结果。经前24 小时，内膜螺旋动脉节律性收缩及舒张，继而出现逐渐加强的血管痉挛性收缩，导致远端血管及组织缺血坏死、剥脱，脱落的内膜碎片及血液一起从阴道流出，即月经来潮。月经期一般为宫腔镜检查及手术的禁忌证。

（4）绝经期：绝经期子宫内膜萎缩，腺体比例减少，厚度一般不大于 0.4cm（图 3-6-12、图 3-6-13所示）。

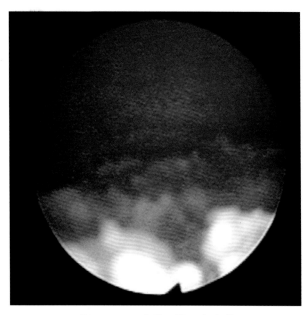

图 3-6-10　分泌早期子宫内膜

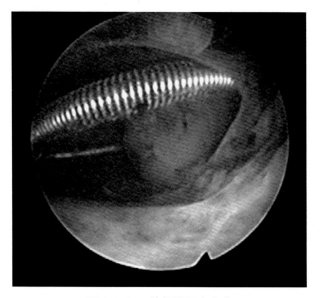

图 3-6-12　绝经期子宫内膜

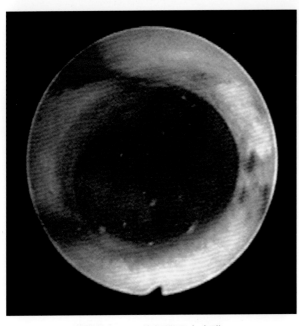

图 3-6-13 绝经期子宫内膜

2. 子宫肌层 由大量平滑肌组织,少量弹力纤维与胶原纤维组成,非孕时厚约 0.8cm。子宫体肌层可分为 3 层:外层,即浆膜下层,肌纤维纵行排列,较薄,是子宫收缩的起始点。中层,占肌层大部分,呈交叉排列,在血管周围形成 8 字形围绕血管。内层(黏膜下层)肌纤维纵行排列。宫体肌层内有血管穿行,肌纤维收缩可压迫血管,能有效止血。值得注意的是,子宫内膜基底层与子宫浅肌层间有一个结构,称为内膜-肌层结合带,此带在磁共振上表现为一带状低信号区,宽 2~8mm,由纵行的平滑肌构成。因其肌纤维束致密,细胞外间隙小,可

与疏松的外层肌层组织的中高信号形成鲜明的对比。此层血供丰富,但内膜血管少,不受月经周期的影响,对子宫内膜癌分期、子宫腺肌病等诊断有临床意义。绝经前子宫内膜癌患者,连接带是否完整可作为有无肌层浸润的标准。

3. 子宫浆膜层 为覆盖子宫体的盆腔腹膜,与肌层紧连不能分离。在子宫峡部,两者结合较松弛,腹膜向前反折覆盖膀胱底部,形成膀胱子宫陷凹,反折处腹膜称膀胱子宫反折腹膜。在子宫后面,子宫体浆膜层向下延伸,覆盖子宫颈后方及阴道后穹窿再折向直肠,形成直肠子宫陷凹。

(三) 子宫颈的组织学

子宫颈主要由结缔组织构成,含少量弹力纤维及平滑肌。子宫颈阴道部由复层鳞状上皮覆盖,表面呈粉红色。子宫颈管黏膜为单层高柱状上皮,受卵巢激素的影响,有丰富腺体,可形成黏液栓。黏液腺上皮覆盖于向子宫间质延展的不同深度的皱襞及陷窝间。这些皱襞及陷窝大大增加了子宫颈管的面积而非长度。这些陷窝并非腺体,而是单层腺细胞覆盖的子宫颈管的延伸。有研究显示子宫颈管黏液腺细胞可深至间质内 3mm,甚至有些可达 6mm。子宫颈黏膜受卵巢激素影响发生周期性变化。子宫颈鳞状上皮与柱状上皮交接部为鳞-柱交界部。转化区是原始鳞-柱交界部和生理鳞-柱交界部之间的区域。此处在部分子宫颈相关手术中有临床意义。

(冯力民)

参考文献

[1] 崔慧先, 李瑞锡. 局部解剖学. 北京: 人民卫生出版社, 2018.

[2] 丁文龙, 刘学政. 系统解剖学. 北京: 人民卫生出版社, 2018.

[3] 何莹, 任青, 程忠平. 子宫内膜-肌层结合带的结构, 功能与子宫腺肌病的关系. 医学综述, 2016 (22): 2317-2320.

第七章 宫腔镜下子宫肌瘤切除术

一、引言

宫腔镜子宫黏膜下肌瘤切除术(transcervical resection of myoma,TCRM)是指利用宫腔镜技术经过子宫颈管进入子宫腔切除子宫肌瘤的术式。一般适用于 0 型、Ⅰ型、Ⅱ型甚至Ⅲ型的子宫肌瘤,具有经自然通道内镜手术的优势,特别需要提醒的是,TCRM 具有对子宫壁的保护作用而基本无导致妊娠期子宫破裂的风险。

二、手术相关解剖

详见第三篇第六章。

三、手术适应证、禁忌证及并发症

(一) 适应证

1. 所有临床诊断子宫黏膜下肌瘤的患者,均有宫腔镜检查的指征,特别是需要排除可能同时存在的子宫内膜病变时。

2. 子宫黏膜下肌瘤且术前评估可以经宫腔镜手术切除者。需要强调的是:子宫黏膜下肌瘤是否可以经宫腔镜手术切除需要结合术者的技能、患者的情况和手术室设备等综合评估。对于宫腔镜手术非常娴熟的术者而言,0 型肌瘤即使直径接近10cm,亦有可能经宫腔镜切除;对于Ⅰ型肌瘤一般建议是直径小于 4cm 的可以宫腔镜手术切除,过大者手术难度和风险增大。对于Ⅱ型一般建议是直径小于 3cm 的可以宫腔镜手术切除。对于Ⅲ型一般建议直径小于 2cm 可以宫腔镜手术切除。这些建议只是对于一般情况而言,临床实践中一定要结合上述 3 个情况综合评估。

3. 子宫黏膜下肌瘤第一次手术没有切除干净,按照计划进行第二次宫腔镜手术切除者,一般

两次手术间隔时间在 1 个月以上。

4. Ⅲ 型黏膜下肌瘤担心日后肌瘤太大无法行宫腔镜手术者,或者行体外受精胚胎移植术(in vitro fertilization and embryo transfer,IVF-ET)前担心妊娠后肌瘤长大压迫子宫内膜者,可以酌情考虑宫腔镜手术。

5. 对于合并尿毒症者,需要特别评估术中水中毒的风险。

(二) 禁忌证

生殖道急性感染和不能耐受手术者。

(三) 并发症

1. 子宫穿孔。

2. 术后子宫腔粘连。

四、术前准备要点

不同的宫腔镜手术方式需要不同的术前准备。①采用外鞘直径不大于 5.5mm 的宫腔镜行 TCRM 者,一般不需要术前子宫颈准备;②采用宫腔镜外鞘直径大于 7mm 的电切镜或者宫腔镜冷刀系统,特别是采用外鞘直径达到 9mm 的宫腔镜时,一般需要子宫颈准备;③术前充分的宫腔镜手术难度和风险评估非常重要,这些评估主要包括超声影像评估(特别是 3-D 超声评估)、MRI 评估,必要时术前需要考虑腹腔镜监护的可能性。

五、手术步骤

(一) 经典子宫黏膜下肌瘤电切术

1. 常规消毒铺单后,暴露子宫颈及消毒子宫颈管。

2. 常规行宫腔镜检查了解子宫腔情况,特别是肌瘤的情况,如大小、分型、部位,评估手术难易程度和风险。

3. 探宫深,逐渐扩宫至 10 号宫颈扩张器(常

规的宫腔电切镜的外径是 9mm,一般扩张子宫颈的原则是大于电切镜外径至少 1mm)。

4. 检查好电切镜的准备情况后,直视下置入宫腔电切镜,先切除覆盖在肌瘤表面的包膜,这样有利于肌瘤从瘤床向子宫腔内排;这种方法对于Ⅰ型肌瘤而言可能对内膜和肌层的损伤比较小,但是对于Ⅱ型肌瘤而言,可能破坏较多的内膜和肌层组织,因此对于Ⅱ型肌瘤且有生育要求者,更多的学者推荐用针状电极纵形切开肌瘤表面的包膜,甚至十字形切开肌瘤表面的包膜,在加强子宫收缩的情况下让肌瘤凸向宫腔,然后用环状电切一刀一刀地切除肌瘤。

5. 手术全程建议超声监护了解肌瘤切除情况,防止子宫穿孔。

(二) 经典冷刀宫腔镜黏膜下肌瘤切除术

以具有 4mm 器械通道的冷刀宫腔镜手术为例。

1~3. 同上述经典电切镜的 TCRM。

4. 置入具有 4mm 工作通道的宫腔镜,再次确定子宫腔情况,对于 0 型肌瘤直接用钩剪将肌瘤分块成 1cm 直径大小的肌瘤块,直接随镜体取出;对于Ⅰ型的肌瘤,可以先用钩剪把凸向子宫腔的部分分块取出,然后用单关节尖头剪刀将位于肌层的肌瘤分块成 1cm 直径大小,用鼠齿钳(肌瘤很软时用双关节勺形钳更好)取出肌瘤;对于Ⅱ型的肌瘤,一般先用单关节的剪刀纵形切开肌瘤表面的包膜显露肌瘤,然后继续将肌瘤一分为二,如果肌瘤直径大于2cm(不大于 4cm),建议再二分为四,然后分块取出。

如果术中误剪了肌层出血明显,可以用双极电凝棒精确电凝止血,肌瘤很多时,为了防止水中毒的发生,必要时应主动停止手术,等待 2 个月后 2 次宫腔镜手术。宫腔镜手术全程建议超声监护。

六、手术经验荟萃分析

1. 手术技巧术中的技巧请参考视频 3-7-1 和视频 3-7-2。

视频 3-7-1
Ⅱ型子宫黏膜下肌瘤宫腔镜电切术

视频 3-7-2
HEOS 宫腔镜Ⅱ型肌瘤切除术

2. 并发症防治

(1)子宫穿孔:如果肌瘤大,大部分没有切除干净,这时可在腹腔镜下切除残余的肌瘤同时修复子宫;如果只有少量的肌瘤没有切除干净,可在腹腔镜下严密缝合穿孔处后,在腹腔镜下向子宫肌层注射垂体后叶素液体(50ml 生理盐水 +6 单位垂体后叶素)至子宫表面变白后,继续在宫腔镜下切除残余的肌瘤;如果肌瘤已经切除干净,穿孔处无明显出血且可排除子宫外器官的损伤可能,可在加强子宫收缩情况下保守处理,密切观察是否有大量子宫出血或者腹腔内出血。

(2)术后子宫腔粘连:特别易发于多发性子宫黏膜下肌瘤的患者,预防主要是采取适当保留非 0 型肌瘤表面的子宫内膜、术后子宫腔内球囊留置 1~3 天、子宫腔内注射透明质酸钠凝胶、分次切除前后的肌瘤避免创面“对吻”以及术后早期复查宫腔镜发现和分离可能存在的宫腔粘连等措施。

3. 对于大于 3cm 的Ⅱ型肌瘤手术难度增加很多,需要警惕,必要时分次手术以免发生出血等手术并发症。冷刀子宫肌瘤切除术中可以利用环状电切的方法快速缩小肌瘤的体积而加快手术的速度。对于肌瘤和包膜联系紧密者需要主动用弯钳或者单关节剪刀钝性分离肌瘤和包膜的连接,这样有利于切除肌瘤。

七、专家点评

近年来冷刀宫腔镜子宫肌瘤切除术的安全性、对子宫内膜和肌层的保护性愈来愈受到学者们重视,对于有生育要求者,宫腔镜冷刀技术的应用值得推广。

(徐大宝)

参考文献

[1] XU D, JOHNSON G, ZHANG A, et al. Myomectomy of type Ⅱ submucous uterine myoma using hysteroscopy endo-operative system (HEOS). Journal of Minimally Invasive Gynecology, 2016, 23 (7): S7.

一、引言

子宫内膜息肉（endometrial polyps，EP）是临床常见疾病之一，由于子宫内膜在慢性炎症、感染以及雌激素等因素的长期刺激与作用下，子宫内膜基底层局限性增生，形成息肉性病变，宫腔镜下表现为子宫腔内单个或多个表面呈粉红色、质软的赘生物。

二、手术相关解剖

详见第三篇第六章。

子宫内膜息肉在宫腔镜下易于识别，一般分为单发（图3-8-1）和多发子宫内膜息肉（图3-8-2）。子宫内膜息肉表面是子宫内膜，故可以清晰地看到粉红色的子宫内膜和正常的子宫内膜腺体，这个特征性的镜下所见往往提示这个息肉是良性的。如果子宫内膜息肉表面的这个特征消失，需要警惕子宫内膜息肉恶变可能，同时也需要和子宫内膜癌或者子宫内膜上皮内瘤变（endometrial intraepithelial neoplasia，EIN）的息肉样赘生物相鉴别。

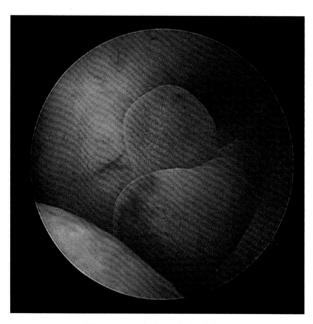

图3-8-2 多发子宫内膜息肉

三、手术适应证、禁忌证及并发症

（一）适应证

所有有症状的子宫内膜息肉均有宫腔镜手术切除的指征；对于没有症状但直径大于1cm的息肉，一般建议切除；直径小于0.5cm的息肉且无症状，可以随访观察；而直径在0.5~1cm的子宫内膜息肉且伴有不孕症者一般建议切除，但是如果没有任何症状可以短时间观察或者选择宫腔镜手术切除。需要警惕的是：对于超声诊断子宫内膜息肉的

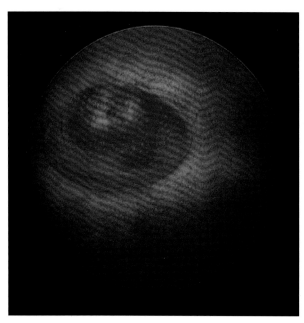

图3-8-1 单发子宫内膜息肉

患者,如果有子宫内膜癌的高危因素,需要宫腔镜检查和手术明确诊断,以防漏诊。

(二) 禁忌证

主要是急性生殖道感染。当然,全身一般情况不能够耐受宫腔镜手术者也是手术禁忌证之一。

(三) 并发症

详见第三篇第十七章。

四、术前准备要点

1. 月经干净 3~7 天之内手术。

2. 如息肉较大,可能需要使用电切镜,需要术前子宫颈准备。

3. 术前谈话时需告知患者及家属子宫内膜息肉容易复发,术后长期管理非常重要。

五、手术步骤

1. 术前行妇科检查,了解子宫位置和大小。术中患者取膀胱截石位,常规消毒铺巾。

2. 置入具有 5Fr 工作通道的宫腔镜(一般外径 <5mm)或者 7Fr 工作通道的宫腔镜(多数需要扩宫后置入),了解子宫内膜息肉的位置、类型、数量,决定采用何种方式切除息肉。

3. 如果息肉数量不多,可用微型钳(5Fr 或者 7Fr)直视下从子宫内膜息肉蒂部摘除息肉至无残留。如为多发息肉,可先用负压吸宫的方法吸刮除大部分的子宫内膜息肉,再使用微型钳摘除残留部分,但是对于需要生育者要慎重使用负压吸宫的方法,以免对子宫内膜造成过度损伤。

4. 如息肉较大或蒂部较韧,可用电切镜切除息肉。近年来 IBS 宫内刨削系统等装置是快速、有效的息肉切除方式,且可以避免电切对于子宫内膜的热损伤,最大程度地保护子宫内膜。不过,这些装置使用时,仍需要避免对子宫内膜的过度损伤。

六、手术经验荟萃分析

1. 采用负压吸宫的方式切除子宫内膜息肉,如患者有生育要求,需要尽量保护患者子宫内膜,负压吸宫的压力不要太大,建议负压设定在 0.02~0.04MPa 之间。不过,对于子宫内膜已较差的患者,要避免吸宫的方法。

2. 宫腔镜下子宫内膜息肉切除术(视频 3-8-1)相对简单、风险较小,虽然很少有严重并发症发生,但是术后发生的"宫腔粘连"是一个不容忽视的并发症。对于有生育要求的患者来说,需要术者在完成手术的同时,最大程度保护患者的子宫内膜。

视频 3-8-1
宫腔镜下子宫内膜多发息肉摘除术

3. 需要进行个体化的长期管理,控制术后子宫内膜息肉的复发。

七、专家点评

随着宫腔镜器械的进步,宫腔镜下子宫内膜息肉电切术因具有视野清晰、术者可明确息肉位置、大小、可彻底切除息肉,以及无体表瘢痕、出血量少、利于患者术后康复和保留生育功能等优势,是治疗子宫内膜息肉理想的术式。

(徐大宝)

参考文献

[1] 徐大宝,冯力民.宫腔镜手术技巧及并发症防治.北京:人民卫生出版社,2019:9-15.

一、引言

纵隔子宫(septate uterus)是最常见的女性生殖道畸形,其定义为:子宫外形基本正常或向子宫腔方向内陷的深度小于宫壁肌层厚度的 50%,而子宫底部内膜线呈左右对称的向子宫腔方向向下的凸起超过了子宫壁肌层厚度的 50%。而这个向宫腔内的凸起被称为纵隔。纵隔将左、右侧子宫腔部分分离(称为不全纵隔子宫)或者完全分离(称为完全纵隔子宫,有 2 种情况:一种是纵隔向下达到子宫颈内口水平,另一种情况是向下达到子宫颈外口水平),在某些病例中可能伴有子宫颈或者阴道的畸形。

二、手术相关解剖

详见第三篇第六章。

三、手术适应证、禁忌证及并发症

(一)适应证

1. 伴有不孕或者复发性流产的纵隔子宫。
2. 患者要求手术。

(二)禁忌证

1. 生殖道急性感染和不能耐受手术者。
2. 无生育要求者不必手术。

(三)并发症

详见第三篇第十七章。

四、术前准备要点

1. 月经干净 3~7 天内手术。
2. 三维超声或 MRI 对子宫腔内纵隔情况和子宫底外形进行充分评估。
3. 如果计划采用较大直径的宫腔镜进行手术,术前需要充分的子宫颈准备;如果采用 5Fr 手术器械进行纵隔切开手术,则术前无需子宫颈准备。

五、手术步骤

宫腔镜子宫纵隔切除术(transcervical hysteroscopic resection of septum, TCRS)可以粗略分为以下三种方式:

(一)5Fr 器械子宫纵隔切开术

1. 备 5Fr 双极电凝棒。常规置入带有 5Fr 工作通道的宫腔镜(外径小于 5mm 为佳,不建议外径大于 5.5mm),检查子宫腔,评估纵隔情况及子宫腔内有无其他合并症并进一步明确诊断。

2. 置入 5Fr 剪刀,从纵隔下端开始向子宫底方向,在双侧输卵管口连线上剪开,如果有出血点,特别是动脉出血点,更换 5Fr 双极电凝棒,精确止血。直至纵隔被完全切开。

3. 在膨宫压力 100~120mmHg(13.33~16.00kPa)时,如果创面没有出血,继续将压力降到 80mmHg(10.67kPa),如出现了出血点,电凝止血;如没有明显的出血,则结束手术。

4. 术后如果子宫底宽度适合宫型环,则推荐上宫型环,术后 2 个月在月经中期复查三维超声评估子宫腔及纵隔切除情况;术后 2~3 个月后复查宫腔镜(视频 3-9-1)。

视频 3-9-1
Campo 宫腔镜 5Fr 剪刀子宫纵隔切开术

(二)4mm 器械子宫纵隔切开术

这种手术方式,主要适用于对于微型的 5Fr 手术器械操作不熟练的术者。需备 4mm 双极电凝棒,电凝棒头端为 2.8mm。主要手术步骤基本同 5Fr 器械子宫纵隔切开术，由于 4mm 器械的宫腔镜外径一般在 8~9mm，因此建议先用外径小于 5mm 的宫腔镜检查子宫腔后再扩张宫颈至 9~10mm，然后再置入具有 4mm 器械通道的宫腔镜（视频 3-9-2）。

视频 3-9-2
4mm 器械子宫纵隔切开术

（三）传统的子宫纵隔电切术

1. 宫腔镜检查评估子宫腔情况。

2. 扩宫至 9~10mm。

3. 置入子宫腔电切镜（配 L 型电极）。

4. 从纵隔下端开始，在双侧输卵管口连线上逐渐向子宫底方向切开纵隔。

5. 纵隔完全切除后需要将膨宫压力降至 80mmHg 左右，并进一步电凝出血点（一般用球状电极），确定无明显出血后结束手术（视频 3-9-3）。

视频 3-9-3
宫腔镜不全子宫纵隔电切术

六、手术经验荟萃分析

除了子宫底外形和正常子宫一样的不全纵隔子宫的手术相对简单外，其他情况均不能够轻视子宫纵隔手术，否则容易导致不良后果。

1. 切除子宫纵隔时，没有认识到子宫底的外形有向子宫腔方向的明显的内陷，而导致切除后子宫底的肌层过薄（<10mm）。为预防这种情况的发生，术前一定需要一个满意的三维超声或者 MRI 评估子宫底的外形，如果这些影像学评估不能很好地了解子宫底外形，则建议腹腔镜监护下行宫腔镜子宫纵隔切开术。

2. TCRS 术后子宫大出血的主要原因是切除时没有电凝动脉出血，加之术后子宫收缩不良。为预防这种情况的发生，纵隔手术结束时一定要慢慢将膨宫压力降至 80mmHg，看到有明显的出血点一定要电凝止血；同时，术后避免有影响子宫收缩的因素，特别是子宫腔内较大的球囊，在大出血时一定要拔除，并按摩子宫，给予高度稀释的垂体后叶素子宫颈注射等措施一般能够止血。如果无法止血，可以在加强宫缩时，宫腔镜下电凝出血点。尽量避免子宫动脉栓塞治疗。

3. 对于完全达到子宫颈外口的纵隔，子宫颈内的纵隔可以不要切除，这样更好地保留宫颈的机能。

4. 双子宫颈完全纵隔子宫者，如果子宫颈内口上方的纵隔没有沟通左右侧宫腔的瘘口，则相对较难，因为 TCRS 时需要首先切穿左右侧子宫腔下段的纵隔，所以多数是在右侧子宫腔下段放置一个 14Fr 的 Foley 导尿管球囊，把宫腔镜放置在左侧子宫颈管内口稍下方，通过向 Foley 球囊快速注入液体的方法，协助宫腔镜下判断右侧子宫腔的方向而引导切开纵隔的方向。

5. 子宫颈管发育差、非常狭小而无法扩张时，可以采用 5Fr 宫腔镜器械手术。

6. 对于合并宫腔粘连者，采用 5Fr 器械手术更加有优势。

7. 要警惕部分双子宫体畸形和不全纵隔子宫合并存在的情况。另外，纵隔子宫在切开后，子宫底向子宫腔方向的内陷可能会改善（即内陷可能变浅）。

七、专家点评

宫腔镜下子宫纵隔切除术因其术中出血少，恢复快，无需切开子宫等优点已成为纵隔子宫的最佳手术治疗方法。术前对子宫腔内和子宫底外形的评估对于术中的判断至关重要。当术中无法判断纵隔是否完全切除时，宁可残留部分纵隔，待术后随访行宫腔镜检查时再次切除，也不要切除过深而损伤子宫底部肌层。

（徐大宝）

参考文献

［1］杨益民，黄欢，冯力民，等 . 纵隔子宫诊断与治疗相关临床问题解析 . 国际妇产科学杂志，2017, 44 (3): 248-251.

［2］孙红梅，邹凌霄，黄欢，等 . 2013 年 ESHRE/ESGE 关于纵隔子宫分类共识的临床实践解读 . 国际妇产科学杂志，2017, 44 (3): 268-270.

第十章

宫腔镜下子宫腔粘连分离术

一、引言

宫腔镜子宫腔粘连分离术（hysteroscopicad-hesiolysis，HA）是指在宫腔镜直视下用宫腔镜器械（一般是剪刀和钳子或者电极）行宫腔粘连分离的手术。非直视下的子宫腔粘连分离技术已经淘汰，子宫腔粘连分离手术一定要考虑到这是修复性的手术，如果失败可能增加后期的再次手术的难度且降低疗效，目前多数学者提倡宫腔镜下非能量器械手术。当然，子宫腔粘连的治疗包括了手术及术后防治复发的综合处理措施。需要强调的是：近年来随着 3-D 超声技术在子宫腔粘连诊断中的应用，以往常规通过宫腔镜检查来明确诊断后再择期行子宫腔粘连分离手术的 2 步方法，将会逐渐被诊断与手术同时完成的方案所替代，即 3-D 超声诊断将替代大部分的宫腔镜检查诊断子宫腔粘连的现状。

二、手术相关解剖

详见第三篇第六章。

三、手术适应证、禁忌证及并发症

（一）适应证

1. 有生育要求者。
2. 子宫腔粘连导致有经血引流受阻者。

（二）禁忌证

生殖道急性感染和不能耐受手术者。

（三）并发症

详见第三篇第十七章。

四、术前准备要点

除了常规的经阴道子宫腔手术的术前准备外，如果采用微型（5Fr 或者 7Fr 宫腔镜器械）冷刀行子宫腔粘连分离技术，一般不需要行子宫颈准备。关键是术前谈话，因为子宫腔粘连的手术是修复性手术，理论上讲是不可能将子宫腔完全恢复到正常的状态，特别是受损的子宫内膜难以恢复正常，另一方面，有时子宫腔粘连分离手术可能无法分离出正常的子宫腔，特别是有时候输卵管口无法分离出来，加之子宫腔粘连术后的高复发率而严重影响其术后的疗效，这些都需要在术前谈话中说明。

五、手术步骤

在此主要讲解采用 5Fr 或者 7Fr 器械行宫腔镜子宫腔粘连分离技术，因为这种术式正逐渐被越来越多的临床医生所采用，而传统的通过宫腔电切镜电切子宫腔粘连的术式正逐渐被宫腔镜冷刀治疗的方法所替代。

1. 采用具有 5Fr 或者 7Fr 工作通道的宫腔镜（一般宫腔镜的外径不大于 5.5mm）先行宫腔镜检查，如果遇到有影响宫腔镜进入子宫腔的粘连，则直接在宫腔镜下用微型冷刀分离，目的是显露子宫腔的重要解剖标志——双侧的输卵管口。

2. 如果输卵管口也被粘连遮盖了，需要在超声监护下进一步分离子宫腔粘连，至双侧输卵管口被显露。

3. 显露输卵管后，用单关节剪刀分离子宫腔左右侧的粘连，然后采用"犁田式"行宫腔内壁瘢痕的分割，深度达到子宫肌层表面。

4. 子宫腔完全分离出来后，根据子宫腔形态大小选择合适的宫型环（图 3-10-1），并且立即在宫腔镜下调整宫型环的位置和判断宫型环是否与子宫腔相匹配。

5. 确定宫型环恰当后，再将 8Fr 或者 12Fr 的 Foley 导尿管的头端剪除，放置至子宫腔并尽量放置到子宫底部,然后将球囊内注入 2.5ml 的液体,最好将球囊放置在宫型环的环内,这样球囊可以阻止子宫腔中央的粘连,而宫型环则可以阻止子宫角和侧壁的子宫腔粘连,并根据子宫腔粘连的严重程度确定球囊放置在子宫腔内的时间(一般在 1 天至 3 周)。关于手术技巧和难点请参考视频 3-10-1。

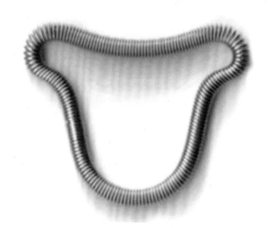

图 3-10-1 宫形环

视频 3-10-1
撑开法及冷刀犁田法宫腔粘连分离术

六、手术经验荟萃分析

1. 充分的术前病情了解和 3-D 超声对子宫腔和子宫壁的评估至关重要,可以预防术中的误判,如术前超声提示 IUD 在子宫腔的下段或者嵌顿入肌层的信息有助于术中判断以及术前治疗方案的制订;术前 3-D 超声可以很好地排除合并有纵隔子宫或者单角子宫畸形;术前 3-D 超声了解子宫角和输卵管部位可以协助术中判断是否可以分离出子宫角和输卵管口等解剖标志等。

2. 术中超声监护固然非常重要,但是术中宫腔镜下的所见有时更加有助于对于解剖层次的判断,用"撑开法"在宫腔镜直视下寻找子宫腔内的层次是非常实用的宫腔镜技术。

3. 对于子宫腔内部的瘢痕组织的处理方法,笔者推荐采用"犁田法"分割瘢痕组织,显露其下方的有生机的组织而有利于子宫内膜的生长。

4. HA 时发生子宫穿孔的机会很大,在超声监护无法判断时为了安全起见可以选择放弃进一步手术,必要时结合腹腔镜检查监护。

5. HA 时发生水中毒的机会很大,特别是解剖层次发生错误时,水中毒的发生机会更大,在估计已经发生明显水中毒时,应该主动放弃进一步手术而避免发生危及生命的严重水中毒。

6. 对于重度子宫腔粘连者建议至少在术后第一次月经干净后即进行第一次宫腔镜复查,如果没有子宫腔粘连复发,建议在 3 个月后第二次宫腔镜复查,宫腔镜复查时需要非常重视不要产生新的子宫内膜创伤;如果是轻度和中度的子宫腔粘连,一般推荐在术后 3 个月复查宫腔镜。

7. 对于术后是否使用大剂量雌激素治疗,目前学术界观点不一。多数专家建议在没有雌激素使用禁忌证时,可以给予戊酸雌二醇片,2~3mg,b.i.d. 的人工周期治疗,周期时间为 21 天,后 6 天加入孕激素治疗,人工周期启动的时间是月经第 5 天。

七、专家点评

近年来宫腔镜下冷刀子宫腔粘连分离技术愈来愈得到重视和推广,并且采用更加微型化的宫腔镜和微型冷刀进行子宫腔粘连分离手术有更好的优势。HA 术中判断子宫腔内解剖非常重要,同时要结合术中超声监护和术前的三维超声综合判断。

(徐大宝)

参考文献

[1] HUANG H, CHENG C, JOHNSON G, et al. Hysteroscopic Intrauterine Adhesiolysis Using a Blunt Spreading Dissection Technique with a Double Action Forceps. J Minim Invasive Gynecol, 2018, 25 (4): 583-584.

[2] ZHANG A, JAMAIL G, MIN X, et al. Hysteroscopic Intrauterine Adhesiolysis Using the "Ploughing" Technique With Cold Scissors. Journal of Minimally Invasive Gynecology, 2015, 22 (6): 934-935.

第十一章

宫腔镜下子宫内膜切除术

一、引言

子宫内膜切除术(endometrial ablation.EA)是通过破坏或切除子宫内膜全层及其下方的浅肌层组织,防止子宫内膜再生,从而控制过量的子宫出血,术中必须不可逆地去除子宫内膜功能层、子宫内膜基底层、子宫浅肌层等三个部分。1981 年,Goldrath 用激光完成第 1 例 EA.1983 年 DeCherney 用电刀切除子宫内膜,1988 年和 1989 年林保良和 Vaincaillie 用便宜和简单的滚球替代了昂贵的激光。1989 年 EA 得到美国食品和药品管理局(Food and Drug Administration,FDA)批准。

第一代 EA 是在宫腔镜直视下通过高频电刀或激光切除子宫内膜,达到治愈出血的目的,同时有助于发现子宫内膜息肉等子宫腔内占位性病变,但有体液超负荷、子宫穿孔、空气栓塞等严重并发症。20 世纪 90 年代末期第二代 EA 问世。手术均为程序化设计,简单、安全、快捷。需要指出的是并不是所有的整体 EA 都有同等效果。主要有以下几种:热球系统(heated balloon system)、循环热水(hydro thermo-ablation,HTA)、微波子宫内膜切除术(microwave endometrial ablation,MEA)、冷冻子宫内膜切除术(eryo-endometrial ablation,CEA)、子宫内膜激光热疗(EUTr)、射频消融术(radiofrequency ablation)等。

二、手术相关解剖

详见第三篇第六章。

三、手术适应证、禁忌证及并发症

(一)适应证

1. 月经过多或异常子宫出血,经药物治疗无效者。

2. 患者要求保留子宫,且无生育愿望。

3. 排除内膜恶性疾病。

4. 子宫小于 12 周,子宫深小于 14cm。

5. 合并心、肝、肺、肾等内科疾病的月经过多,不能耐受子宫切除者等。

(二)禁忌证

1. 子宫内膜增生及恶性病变。

2. 子宫颈瘢痕,不能扩宫。

3. 子宫曲度过大。

4. 生殖道急性感染。

5. 无良好心理承受力,过分担忧未来来自子宫的任何病变。

(三)并发症

1. 子宫穿孔。

2. 周围脏器损伤。

3. TURP 综合征。

4. 子宫组织坏死。

5. 子宫颈粘连。

6. 子宫腔积血。

7. 妊娠及异位妊娠。

四、术前准备要点

详见第三篇第二章。

五、内膜切除术的发展更迭

(一)第一代子宫内膜切除术

1. **单极或双极电切子宫内膜切除术**　单极是人体与大地为回路,会产生特有的手术并发症,详见并发症章节,所以被双极替换是趋势。双极电极采用生理盐水膨宫,回路电极不接触人体组织,活动电极与回路电极相毗邻,电流只能通过两者之间的组织。因此避免了单极可能引起的电击伤、子宫穿孔和邻近组织损伤,不仅可用于凝固,还可用于电切。目前国际广泛采用的 VERSPOINT 可气化切割和电凝,输出功率 50~200W,电极微小,可通过操作孔,减少子宫颈扩张、子宫颈撕裂、心脑综合征的发生。电极类型有多种。弹簧型、螺旋型电极包括多根细丝,加大了组织的接触面,同时限制了电极的直径,在较大的功率下(>50W),能更快地切除组织,同时也产生极有效的止血功能。球型电极有较小的组织接触面,可控制组织切割,有一定的止血作用,组织损伤较小,建议用于止血。肌瘤手术建议用弹簧电极,用较大功率。螺旋电极具有绝佳的切割能力,多用于息肉、粘连、纵隔。夏恩兰等报道 1 431 例经子宫颈子宫内膜切除术(transcervical resection of endometrium,TCRE)治疗子宫异常出血(abnormal uterine bleeding,AUB),治愈率为 93.9%,发生子宫穿孔 3 例。159 例术后因症状改善不明显行药物治疗,其中 37 例(2.6%)行再次 TCRE。因术后出血症状复发、痛经或子宫肌瘤最终行子宫切除者 87 例(6.1%)。对子宫内膜基底层的不完全破坏和漏切是术后复发的重要原因。合并子宫腺肌病是影响手术远期成功率的主要因素。其中有 32 例超声测量子宫各级动脉及卵巢动脉阻力指数(resistance index,RI)、搏动指数(pulsatility index,PI),并测定血清 6 项性激素水平,上述指标在手术前后差异均无统计学意义,说明手术对卵巢功能无明显影响。

2. 激光子宫内膜切除术 1981 年 Goldrath 用 Nd:YAG 激光在宫腔镜直视下凝固、汽化子宫内膜治疗子宫出血,开创了宫腔镜激光切除术。Nd:YAG 激光为波长 10ttm 的高能激光。经单根石英光导纤维传导而随内镜入子宫腔。当高能激光照射适当的吸收表面——活体组织时,转化为热能,产生一系列组织变化,组织温度上升至 45℃时,细胞水肿死亡,内皮损伤和血管扩张,内镜下可见为水肿充血;达 60℃时,组织蛋白呈现白色凝固;80℃时,血管收缩闭塞;100℃时,组织水沸腾汽化,至 210℃以上时,组织燃烧呈黑色炭化。在照射病变时必须掌握好激光功率、光导纤维与病灶的距离、照射时间和次数,尽量避免穿孔的发生。另外,Nd:YAG 激光照射较大血管时,如血管汽化,则可能不是止血,而是使出血加剧。此过程可简单归纳为高热—细胞蛋白变性—凝固坏死—进一步液化,水分被蒸发。汽化过程在瞬间完成。其他激光如

Argon 激光、KTP 激光在透过以水为膨宫介质时能量被大量吸收,破坏组织能力远低于 Nd:YAG 激光。CO_2 激光虽然价格相对便宜,但其没有能在子宫腔内应用的导光纤维。不可能以水为膨宫介质,而且有烟雾产生,不能采用。因 Nd:YAG 激光切除子宫内膜无法送检子宫内膜,故术前应进行全面体格检查,包括盆腔检查、超声评估(内膜厚度小于 3mm,子宫腔深度不超过 10cm)和宫腔镜检及内膜活检。由于激光发生器价格昂贵(约 10 万美元每套),不便于普及。

3. 滚球或滚筒电极电凝子宫内膜切除术 治疗过程是经宫腔镜放置球形或滚筒形电极,与子宫内膜表面接触,从输卵管口附近开始电凝,然后移至子宫底,依次在子宫底、前壁、后壁及侧壁缓慢滑行。移动速度为 10~15mm/s,输出功率为 40~60 W。通过电灼热凝固效应破坏子宫内膜。与电切环相比滚球电极有以下优点:①与组织接触面大;②可进入子宫角;③可以循轴转动,易与组织接触;④不易穿破子宫;⑤无切下的组织块,不妨碍视野;⑥血管被凝固封闭,膨宫介质吸收减少,且术中出血减少。缺点为:①不能做其他选择性手术,如黏膜下肌瘤、子宫纵隔切除等;②无病理组织送检。

(二) 第二代子宫内膜切除术

1. 热球子宫内膜切除术 最早于 1988—1990 年对欧洲和北美 18 例年龄 25~54 岁(平均 43 岁)的患者实行热球子宫内膜切除术(uterine balloon themoablation,UBT)治疗月经过多。热球内膜剥离系统包括一个长 16.0cm,直径 3.5mm 的导杆,其顶端装有一个带加热器的球囊。杆的另一端有可注入球囊的溶液接口,并连接到一个控制器,监视控制囊内温度、压力和治疗时间。操作时,热球导杆经过子宫颈放置到子宫腔,然后向球囊注入 5% 葡萄糖溶液,囊内压力逐渐增加到 160~180mmHg(1mmHg=0.133kPa),使球囊能按子宫的形状成形。囊内的热元件将液体温度升到 87℃,并保持这个治疗温度 8 分钟,此时子宫内膜受热凝固约 5mm 深。控制器在整个疗程中不断地监视和显示导杆的压力、调节液体的温度并控制治疗的时间,当控制器发出疗程结束信号时,囊内液体被抽出,导杆从子宫内取出。子宫热球治疗仅烫伤子宫内膜和浅肌层,对深层平滑肌组织及子宫邻近器官无损伤。热球初始压力、加热时间及子宫内膜的厚度是影响疗效的主要因素。加热 4 分钟时,子宫内膜功能层、基底层腺上皮仅表现水肿;8~10 分钟时,功

能层腺上皮变性坏死，基底层腺上皮水肿；加热 12 分钟与 8 分钟的病理变化基本相似。但 12 分钟时子宫浆膜层温度达 38.7℃，超过体腔的温度，所以加热 8 分钟最合适。因囊内的压力和容量反映热球与子宫腔贴附吻合的程度。压力低、压力下降快或幅度大表示热球与子宫腔贴附不紧密，影响热球的灼伤深度。当采用 80~150mmHg 的初始压力时，治疗成功率为 62%；改用 150~180mmHg 初始压力后，治疗成功率达 90%。说明稍高的初始压力及加热过程中压力稳定对治疗效果有很大的影响。在某些有曲度的子宫里，子宫壁可见粉红区域未被烫灼，如球内液体在加热时能够流动，可能使内膜烫灼得更加均匀。从热球测试的子宫病理切片所见，认为子宫内膜的厚度对治疗效果有影响。热球治疗时间应在刮宫后或月经的增殖期，可使基底层腺上皮和浅肌层的平滑肌组织发生变性、坏死，才能达到无月经、经量减少的治疗效果。有研究报道 70 例患者行 UBT 治疗，随访 3 年 25.7% 闭经，45.7% 月经过少，21.4% 月经正常化。与药物疗法及手术疗法比较，UBT 不需要麻醉，避免了因此产生的危险。此外，设备本身有安全系统，当囊内压力突然消失时，加热器将不再工作，故球囊破裂的情况迄今未有发生。该法治疗时间短，不需住院，恢复快，操作简单，对于不想保留生育能力的妇女。子宫热球治疗系统是一个可行的治疗系统选择。

另一种热烫原理治疗的治疗仪是 TB 型子宫内膜治疗仪，由热控制器药腔中的药液进行加热，通过微型气泵产生的正压和负压，药液在药液腔和一次性药筒上的球囊之间做周期性的循环。球囊与子宫内膜在每个周期的接触时间不超过 5 秒，共 14 个周期，可获得 4~5mm 的治疗深度。TB 型子宫内膜治疗仪治疗中的主要不良反应是腹痛。严重者可伴恶心呕吐、冷汗等，治疗后绝大多数消失，可能是局部热反应所致，术中应用麻醉有助于明显减少这一反应。治疗后全部患者出现不同程度的阴道流血和排液，可予消炎、止血治疗。热损伤后凝固坏死的组织脱落是一种机体反应，热子宫内膜治疗后出现阴道出血、分泌物，表明子宫内膜受到了热损伤和脱落，可以说是一种达到治疗目的的表现，但要注意预防感染，并警惕出现大出血。冯力民等对比了 90 例接受 UBT 治疗与 92 例接受 TCRE 治疗的患者，2 组患者术前并发症比较差异无统计学意义。术后 UBT 组血净时间、分泌物持续时间短于 TCRE 组。术后 2 年月经血量和痛经改善优于 TCRE 组。Iavazzo 等综合了 2007 年之前关于子宫内膜热球剥脱的文献，成功率 83%~94% 不等，满意率 57%~94%。

2. HTA 子宫内膜切除术 1995 年 Baggish 等设计了一个使用低压热生理盐水循环进行 HTA 的装置。目前 HTA 使用宫腔镜（直径 7.8mm 的管鞘）在持续监视下进行内膜的破坏。HTA 是把加热到 90℃ 的 0.9% 的生理盐水经宫腔镜灌入子宫腔，烫伤深度 4~5mm。但不伤基底层，术时子宫颈温度 42℃。由于正常输卵管舒张压不小于 70mmHg，当子宫腔内压力介于 45~55mmHg 时，液体无法流入输卵管内，且生理盐水循环是密闭的，进出热水的差值如 >10ml，仪器会自动检出而停止液体灌注并提醒术者；治疗完成后 1 分钟内，与室温相同的生理盐水会自动通过外鞘灌入子宫。子宫腔内温度可快速降至正常。此外，热水的刺激使子宫角收缩，闭锁了输卵管口，热水不会流入腹腔内造成腹膜及腹腔脏器的热损伤。有文献报道 HTA 治疗月经过多 26 例，随访 18 个月，术后闭经或月经过少率 6 个月为 77%，12 个月为 88%，18 个月为 87.5%，手术成功率 96.2%。术中用腹腔镜监视子宫、输卵管未发现有液体从输卵管伞端漏出，术中及术后未发现明显的不良反应及合并症。有患者用 HTA 治疗复发性月经过多 18 例，随访 12 个月，术后闭经率 50%，手术成功率 94%。术中腹腔镜监视亦未发现输卵管伞端有液体漏出。另有报道 HTA 治疗月经过多 60 例。随访 12 个月，术后闭经率 45%，月经过少率 38%。手术成功率 95%。

目前已证实 HTA 手术简单有效。首先，HTA 利用低压的生理盐水，避免了因使用激光等聚焦热能治疗时过度吸收液体而导致电解质紊乱和强聚焦热能所致子宫穿孔的危险。第二，水流的重力限制了最大液压 <55mmHg。可避免液体从输卵管或子宫颈管溢出。第三，循环的热盐水确保与子宫内膜完全接触，从而确保疗效，对有双子宫畸形，伴有小息肉或肌瘤的患者可以进行 HTA。

3. MEA MEA 首先由 Sharp 等于 1995 年应用于临床。微波穿透组织的深度由其波长决定。切除子宫内膜需 6mm 的穿透深度，需要高频率、短波长的微波，一般设定频率为 9.2GHz，输出功率为 30W。微波发生器产生的微波通过波导技术安全地进入子宫腔释放能量，波导的最大直径不超过 8mm。采用陶瓷棒为介导物，将微波有效地压缩，陶瓷棒从环状金属波导中伸出，其圆形末端以半球方式释放微波进入组织。引起子宫内膜热凝固以致变性、坏死、纤维化,使子宫内膜不再增生。MEA 装置的能量由一个脚踏板控制,宫腔内的能量可达 1.5~9.3kJ,温度可达 80~95℃。MEA 目前已经退出临床应用。

4. ELITT(Endometrial Laser Intrauterine Thermal Therapy,ELITT) 该系统是一种双极真空管激光子宫内膜切除技术,由可伸缩的倒三角形激光发射器和激光控制系统组成。通过 3 个平行分开的光纤鞘同时发送相同功率的激光。激光持续散射到子宫腔各个方向,被子宫内膜中的血红蛋白吸收后转换为热能,使子宫内膜凝固、坏死。Perino 等比较了 ELITT 与 TCRE 2 种方法治疗月经过多的疗效,研究表明 2 种方法治疗效果差异无统计学意义。ELITT 月经减少率为 90%,闭经率为 56%(TCRE 的闭经率为 23%),故诱导闭经方面 TCRE 更具优势。

5. CEA CEA 装置由 5.5cm 的制冷碳棒和操控装置组成,制冷物质为液态氮或混合气体等,碳棒温度最低可达 -90℃以下。对子宫内膜产生不可逆的破坏效应,作用深度为 6~12mm。该术式由冷冻引起的疼痛比较轻微,但是不能直视子宫腔,对于黏膜下肌瘤、子宫内膜息肉等占位性病变无能为力。有报道 CEA 后 54% 的患者无月经或仅有点滴状出血,认为 CEA 是安全有效的治疗 AUB 的方法。Duleba 等随机比较了 CEA 和 TB 型热球子宫内膜切除术治疗功能失调性子宫出血的有效性。用 CEA 治疗的患者使用全身麻醉率(46%)明显少于 TB 型热球组(92%),1 年后两者治疗成功率分别为 77.3% 和 83.8%,月经量减少率分别为 92% 和 94%。冷冻不用膨宫介质,减少了因膨宫介质导致的并发症,安全、有效,容易进行。

6. 光动力子宫内膜切除术 光敏感物质左旋糖酸在激光照射下温度升高,可用于 EA。Degen 等对 11 例功能失调性子宫出血患者行光动力子宫内膜切除术(photodynamic endometrial ablation,PEA),采用视觉模拟评分记录每天的出血量,评分从 1 U(例如,点滴状出血)到 6 U(例如,严重出血)不等,发现 PEA 治疗后的平均月经量由术前的 35.7 U 降到 24.4 U(术后 1~3 个月,$P=0.03$)和 25.9 U(术后 4~6 个月,$P=0.11$),表明 PEA 临床可行,且短期治疗功能失调性子宫出血效果明显。Degen 等还发现,PEA 的成功可能受月经周期激素水平的影响,萎缩的内膜荧光阳性率为 7.2%,月经增殖期内膜荧光阳性率为 9%。相反分泌期的内膜荧光阳

性率高达 82%,在增殖的内膜中为 93%,故可能对处于分泌期的子宫内膜效果更好。

7. 高强度超声子宫内膜切除术 超声波以其良好的组织穿透性及聚焦性能,去除子宫内膜方面尚处于探索阶段。常淑芳等分别用频率 7.5MHz、10.0MHz,声强 50W/cm^2 的超声波对 30 例离体子宫的内膜进行切除,结果发现高强度超声能完全破坏人子宫内膜全层及其下部分肌层。可通过调节探头频率及辐照时间对损伤范围进行控制。初步展示了高强度超声切除人子宫内膜的临床前景。

8. 射频子宫内膜去除术 射频子宫内膜去除术(radidrequeacy ablationof endometrium,RAE)是利用高频的交流电磁波,通过治疗电极导入子宫内膜组织而产生生物热效应,使子宫内膜的功能层和基底层发生凝固、变性、坏死和脱落,以达到去除子宫内膜的一种新方法。其不同的电极中心间距产生不同的组织切除深度,即可控的切除深度,故可根据子宫内膜的深度随时调整电极中心距离。在子宫角切除较浅,仅 2~3mm,而在子宫体切除较深,可达 5~7mm。诺舒(Novasure)包括一次性的三维双极去除装置和射频发生器。术者测定子宫腔的长度和宽度并输入装置,仪器可自动测定子宫角间的距离以确保装置位于子宫腔内。双极网装配在可扩张和调节的三角形支架上以适应子宫腔的形状。射频发生器的最大输出功率为 180W,发生器在 500kHz 时运转,组织电阻达 50Ω 时系统自动切断电源。系统通过监测组织电阻以控制内膜切除的深度,一旦达到肌层,组织电阻迅速升到 50Ω,发生器自动关闭。这是该系统独特的地方,即不是根据时间和温度,而是根据组织的生理特征进行监测。Campbell 等回顾分析了 2006 年 10 月~2009 年 10 月 400 例因月经过多使用 NovaSure 接受 EA 的患者。完成手术的 368 例患者平均年龄 44 岁,平均治疗时间为 88 秒。87% 的患者表示满意,闭经率为 59%,随后的子宫切除率为 7.6%,并发症率为 14%,无一例子宫穿孔,术后 1 年的满意率为 95%。Kalkat 等在门诊局部麻醉下为 50 例患者进行了 RAFE,平均手术时间为 100 秒。47 例患者当天出院,术后第 4 个月与第 6 个月的满意率分别为 86%、94%。Clark 等对比了热球剥脱与双极 RAFE 的效果,双极 RAFE 6 个月时的闭经率高于 UBT(39% vs. 21%),比值比为 1.9,95%CI 为 0.9-4.3,但差异无统计学意义($P>0.1$)。所有的双极 RAFE 都成功完成,但接受 UBT 的患者有 2 例由于不舒服而未完成手术。而且双极 RAFE 覆盖的内

膜面积为 88%，但 UBT 仅覆盖 58% 的内膜，差异有统计学意义（*P*=0.02）。Cho 等对比了子宫腺肌病在 RAFE 和直接热疗后的变化，9 例因子宫腺肌病被切除的子宫标本中有 6 例在腺肌瘤的部位直接进行热疗，而另外 3 例子宫进行 EA；分别对距子宫内膜 1cm、2cm、3cm 的子宫肌层取样进行免疫组织化学染色，发现 EA 后，在距内膜 2cm 的地方无烧灼后的改变，而直接热疗后子宫腺肌病与子宫内膜之间的组织全部被烧灼，故而似乎直接热疗，尤其是在增殖期有较好的效果。2019 年最新研究显示，NovaSure 子宫内膜切除术联合 LNG-IUS 比单纯 NovaSure 能更有效地实现闭经，缓解痛经，减少再次干预，值得临床推广应用。

9. **蒸汽子宫内膜切除术**　UBT、RAFE 等属于固形子宫内膜切除术，对于子宫大小均一、子宫腔畸形不严重的患者具有较好的治疗效果，但对于子宫腔形态变异、子宫腔变形较大以及子宫先天畸形的患者，效果却不如液形子宫内膜切除术，如 HTA。Garza—Leal 等在人体内进行了蒸汽子宫内膜切除术（vapor-based endometrial ablation）的试验。9 例因良性功能失调性子宫内膜出血要切除子宫的患者，术前通过一个绝缘管将蒸汽导入子宫腔，并开腹将子宫、附件与周围的脏器分开，作用 90 秒，随后切除子宫进行观察。术中监测到子宫表面的温度皆低于 44℃。用氯化三苯基四氮唑染子宫肌层，肉眼观察内膜切除的情况：四唑氮蓝染输卵管后显微镜下观察输卵管的损伤。子宫腔平均长（10.3 ± 1.3）cm，厚（4.4 ± 0.6）cm，宽（6.2 ± 0.7）cm，内膜厚度为（1.1 ± 0.7）mm。有 3 例合并子宫肌瘤，肌瘤直径小于 2cm，2 例子宫局灶性子宫腺肌病，未发现肌层穿孔或浆膜损伤。子宫体中部、子宫腔下部和双侧输卵管染色率分别为 100%（100%~100%），100%（80%~100%）和 100%（95%~100%）。切除处距离浆膜最近的距离为（11.5 ± 3.2）mm，子宫颈内口与外 1/3 未发现热损伤。18% 的输卵管间质段发现损伤，最大深度为 0.6~0.8mm，浆膜范围为 6.3~9.5mm。在输卵管子宫外的节段未发现损伤。蒸汽内膜切除术对于去除较厚的内膜有较好的潜力，但仍需进一步的临床试验。

六、术后并发症

1. **术后妊娠**　EA 后妊娠概率为 0.7%，间隔时间由 5 周到 12 年不等。EA 后再次妊娠母亲、胎儿患并发症的风险均有提高。Yin 总结了英文文献

中 123 例 EA 后妊娠的患者，其中 59 例（48%）因母亲的要求终止了妊娠；剩余的 64 例患者中各种并发症的发生率分别为：自发性流产 27%（17/64），胎膜早破 16%（10/64），早产 30%（19/64），剖宫产 42%（27/64），胎盘粘连 25%（17/64），其中胎盘粘连的患者有 10 例切除了子宫。123 例 EA 后妊娠的患者中 4 例输卵管妊娠，2 例子宫角妊娠，2 例子宫颈妊娠；异位妊娠的发生率为 6.5%（8/123）。婴儿围产期病死率 14%（9/64），与发达国家的围产期病死率一致。5 例婴儿有先天性畸形，包括：1 例颅缝早闭，1 对唐氏综合征的双胞胎，1 例胼胝体发育不全，1 例双侧的足畸形以及 1 例子宫腔粘连引起的胎儿畸形。仅有 1 例 29 岁的母亲在妊娠 24 周时因自发性子宫破裂和子宫大量出血死亡。由于数据有限，现在尚无 EA 后妊娠相关的规范处理。所以临床医生应意识到 EA 后妊娠存在潜在风险，建议术后避孕和严密随访。Vaughan 等对月经过多，同时又需要避孕的患者在进行 EA 后放置炔诺酮宫内缓释系统，平均随访时间为 25 个月（6~54 个月）。在 105 例患者中 53 例月经量少于平时月经量，49 例闭经，102 例（96%）效果满意，1 例进行了子宫全切术。提示 EA 联合炔诺酮宫内缓释系统可能取得更好的疗效。

2. **月经相关的疼痛**　EA 后闭经率通常小于 50%，提示内膜仍持续存在。一项基于磁共振检查的研究发现 EA 后，包括闭经患者在内的 95% 患者尚有内膜组织。在一项超过 30 个月的 EA 双极电切子宫内膜切除术后的随访研究中，宫腔镜下可以看到子宫底与子宫角部的内膜。而 EA 后炎症坏死会导致子宫的收缩与瘢痕，导致残存的内膜出血淤积在子宫腔，其发生率为 1%~3%，超声与磁共振可辅助诊断。大多数患者行子宫颈扩张即可，少数患者需宫腔镜下粘连分解术，如果患者之前做过绝育术，则退缩的子宫角内膜出血会造成输卵管近端积血，月经期持续疼痛，即子宫内膜切除—输卵管绝育综合征（post-ablation-tubal sterilization syndrome，PATSS），发生率约为 6%~8%，常见于术后 2~3 年，其最终有效治疗是子宫全切术。为了避免子宫腔积血与 PATSS，行 EA 时应止于子宫下段，避免对子宫颈的热损伤。由于输卵管近端容易穿孔，目前尚无明确有效的预防措施。

3. **治疗失败**　Takahashi 等 1999—2004 年对 114 例接受 EA 的患者进行了横断面的研究，随访时间均超过 5 年，平均随访时间为 82 个月，EA 成功

率为 80.6%。采用 logistic 回归模型探索 EA 成功的预测因素,年龄(OR=1.2,P=0.003)和输卵管结扎史(OR=0.3,P=0.049)是 EA 成功的独立预测因素。在治疗失败的患者中,21 例(72.4%)进行了子宫全切术,仅 1 例提示 PATSS。EA 后能长期维持较高的满意率,但需要进一步研究分析影响预后的独立因素。虽然大多数患者 EA 后并不闭经,但是 85% 的患者在术后 1 年内都对手术表示满意。一项纳入了 816 例 EA 后患者的研究显示,治疗失败的危险因素有年龄 <45 岁、输卵管绝育术后、围手术期月经失调、超声显示子宫腺肌病和血红蛋白 ≥ 120g/L 等。Shavell 等总结了 2003 年 1 月 ~2010 年 6 月 1 169 例患者 EA 后行子宫全切术的概率与相关因素,平均随访 39 个月,最短随访时间超过 9 个月。患者中 157 例(13.4%)在 EA 后进行了子宫全切术,接受子宫全切术的患者平均年龄[39.0(38.0~40.1)岁]明显较单纯内膜切除的患者[平均 41.4(41.0~41.9)岁]年轻(P<0.001);有剖宫产史的比例也较高(26.3% $vs.$ 18.1%,P=0.02)。子宫全切术的比例与 EA 的类型有关:REA 为 33.0%,UBT 为 16.5%(P=0.003),RAFE 为 11.0%(P<0.001),CEA 为 9.8%(P<0.001)。此外 EA 后距子宫全切的时间也与 EA 的类型有关。被切除的子宫标本中 44.4% 存在子宫腺肌病。

另一项研究分析了 EA 后行子宫全切术的原因,病例中 51% 的患者为出血过多,28% 为后续的疼痛,而 21% 的患者两者皆有。术后病理提示,疼痛为主诉的患者中 26% 有子宫腔积血,因出血过多手术者中 44% 有子宫肌瘤。二次 EA 时,由于 EA 后子宫腔内粘连,各种并发症的概率增高。初次 EA(n=800)和二次 EA(n=75)的前瞻性队列研究中,二次手术中子宫穿孔、出血、过量液体吸收和生殖道烧伤等并发症的比例明显增高(9.3% $vs.$ 2.0%)。

4. 潜在疾病的风险　EA 不是子宫内膜不典型增生和子宫内膜癌的治疗方式,也不会增加子宫内膜不典型增生与子宫内膜癌的风险,但是 EA 后由于粘连会影响子宫内膜的取样与早期症状的出现,且不便于随访,子宫内膜不典型增生较易进展为子宫内膜癌,故应列为 EA 的禁忌证。服用他莫昔芬的妇女子宫内膜癌的风险增加。Gao 等对接受他莫昔芬治疗乳腺癌的子宫内膜息肉高危患者,在良性子宫内膜息肉切除后行 EA,76 例患者随访 3 年以上时间,仅有 4 例复发,复发率 5.3%,无 1 例子宫内膜癌患者,故列为相对禁忌证,应权衡患者的症状与生活质量。遗传性非息肉性结直肠癌的患者终身发生子宫内膜癌的概率为 27%~71%,因此完成生育功能后,应行子宫全切术,不推荐行 EA。子宫下段横切口剖宫产不认为是 EA 的禁忌证,尽管有剖宫产术后泌尿系统解剖改变的可能,但在一个 162 例有剖宫产史的 EA 患者的调查中未发现泌尿系统并发症。

5. 感染　EA 后发生子宫内膜炎的概率为 1.4%~2.0%,子宫肌炎的概率为 0~0.9%,盆腔炎为 1.1%,盆腔脓肿为 0~1.1%。一项随机对照试验对比了 EA 或电切术后用抗生素组(55 例)与不用抗生素组(61 例)感染的发生率,不用抗生素组感染发生率为 16%,抗生素组为 2%。尽管血培养如此,2 组患者临床皆无症状。故 EA 后是否使用抗生素尚无定论。

尽管 EA 作为微创手段其临床应用得到了较快的发展,但是 EA 的组织损伤是客观存在的,仍有许多问题亟待探讨和研究,如怎样从组织损伤的角度预防并发症;子宫组织损伤后的自我修复机制和术后恢复等。认识和解决上述问题将指导 EA 的临床应用,推动 EA 的进一步发展。理想的 EA 应该适应所有的子宫腔,可同时去除子宫腔内占位病变,并发症远远少于第一代 EA。可在局部麻醉下完成,有充分的循证医学证据验证其长期、短期疗效。

(冯力民)

参考文献

[1] 冯力民,高婉丽,杨保军,等.用子宫内膜热球剥除术治疗异常子宫出血的临床分析.北京大学学报(医学版),2006,38(4):432-434.

[2] CAMPBELL P, MONAGHAN C, PARKER M. NovaSure endometrial ablation: a review of 400 cases. GynecolSurg, 2012, 9 (1): 73-76.

[3] MUNRO MG. Endometrial ablation. Best Pract Res Clin ObstetGynaecol. 2018, 46: 120-139.

[4] ZHAO H, YANG B, FENG L, et al. Comparison of combined bipolar radiofrequency impedance-controlled endometrial ablation with levonorgestrel intrauterine system versus bipolar radiofrequency endometrial ablation alone in women with abnormal uterine bleeding. J Minim Invasive Gynecol. 2020, 27 (3): 774-780.

[5] VILOS GA, HUTSON JR, SINGH IS, et al. Venous Gas Embolism during Hysteroscopic Endometrial Ablation: Report of 5 Cases and Review of the Literature. J Minim Invasive Gynecol. 2020, 27 (3): 748-754.

第十二章

宫腔镜下子宫内膜活检术

一、引言

宫腔镜下子宫内膜活检术（hysteroscopic endometrium biopsy）是指在宫腔镜直视下用宫腔镜器械（一般是用 5Fr. 或者 7Fr. 的钳子，建议用头端为勺形双关节钳，见图 3-12-1），行可疑病变的子宫内膜活检的技术。宫腔镜直视下判断和确定子宫内膜活检的部位，大大提高了子宫内膜疾病诊断的阳性率，特别是对于早期或者局限性的子宫内膜病变，相较传统非直视下的盲刮宫取样更加准确。

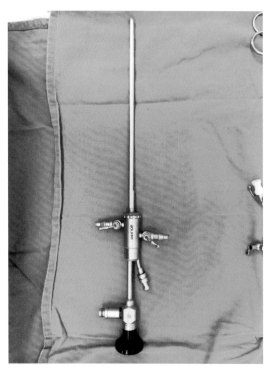

图 3-12-1　宫腔镜手术设备

二、手术相关解剖

详见第三篇第六章。

三、手术适应证、禁忌证及并发症

宫腔镜下子宫内膜活检主要适用于通过宫腔镜下定位活检可以提高诊断准确性或者是不应全面刮宫内膜活检的情况，如保护子宫内膜而避免受损等。除了急性生殖器感染外，无特殊禁忌证。手术并发症有出血、感染等。

四、术前准备要点

对于单纯宫腔镜下子宫内膜取样而言，不需要特殊的术前准备，如果使用直径不大于 5.5mm 的宫腔镜外鞘，一般也不需要子宫颈准备。

五、手术步骤

1. 常规宫腔镜检查（也可以采用阴道内镜法进行宫腔镜检查，一般采用宫腔镜外径小于 5mm 的带有 5Fr 器械通道的宫腔镜，检查子宫腔四壁和双侧子宫角及子宫底部，发现可疑的病变部位（视频 3-12-1、视频 3-12-2）。

视频 3-12-1
阴道内镜法行宫腔镜检查及定位活检术

视频 3-12-2
检查和治疗一体化宫腔镜的结构介绍

2. 采用活检钳镜下直视摘取足够的组织样本随同宫腔镜镜体一起退出子宫腔，收集标本送病理检查。

六、手术经验荟萃分析

1. 手术技巧通过在活检钳夹住部分组织时稍微摆动的方法逐渐摘除足够大的组织,再大幅度摆动钳子以完全离断活检组织和子宫壁的连接。

2. 手术难点由于宫腔镜下的活检钳往往比较小,不能摘除足够的组织送病理检查,虽然现在有些医院已经开展了"细胞病理诊断",但是多数病理科医生还是需要妇科医生送去足够多的组织样本,因此,可采用活检钳逐步摘除活检组织而不完全离断的方法,直到获取足够的组织后才完全离断活检组织和子宫壁的连接。具体见图 3-12-2。

七、专家点评

宫腔镜检查时要充分发挥宫腔镜下定位活检的功能,这样可以提高子宫内膜疾病的诊断率,需要特别注意的是取样一定要足够且有一定的深度,否则容易漏诊。

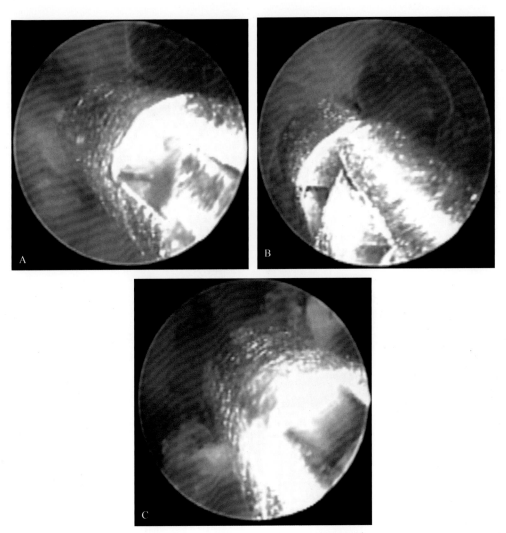

图 3-12-2　离断活检组织和子宫壁的连接
A. 离断需要活检组织和子宫壁的连接；B. 部分离断连接；C. 彻底离断连接

（徐大宝）

参考文献

［1］徐大宝, 薛敏, 万亚军. 应用宫腔镜监测孕激素治疗早期宫内膜癌 1 例. 第四军医大学学报, 2007, 28 (7): 669.

第十三章

宫腔镜下输卵管插管通液术

一、引言

宫腔镜下输卵管插管通液术（fallopian tubal recanalization by hydrotubation）是在宫腔镜直视下，将输卵管导管经宫腔镜插入子宫角部输卵管开口处，通过人工加压将液体直接注入输卵管腔，判断输卵管通畅性，并疏通、分离输卵管腔内的轻度粘连和轻度阻塞的方法。

宫腔镜下输卵管插管通液术作为一种兼具诊断和治疗、操作简便的方法，在输卵管性不孕治疗中有重要作用。包括两种情况：一种是单纯直接在宫腔镜下行插管通液术，操作简单、安全、不需住院，经济。适合单纯近端输卵管阻塞、输卵管通而不畅的不孕患者。另一种是在腹腔镜监视下宫腔镜输卵管插管通液术，不仅可诊断和治疗子宫腔病变，而且可在腹腔镜下分离输卵管外周粘连、恢复输卵管行程和伞端形态功能。适合输卵管远端阻塞或盆腔粘连、子宫内膜异位症等病变的不孕患者。

二、手术相关解剖

详见第三篇第六章。

三、手术适应证、禁忌证及并发症

所有需要了解输卵管通畅性的患者均是适应证；禁忌证主要是急性生殖道感染；并发症详见第三篇第十七章。

四、术前准备要点

1. 术前准备好一次性输卵管导管、亚甲蓝稀释液、10~20ml注射器。如需注射治疗的药物，需准备地塞米松5mg、庆大霉素8万U加入亚甲蓝液。

2. 常规术前准备及检查，术前禁性生活3天。

3. 手术选择患者月经干净后3~7天内进行，以防止子宫内膜过厚，影响宫腔镜观察及插管通液操作。

五、手术步骤

见视频3-13-1。

视频3-13-1
宫腔镜下双侧输卵管插管通液术

1. 膀胱排空，采取膀胱截石位，常规消毒放置阴道窥器，先用宫腔镜检查子宫腔情况及明确输卵管开口位置，如发现子宫腔有内膜息肉、纤维粘连等情况影响输卵管插管时，可先予处理。

2. 暴露输卵管开口，对准输卵管开口准确插入6Fr（头端为约3Fr）的半硬质空心塑料导管至输卵管开口1~3mm，注意插入的角度与输卵管间质部行经方向尽量保持同轴。

3. 注入亚甲蓝液10~30ml，根据推注阻力和反流情况判断输卵管通畅程度。

4. **判断标准** ①输卵管通畅：注入液体过程顺利，无明显阻力或阻力很小，或经加压注射之后阻力明显变小或消失，无亚甲蓝液反流（图3-13-1、视频3-13-1）；②输卵管部分通畅：注入液体过程中有明显阻力，加压注射之后阻力变小，但持续存在，见少量亚甲蓝液反流；③输卵管阻塞：注入液体过程中阻力大，加压注射之后阻力持续存在而不变小，液体难以注入，见大量亚甲蓝液反流。若同时联合腹腔镜检查，则可根据输卵管伞端亚甲蓝液排出情况判断输卵管是否通畅。

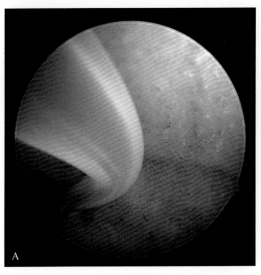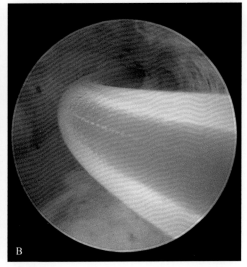

图 3-13-1　输卵管
A. 右侧输卵管；B. 左侧输卵管

六、手术经验荟萃分析

1. 术前详细了解患者的不孕症类型及输卵管病变的性质、梗阻部位、管壁及伞端状态很重要，对选择输卵管性不孕症的治疗方法及其预后判断非常重要。

2. 输卵管插管时手术动作要轻巧、方向要准确，避免在输卵管口周围反复插戳及暴力操作，以免损伤输卵管壁，引起子宫收缩、输卵管口闭合，造成假梗阻。另外需要告知患者，输卵管插管通液不一定可以疏通输卵管。

3. 推注液体力量应由小逐渐加大，避免突然用力造成输卵管痉挛或破裂。

4. 并发症较少，术中要严格无菌操作及掌握宫腔镜的手术要点，避免盆腔感染的发生。

5. 找准双侧输卵管口，避开漂浮的内膜，对准子宫角输卵管口方向插管是该手术成功的关键点，手术过程中操作必须准确、精细。

6. 整个操作过程中注意手法轻柔，控制注射速度和力度。

七、专家点评

宫腔镜下输卵管插管通液术可了解输卵管的通畅情况，对于不孕症患者联合腹腔镜或超声检查可诊治近端输卵管阻塞。注意输卵管插管时不能暴力操作，以免损伤输卵管壁。

（徐大宝）

参考文献

［1］薛敏，肖松舒. 妇科腔镜操作手册. 北京：人民卫生出版社，2015：148

［2］张婧，白文佩. 宫腔镜在输卵管性不孕症中的治疗作用. 实用妇产科杂志，2015, 31 (3): 163-165.

第十四章　宫腔镜下子宫腔异物取出术

子宫腔异物主要包括残留的胚物、宫内节育器等，在没有宫腔镜的条件下只能通过负压吸引，盲目刮取进行处理，往往造成清除不全甚至需要腹腔镜及开腹手术的辅助。而宫腔镜的诞生使得在直视下利用工具清除或取出子宫腔内异物组织成为可能，是安全、快速、有效的手术方式。

一、胚物残留

（一）定义、病因与分类

胚物残留（retained products of conception，RPOC）是一种与怀孕有关的并发症（图 3-14-1），发生率约 1%。在自然流产、习惯性流产或人工流产术后更常见，患病率高达 6%。保守治疗尤其是药物流产术后更易发生胚物残留，在治疗后需要进行超声复查。RPOC 一般需要重新手术（如子宫腔内手术治疗），它可能会导致严重的并发症，如出血、子宫内膜炎、子宫腔粘连甚至继发性不孕。

（二）临床表现

RPOC 的最常见临床表现为异常子宫出血（阴道持续性出血或一过性出血）。急性炎症可导致发热或

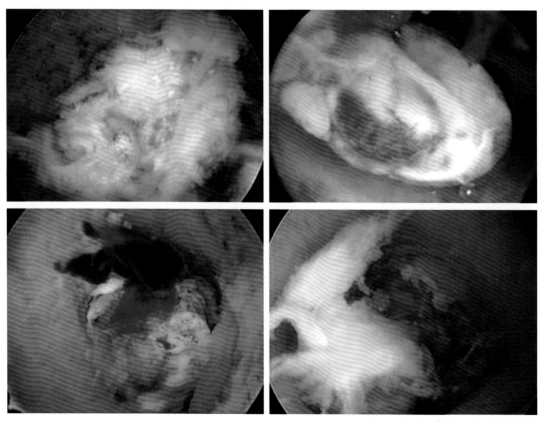

图 3-14-1　子宫体及子宫角部位的胚物残留

腹痛。有时RPOC并无症状,需要通过超声诊断。

(三) 宫腔镜前诊断

分娩或流产后行常规妇科检查时便可诊断,然而有时RPOC的诊断往往较滞后,通常到出现症状才被发现。怀疑RPOC时使用经阴道超声,可发现不均匀的子宫腔内高回声,介于子宫内膜和肌层,伴或不伴有子宫内积液及不规则子宫内膜增厚。子宫内膜增厚的临界值尚未确定,从5~12mm不等,中间值是8mm。单纯子宫内膜增厚并不能提示系由PROC所致或是内膜蜕膜样改变。

1. 宫腔声学造影(HSG)　造影可提高超声诊断RPOC的特异性。子宫腔内游离的肿块是保守治疗的良好指征。

2. 彩色多普勒超声/三维超声　彩色多普勒与三维重建提高了诊断准确率。彩色多普勒检查可在腔内病变部位识别突出的血管,并用于区分残留的滋养层组织与血块。

(四) 宫腔镜诊断

在宫腔镜下残留的胚物可表现为平滑的息肉样,和/或糟脆乳头样病灶,总之呈现缺血状。通常与周围组织边界清晰,伴有坏死病灶,触之易出血。对子宫内异物必须活检取样,组织学明确诊断,指导后续治疗。

(五) 治疗

有时医生会选择保守谨慎的做法,多次复查超声,期待残留物排出,如果有结论性的证据表明残留的是蜕膜或非妊娠相关组织,并且没有迹象表明有明显的血管侵犯时,可以选择期待疗法。

缩宫素类药物和米索前列醇可用于治疗,一些学者建议这类药物使用期为五天,以诱导残留物排出;如果药物治疗失败,应手术治疗。过去最广泛采用的手术治疗方法是清宫术。然而,盲目清宫可能导致子宫穿孔、残留以及子宫腔粘连。如果清宫是在超声引导下或事先经过宫腔镜诊断,进行有针对性的清除,那么子宫穿孔和胚物残留的风险就能减少,但不可能全无风险。如果患者子宫畸形(纵隔子宫、双子宫或双子宫颈),术后残留的风险仍高。

现今宫腔镜引导下去除可疑残留(图3-14-2)

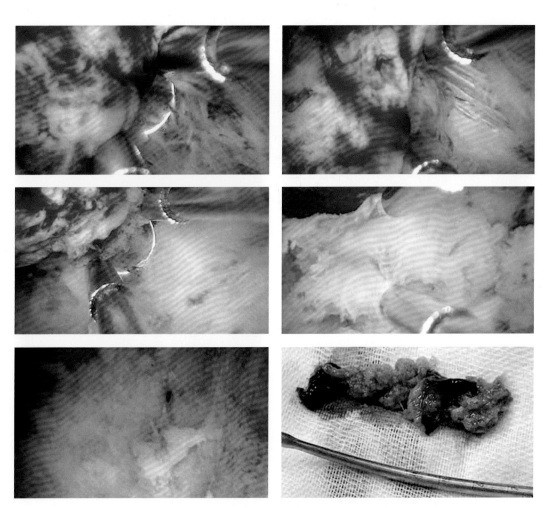

图 3-14-2　使用宫腔镜电切环去除子宫腔内残留胚物

是一线治疗方法；相比于传统的清宫术，宫腔镜手术更准确、有效和安全。可以降低发生短期和长期并发症的风险。手术可以在患者清醒状态或全身麻醉下进行，麻醉方式的选择取决于残留物大小、特征以及患者可耐受程度。

1. 门诊宫腔镜 为了去除残留物，宫腔镜门诊手术需要使用微型腹腔镜器械，如"鳄鱼嘴抓钳"。通过反复分离和钳夹，使滋养细胞残留物与子宫肌层分离；如果残留物牢固地附着在子宫壁上，可使用剪刀或双极进行分离。操作需谨慎，不能伤及周围内膜组织。

2. 电切治疗 使用有角度的电切环以"冷刀"（即不通电）切除残留胚物。通常不建议用任何能源器械，以完全除外热能对内膜的损伤。对于有症状的患者，如果子宫颈口较松，可以将电切镜置入子宫腔，而不需要进行任何子宫颈管扩张，因此可以不使用任何麻醉。将电切环置于肌层和残留胚物之间进行推剥分离，采用类似于可视下刮宫的技术，以保证健康肌层的完整性。有时因为残留胚物遮挡或牢固附着，剥离面分界不清，可以进行电切。操作需要谨慎，术后仍有胎盘生长的可能（例如胎盘增生）。

二、宫内节育器

（一）介绍

当今社会，有超过 1.5 亿的女性使用宫内节育器（IUD）避孕，IUD 已经成为继输卵管绝育术之后第二个使用最广泛的避孕手段。市场上宫内节育器种类多种多样。最新的、使用最广泛的是塑料制的 T 型环，也叫 7 型或 Y 型环，环的直径约 2mm，长度有长有短，有两个细的聚乙烯臂可以使节育器固定于子宫腔内。

（二）宫腔镜检查与宫内节育器重新放置

宫腔镜可以非常准确地评估节育器的位置，若要复位节育器，可以用抓钳抓住节育器的臂，然后轻微移动，摆正臂的位置，然后用宫腔镜的镜体推动节育器的杆，最终使节育器复位成功。

（三）宫腔镜与取出宫内节育器

取出宫内节育器是个既简单又困难的过程，主要的适应证如下：

1. 宫内节育器受挤压。

2. 有生育要求。

3. 不良事件。

取环时，第一步先打开窥器，然后轻柔牵拉子宫颈口处的节育器尾丝，拉出节育器。但是有时节育环会断裂在子宫腔中，因此，取环是个比较困难的过程。

但是在临床上一般子宫颈口很难看到环的尾丝，术者就要借助各种辅助手段来定位环的位置（超声、腹部 X 片等），然后扩张子宫颈，用有齿钳进入子宫腔夹取，用这种方法往往可以成功取出宫内节育器。盲取不仅疼痛且危险，而且会带来一系列的医源性创伤，因为这种操作会导致子宫颈管和内膜的损伤，特别是如果节育器嵌入子宫腔，用这种方法很难取出。

宫腔镜手术为直视取环提供了可能，而且安全有效。宫腔镜下取环的过程非常简单：看到环后，用钳子抓取尾丝或者宫内节育器的臂，然后夹闭钳端，把宫腔镜拉出子宫腔，这个过程中不需要把抓钳收入鞘中。

但是即使宫腔镜辅助，有的环还是很难取出：盲取时，环的近端可能会嵌顿（图 3-14-3）到肌壁间、子宫颈峡部甚至子宫颈口的部位，在这种情况下，暴力取环有可能会导致子宫穿孔，更严重的甚至会导致邻近脏器的损伤。当遇到这种情况时，可以用5Fr 宫腔镜钳子在直视下取环，保证环的尾段不会再次嵌顿到异常的位置。

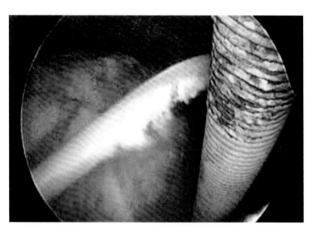

图 3-14-3　环嵌顿

如果宫内节育器在盲取的过程中发生断裂，一定要在宫腔镜直视（图 3-14-4）下取干净所有的残留碎片（金属碎片／铜丝），防止这些物质嵌顿到肌层或内膜层。

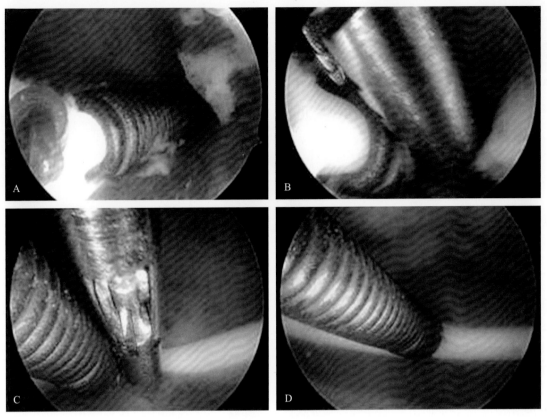

图 3-14-4　宫腔镜下使用取物钳取出宫内环

（冯力民）

参考文献

[1] BEDNAREK PH, JENSEN JT. Safety, efficacy and patient acceptability of the contraceptive and non-contraceptive uses of the LNG-IUS. International Journal of Women's Health, 2010, 1: 45-58.

[2] DINGER J, BARDENHEUER K, MINH TD. Levonorgestrel-releasing and copper intrauterine devices and the risk of breast cancer. Contraception, 2011, 83 (3): 211-217.

[3] MASCARO M, MARIN M, VICENS-VIDAL M. Feasibility of Essure Placement in Intrauterine Device Users. Journal of Minimally Invasive Gynecology, 2008, 15 (4): 485-490.

[4] TATALOVICH JM, ANDERSON TL. Hysteroscopic Sterilization in Patients with a Mirena Intrauterine Device: Transition from Extended Interval to Permanent Contraception. Journal of Minimally Invasive Gynecology, 2010; 17 (2): 228-231.

[5] NITKE S, RABINERSON D, DEKELA, et al. Lost levonorgestrel IUD: diagnosis and therapy. Contraception, 2004, 69 (4): 289-293.

第十五章

宫腔镜下剖宫产子宫切口瘢痕缺陷矫形术

一、引言

剖宫产子宫切口瘢痕缺陷(previous cesarean scar defect,PCSD)是指子宫下段剖宫术后的子宫切口由于愈合缺陷出现切口处与子宫腔相通的一个凹陷,该凹陷下端瘢痕由于活瓣作用而阻碍了经血的引流,经血积聚于凹陷内,导致临床上出现经期延长、经间期阴道流血、性交后出血,甚至痛经等症状;同时凹陷内的内膜组织可能出现与子宫内膜发育不同步的现象,导致异常阴道流血。PCSD 是子宫下段剖宫产手术的一种少见的远期并发症,但随着剖宫产率的不断增加,其发病率呈上升趋势。

临床上对于 PCSD 常用的治疗手段,主要有宫腔镜下子宫切口瘢痕矫形术、子宫切口切开缝合术(经阴道或者经腹)、药物治疗(包括左炔诺孕酮宫内节育系统治疗)、子宫内膜切除术甚至子宫全切术等。这些治疗方法各有利弊,其中宫腔镜子宫切口瘢痕矫形术治疗 PCSD 具有微创、安全、简单、经自然腔道、手术时间短和恢复快等优点,是目前首选的术式。

二、手术相关解剖

详见第三篇第六章。

三、手术适应证、禁忌证与并发症

(一) 适应证

符合 PCSD 定义的患者,切口分离不是很大(一般建议 <1cm)且残留肌层厚度不小于 4mm。

(二) 禁忌证

非 PCSD 所致的经期延长等症状。

(三) 并发症

详见第三篇第十七章。

四、术前准备及要点

1. 无手术禁忌证,术前均经阴道超声检查或 MRI 及宫腔镜检查明确诊断(可以在 PCSD 术中先行宫腔镜检查,而不必分次宫腔镜检查和手术,除非是术前有明确的非 PCSD 的病因),且均经调经治疗无效。

2. 手术时间选择在月经来潮的第 9~13 天内(因为多数患者经期过长,无法常规选择月经干净 3~7 天内手术)。

3. 手术前晚及术前 2 小时需使用米索前列醇 400μg 直肠或阴道给药以软化子宫颈(或者采用其他软化子宫颈的方法)。

4. 术中膀胱过度充盈会增加膀胱损伤可能,一般建议术中留置导尿(不过也有术者仅要求患者术前排空膀胱而不留置导尿)。

五、手术步骤

见视频 3-15-1。

视频 3-15-1
宫腔镜手术治疗剖宫产子宫切口瘢痕缺陷

1. 采用静脉全身麻醉,患者取膀胱截石位,先用宫腔检查镜了解子宫颈管及切口憩室及子宫腔情况,判断切口下缘是否有活瓣样结构并排除子宫内膜病变等(图 3-15-1A)。

2. 扩张子宫颈管至 9~10 号(一般宫腔电切镜外径在 8~9mm,扩宫一般至大于宫腔电切镜外径 1mm,比如 9mm 外径的宫腔镜,需要扩宫至 10mm),置入宫腔电切镜(目前等离子宫腔电切镜已经逐渐代替单极宫腔电切镜),先用环状电极切除剖宫产切口下缘组织以消除活瓣作用,以经血能够顺利流出为度,一般切除完成后切口凹陷底部在镜下可以很方便窥见,凹陷内无盲区且切口下缘没有阻碍经血流出的结构,或者说是用电切的方法使切口下缘矫形为流线型以利经血流出(图 3-15-1B)。

3. 球状电极电凝去除切口内的内膜组织,并电凝创面上的明显出血点,检查创面无明显出血后,结束手术(图 3-15-1C)。

六、手术经验荟萃分析

1. 因剖宫产切口部位肌壁较薄,手术操作过程中视野相对较小,如操作者宫腔镜手术经验不足,手术过程中有发生子宫穿孔、膀胱损伤、子宫动脉损伤出血等风险。①膀胱损伤:此类损伤相对少见,预防的关键是在切除活瓣时一定要控制好电切镜,不可

切入过深而误伤膀胱。如膀胱壁的电热损伤没有完全损伤膀胱壁时,可通过留置导尿管 2~3 周来预防膀胱子宫瘘;如果已出现膀胱损伤,应请泌尿外科医生协助修补。②子宫穿孔:由于切口假腔处的肌层薄弱,加之多数患者子宫后倾后屈位,在探宫或者扩张子宫颈时容易导致子宫穿孔;术前通过双合诊准确了解子宫体的位置和大小、电切前先宫腔镜检查了解子宫腔及切口部位的情况均可以减少和预防子宫穿孔的发生。一旦出现子宫穿孔,要根据其损伤情况决定是否需要进一步腹腔镜探查或膀胱镜检查。③子宫动脉损伤:在切除切口左右侧的下缘活瓣时,如电切入子宫颈组织太深,易损伤子宫动脉的下行支。由于动脉出血非常凶猛,宫腔镜下无法获得清晰的视野,不要盲目去电凝止血。可通过向出血侧的子宫颈旁注射 20~30ml 稀释的垂体后叶素(6U+0.9% 氯化钠注射液 30ml)临时控制出血后,再

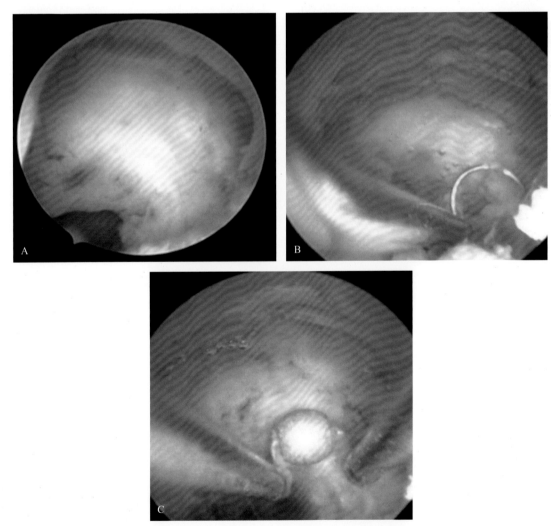

图 3-15-1 宫腔镜下剖宫产子宫切口瘢痕缺陷矫形术
A.术前切口部位明显凹陷,宽大,底部难以窥见;B.术后切口部位平整,凹陷消失;
C.用球形电极电凝凹陷部位内膜

在宫腔镜下电凝出血的子宫动脉止血；如效果欠佳，可行子宫动脉栓塞术介入治疗。④由于子宫切口距离子宫颈外口很近，并且在子宫颈管内口水平手术，因此良好的膨宫效果非常重要。在扩宫时不要把子宫颈管扩张太大，这样容易导致膨宫效果不佳，如果子宫颈管太松，可以用宫颈钳钳夹子宫颈外口阻止膨宫液外溢。当然，如果子宫颈管太紧，要特别注意电切时一定要打开出水孔且出水孔有一定量的膨宫液体持续流出降温，如果出水孔被太紧的子宫颈管包裹而无法排出液体，则需要将宫腔镜向上伸入到切口处使膨宫液体持续流出降温后，再电切；然后再同样的方法降温，以杜绝膨宫液温度过高导致子宫内膜的热损伤。

2. 切除切口下缘活瓣时不宜切除过深，以可引流经血为宜，特别是切口的左右侧壁位置，以免损伤子宫动脉的下行支而导致术中大出血。

3. 切口处距膀胱很近，环状电极电切时一定要采用被动式电切方法，同时利用宫颈钳固定宫腔镜和子宫腔的相对位置，以避免环状电极电切过深或者误切了其他部位。

4. 因切口凹陷部位子宫肌层相对较薄，距离膀胱较近，而且大部分都有盲区存在，术中可能出现子宫穿孔及损伤膀胱的风险，故对术者宫腔镜下操作水平及熟练程度要求较高；操作最好在B超监护下进行；并且需较好的麻醉效果。

七、专家点评

宫腔镜术前需要充分的分析临床症状是否是非PCSD因素所致，并了解子宫体的位置和大小，置入电切镜前先用细小的检查镜了解子宫腔走行以减少和预防子宫穿孔的发生。

（徐大宝）

参考文献

［1］徐大宝,何亚琼,刘慧,等.宫腔镜手术治疗剖宫产子宫切口瘢痕缺陷.南方医科大学学报,2010,30 (02): 394-396.

［2］李旺,邹凌霄,潘琼,等.剖宫产子宫切口瘢痕缺陷的宫腔镜手术治疗.中国实用妇科与产科杂志,2018,34 (08): 865-869.

第十六章 宫腔镜宫内妊娠物清除术

一、引言

随着宫腔镜技术的普及,有些困难的早孕终止手术(人工流产手术,以下简称人流)在宫腔镜指导下进行显然有明显的优势:①可以明确孕囊附着的部位;②可以选择性地吸宫;③吸宫后可以在宫腔镜下明确是否有残留妊娠物,并可以在镜下直接摘除残留的妊娠物;④如果术后仍然有残留且由于各种原因无法立即清除,宫腔镜检查也可以立即明确不全流产的诊断,以免普通人工流产术后没有及时发现不全流产。实际上,宫腔镜指导下的人流不仅可以降低人流不全的发生风险,最重要的优势是在一定程度上保护了子宫内膜且降低术后子宫腔粘连的发生风险,同时也可以发现子宫腔内可能合并存在的病变(比如:子宫腔粘连,纵隔子宫等)。但是如果对于宫腔镜指导下的人流手术的技巧和理念掌握不好,可能会导致比普通人流更加严重的子宫内膜损伤,因此了解这些技术的技巧和理念非常重要。另外一个非常重要的价值是宫腔镜可以诊断子宫腔内比较小的孕囊,协助那些超声诊断不明确的宫内孕的诊断。

另一方面,不全流产、胎盘残留或者伴有植入、子宫角妊娠物残留、子宫切口瘢痕妊娠等其他子宫腔内妊娠物残留的诊断和治疗都离不开宫腔镜技术,宫腔镜技术在这些疾病处理中对生育力的保护有不可替代的作用。

二、手术相关解剖

详见第三篇第六章。

三、手术适应证、禁忌证及并发症

(一)适应证

子宫大小适合宫腔镜检查且无宫腔镜手术禁忌证的早孕需要终止的人流手术均是适应证,特别是困难的人流(如:子宫腔粘连伴宫内孕者,子宫纵隔伴宫内孕者,前次人流失败或者伴有不全子宫穿孔者等)。子宫不大于孕2月(个别病例可以稍大于孕2月)的子宫腔内妊娠物残留者。

(二)禁忌证

没有绝对的禁忌证。但是如果子宫腔过大、出血非常凶猛则不宜宫腔镜下手术。

(三)并发症

详见第三篇第十七章。

四、术前准备要点

见视频3-16-1~视频3-16-4。

视频3-16-1
IBS刨削系统联合4mm勺形双关节钳宫腔内妊娠物清除术

视频3-16-2
索德4mm双关节勺形钳摘除左侧宫角妊娠残留

视频3-16-3
索德4mm双关节勺形钳前壁胎盘残留摘除术

视频3-16-4
索德4mm双关节勺形钳后壁胎盘残留植入清除术

275

术前准备随不同大小的子宫而不同,也随不同大小的妊娠物而不同。

1. 一般而言,对于小于孕 2 月的子宫,妊娠物直径小于 2cm 者,仅需要在术前 30 分钟子宫颈准备即可;不过对于妊娠物残留子宫腔内过久者,一般需要提前 3 天左右使用大剂量的雌激素治疗并根据情况在术后仍然使用一段时间(术后继续使用 21~28 天),这样治疗的目的是增加子宫的收缩力,易于妊娠物和子宫壁分离,也提高了子宫肌层对催产素的敏感性而减少术中出血。

2. 对于子宫较大者,在没有感染和大出血风险时,一般建议等待足够的时间,以争取安全的宫腔镜手术条件。在等待过程中,要监测妊娠物活性(每周检测血 β-HCG)、加强子宫收缩(大剂量雌激素和宫缩剂)、排除子宫颈管内妊娠物嵌堵和感染征象等。对于需要采用较大外径的宫腔镜手术时(如外径 9mm 的宫腔镜和 4mm 宫腔镜器械时)需要术前 1 晚和术前 30 分钟分别给予子宫颈准备(如米索前列醇 2 片上阴道内)。

3. 对于有生育要求者,术前的目标应该把保护生育力放在首要的位置,把是否一次性可以清除子宫腔内妊娠物作为次要的目标,同时也需要向患者沟通这个理念和思想。

4. 术前详细的影像学检查至关重要。特别是估计手术难度和风险大时,一般选择三维超声(3-D 超声)或者核磁共振(MRI),这些影像学检查可以很好地评估妊娠物的大小、部位、与肌层的关系和血液供应情况。

五、手术步骤及技巧和难点

1. 一般先用小外径的宫腔镜检查子宫腔情况,了解妊娠物具体的位置、大小、活性、是否有与子宫壁粘连甚至植入等。这点非常重要,可以大大减少宫腔镜手术中的误判,也可以了解原来的手术对子宫腔的影响,比如:是否有陈旧子宫穿孔、是否合并子宫腔粘连和子宫畸形等。

2. 如果妊娠物小,可以直接在具有诊断和治疗一体的宫腔镜下利用 5Fr 或者 7Fr 的勺形双关节钳夹摘除即可。

3. 如果妊娠物较大,计划采用外径更大的宫腔镜(比如采用 IBS 刨削系统或者索德 4mm 器械的宫腔镜冷刀系统)时,一般需要进一步扩张子宫颈管至 9~10mm。然后置入宫腔镜,在直视下清除妊娠物,以尽可能避免对子宫内膜和子宫壁的损

伤。手术技巧和难点分析参见手术视频 3-16-1~视频 3-16-4。

4. 如果妊娠物大,且子宫颈管很松,可以在宫腔镜检查明确了妊娠物所在位置和大小等情况后,用卵圆钳在超声监护下钳夹清除大部分妊娠物后,再在宫腔镜直视下摘除残留的妊娠物。

5. 术后给予促进子宫内膜生长和预防子宫腔粘连的处理。

六、手术经验荟萃分析

(一) 水中毒

子宫腔内妊娠物残留清除手术的重点关注问题之一是水中毒。相当部分的水中毒发生在宫腔镜子宫腔内妊娠物清除术中,分析原因包括妊娠子宫肌层血管丰富,手术中血窦开放,加之子宫收缩不良和膨宫压力较大等。因此,术中防治水中毒是该手术首要问题。可通过如下措施减少和避免术中水中毒的发生:①充分的术前预处理(子宫大小在孕 2 月内、通过各种手段降低妊娠物的活性等);②术中可以结合卵圆钳钳夹功能;③膨宫压力不要太高;④保持术中子宫的收缩(如给予缩宫素持续缓慢滴注等);⑤对于妊娠物较大者建议使用 4mm 的宫腔镜器械(如勺形双关节钳),可以快速清除妊娠物而大大缩短宫腔镜手术时间;⑥对于柔软的妊娠物(比如没有机化的绒毛组织)可以适当应用吸官方法清除大部分组织后,再在宫腔镜下摘除残留的组织;⑦如果估计水中毒风险很大时,可以暂停或者二次手术。

(二) 降低术后子宫腔粘连的发生率

子宫腔粘连大部分是由妊娠子宫内手术操作所致,而子宫腔粘连将严重影响患者的生育力,因此,对于需要生育的患者,医生和患者都应该把保护子宫内膜和子宫肌层作为首要的目标,而不是把是否可以将妊娠物一次性清除干净作为首要的目标。降低此类手术子宫腔粘连发生的措施主要包括:①术后使用大剂量的雌激素治疗(一般使用至术后 21~28 天再撤退出血);②对于机化和陈旧的妊娠物残留,尽量避免使用吸管吸宫治疗的方法;③尽量在宫腔镜直视下用勺形双关节钳直接摘除机化的妊娠残留物,同时不要损伤妊娠物附着处的子宫内膜和子宫壁组织,在使用组织粉碎装置时,一定要在接触子宫壁前改用勺形钳摘除的方法,避免粉碎装置直接粉碎到子宫壁组织,因为这样极有可能损伤到子宫内膜和子宫壁组织;④使用具有

3~4mm 器械的宫腔镜不仅可以使宫腔镜直视下摘除机化的妊娠物成为可能,且手术更快,一次性摘除妊娠物的机会更大;⑤对于估计术后子宫腔粘连发生可能大者,术后可采用子宫腔内留置 Foley 球囊和注射透明质酸钠凝胶等方法以减少宫腔粘连的发生,并且可以利用术后早期复查宫腔镜的方法及时发现和处理术后的子宫腔粘连,而改善预后;⑥对于宫腔较大的妊娠物残留且合并子宫腔粘连时,不建议同时行子宫腔粘连手术,因为这种妊娠子宫术后子宫腔粘连再发的可能性更大且子宫腔在妊娠物清除术后容量会改变而不容易判断放置子宫腔内装置的大小等;⑦特别需要强调的是,如果出血视野不清或者妊娠物过大无法一次性清除者,一定不要在视野不清时进行子宫腔操作,因为这样会增加损伤子宫内膜和子宫壁的可能性;⑧对于没有完美手术条件者,转诊患者也是非常明智的选择。

七、专家点评

宫腔镜下宫内妊娠物清除术中需要注意对子宫内膜的保护,避免和减少术后的子宫腔粘连。术中的处理要结合患者的具体情况而定,以手术安全为主,兼顾生育力的保护。

(徐大宝)

参考文献

[1] ZHU KA, HUANG H, XUE M, et al. Removal of Retained Adherent Placental Remnants Using the Hysteroscopy Endo-Operative System. Journal of Minimally Invasive Gynecology, 2016, 23 (5): 670-671.

第十七章 宫腔镜手术并发症及其预防

一、引言

宫腔镜手术以其创伤性小和子宫正常解剖的极具整复性恢复的特点，已经成为治疗子宫腔内病变的标准手术模式。随着宫腔镜临床应用的广泛普及和手术适应证的拓宽，手术并发症时有发生，若诊断与处理不及时可能导致严重后果，甚至危及患者生命。宫腔镜手术近期并发症包括子宫穿孔、TURP 综合征、出血、静脉空气栓塞、感染、子宫腔积血，远期并发症包括周期性腹痛、妊娠、复发及恶变。其中 TURP 综合征和空气栓塞是宫腔镜致死性并发症，临床发病率低，但若不及时干预处理，可导致灾难性的后果甚至死亡。

二、宫腔镜致死性并发症

(一) TURP 综合征

详见本篇第四章。

(二) 空气栓塞

空气栓塞是宫腔镜技术应用潜在、罕见、可致命的不良事件，被认为是导致宫腔镜手术灾难性后果的主要原因。空气栓塞的隐匿性、临床表现的复杂多样性等使术中容易误诊，错过治疗的最佳时期，因此，充分了解空气栓塞的发病机制、原因、预防及监测手段对预防和减少空气栓塞的不良事件在临床上具有重要意义。

1. 发病原因 气体进入血液循环即可引起栓塞。发生空气栓塞的先决条件是不可塌陷静脉的开放以及静脉压低于大气压，二者兼备时，气体在右心与静脉压力梯度的抽吸作用下进入血液循环。在宫腔镜操作过程中：①扩张子宫颈以及子宫腔内的手术操作均可导致静脉血管的损伤，为气体进入提供切入点；②使用液体膨宫时，镜管与膨宫之间可残存气体；宫腔镜电切手术时，汽化现象可产生气泡；③宫腔镜手术患者多取膀胱截石位，使得子宫腔内与右心之间的压力差增大，更加促进气体进入血压循环；④此外，在较高膨宫压力作用下，气泡经开放的血窦进入血液循环。空气在血液中溶解度并不高，因此形成气栓，随血流移动。

2. 病理生理改变 气栓进入静脉血管后，随体循环系统移动，经腔静脉到达右心房、右心室，当气体经肺动脉转移到肺时，可能引起气体交换障碍、心律失常以及肺动脉高压。右心压力增加到一定程度可使关闭的卵圆孔重新开放，导致反向空气栓塞。小的气栓进入肺循环系统，随血流移动到细小的静脉分支。肺循环系统对这些细小的气栓有滤过作用，气体可扩散至肺泡内并随呼吸排出体外，因此，小的气栓较少引起空气栓塞症状。但文献报道微气栓可经静脉逆行至脑部，引起脑血管的空气栓塞，这取决于气栓的大小、中心静脉压的高低以及心输出量。微气栓可破坏血 - 脑屏障，使颅内压增高，甚至引起脑功能障碍。当气体快速、大量进入血液循环时，瞬间形成一个大气栓，到达右心室，形成右心室流出道梗阻，进而有效肺循环血量减少，进一步减少了左心室的前负荷以及心输出量，最终导致心血管性虚脱，甚至死亡。增强的右心室压力可能通过左向右的分流将气栓挤入左心腔，导致静脉血动脉化改变，引起严重的心血管系统和神经系统并发症，肺循环静脉回心血量减少。目前认为空气栓塞的致死剂量是 200~300ml，研究表明，当气体量超过 5ml/kg 时，即可引起严重的临床反应。若空气缓慢进入，则阻塞只会发生在肺循环水平，引起肺血管的收缩，肺血管阻力增加，导致肺动脉高压。气栓增加肺生理性的无效腔，可能影响通气 - 血流比值，使呼气末 CO_2 分压与氧分压下降,伴随呼气末动脉 CO_2 压力梯度的提高。但当气体量不断累积时,同样可造成心血管系统紊乱。

反常性栓塞(paradoxical embolism)是指空气通过潜在未闭合的卵圆孔、房间隔缺损或肺血管从右心进入左心,导致体循环的空气栓塞,容易发生冠状动脉或颅内血管的栓塞,出现相应的表现。

3. 临床表现　空气栓塞对机体的影响与进入气体的总量、速度以及栓塞的部位有很大的关系,临床表现可以是无症状的呼气末 CO_2 分压下降,也可以为需立即行心肺复苏抢救。

(1)呼吸系统表现:呼吸急促和呼吸困难,听诊肺部可闻及哮鸣音和湿啰音,系急性支气管痉挛和急性肺水肿的结果;呼气末 CO_2 分压下降,伴有或不伴有血氧分压降低、CO_2 分压升高。

(2)心血管系统表现:胸闷、胸痛,血压下降,心律失常等,心前区听诊或多普勒超声可闻及“水轮样”杂音,心电监护表现出 ST-T 的改变,当右心室压力增加时,可表现为右束支传导阻滞。研究表明宫腔镜手术中亚临床症状的连续性气栓的出现非常普遍,这些气栓会引起肺动脉压力的轻微上升,但较少影响右心室功能;患者一旦出现心血管系统的紊乱,提示预后不好,应积极抢救治疗。

4. 空气栓塞的辅助检查

(1)呼气末 CO_2 分压($PetCO_2$)降低:是空气栓塞早期最重要的征象,且敏感性较高,研究表明,呼气末 CO_2 分压下降 2mmHg(0.27kpa),即可表明空气栓塞的发生。

(2)心前区多普勒超声的监测:心前区多普勒超声是监测空气栓塞最敏感的指标之一,当气体量达 0.05ml/kg 时即可监测到,假阴性率低,发现气栓的典型表现是听到“车轮状”杂音,但特异性不高。

(3)经食管超声心动图监测(transesophageal echocardiography,TEE):通过食管多普勒探查下腔静脉、右心腔可以发现气栓的存在,对空气栓塞诊断的特异性与敏感性均较高,当气体量达 0.02ml/kg 时即可发现,对于空气栓塞的早期诊断优于心前区多普勒超声及呼气末 CO_2 分压,且 TEE 诊断卵圆孔未闭(patent foramen ovale,PFO)的准确率为 27%~28%,有助于及早发现反向栓塞,避免严重神经系统并发症的发生,但由于侵入性操作、技术普及范围窄、价格昂贵等原因,还未成为术中监测常规。

5. 空气栓塞的处理　宫腔镜操作过程中,当患者出现 $PetCO_2$ 下降,伴随或不伴随血氧饱和度

的降低,血压下降、心律失常等心血管系统的紊乱,均应考虑空气栓塞的可能性,必须迅速做出诊断,及时治疗。

(1)一旦怀疑空气栓塞,立即停止手术操作,寻找气体进入源头,停止空气进一步进入。

(2)体位改变:宫腔镜多采取膀胱截石位,一旦怀疑为空气栓塞,立即采取头低脚高位,并左侧卧位,防止气体进一步进入,并有助于右心室内气栓迅速离开流出道,缓解右心室流出道梗阻,减轻右心室压力。

(3)吸氧:纯氧吸入,有助于缓解低氧血症及促进气栓的排出。

(4)中心静脉置管:通过放置中心静脉导管,将心腔内的空气吸出。

(5)心腔穿刺:如果大量气体快速进入导致情况比较紧急,可行右心房穿刺,将气泡吸出,但该操作风险较大,建议由有经验的医师进行操作。

(6)心肺复苏:患者一旦出现心搏骤停、呼吸停止等症状,立即给予心肺复苏。胸外按摩可将气栓粉碎为小气泡,减少气体体积,增加血液的溶解以及促使小气栓经肺的滤过作用随呼吸排出。

(7)药物治疗:当出现血流动力学紊乱时,应适当用药物纠正,使循环、呼吸系统处于平稳状态,同时注意纠正电解质紊乱。

(8)高压氧治疗:一般不主张常规行高压氧治疗,如因反向栓塞出现中枢神经系统症状,可采用高压氧舱治疗。

6. 空气栓塞的预防　对于空气栓塞,许多专家学者提过很多预防及监测的方法,但由于发病的难预测性,临床发作的罕见性以及症状表现的复杂多样性,现在临床上常用的预防手段如下:

(1)对管道和仪器充分排气,减少器械反复进出宫颈。

(2)排出宫内气泡,限制宫腔压力。

三、其他并发症

(一)子宫穿孔

1. 发生率　子宫穿孔是最常见的宫腔镜并发症,占总并发症的 1/3,其发生率各家报道不一,国外报道为 0.25%~25% 不等,平均 1.3%,其中 2.25% 合并肠道损伤。国内报道宫腔镜检查时发生率为 0.03%,手术为 0.4%。

2. 发生因素

(1)主要发生在探针探查子宫腔、扩张子宫颈

管或宫腔镜置入过程中。

（2）患者方面高危因素主要有子宫颈狭窄、子宫颈手术史、子宫屈度过大、子宫腔过小、既往子宫创伤史、哺乳期或绝经后等。

（3）术者及手术方面高危因素包括：①术者的经验：多数穿孔发生在开展此术的初始阶段。随着培训、经验和技术的进步，子宫穿孔会越来越少。②解剖学部位：穿孔多发生在子宫底的角部、子宫峡部等壁薄的部位，也是最难切的部位。③作用电极：环形电极切割的经子宫颈子宫内膜切除术（TCRE）及滚球电极电凝的子宫内膜切除术（EA）易于穿孔，对经验较少的术者用滚球电凝处理容易穿孔的部位，亦非绝对安全，EA 术早期曾有发生子宫小肠瘘的报道。④手术种类：经子宫颈子宫腔粘连分离术（transcervical resection of adhesions，TCRA）和经子宫颈子宫纵隔切除术（TCRS）较经子宫颈子宫肌瘤切除术（TCRM）、TCRE、经子宫颈子宫内膜息肉切除术（transcervical resection of polyp，TCRP）易于穿孔。子宫腔粘连是术时子宫穿孔的高危因素，应严密监护防范。

3. 子宫穿孔的诊断

（1）宫腔镜下子宫腔塌陷，视线不清；B 超可先于临床症状，看到子宫浆膜层回声中断，子宫周围有游离液体，甚至突然见灌流液大量翻滚着进入腹腔。

（2）穿孔处与腹腔相通，宫腔镜下可看到腹膜、肠管或网膜，成为"腹腔镜"。

（3）腹腔镜监护见到浆膜透亮、起水疱，"透光试验"阳性，可见出血、血肿或穿孔的创面，同时腹腔内液体急速增多。

（4）临床症状：患者情况突然恶化，血压下降，心率加速。

（5）自子宫腔夹出肠管。

（6）腹腔渐进性膨胀。

尽管有以上提示，仍有不典型的子宫穿孔未能及时发现，而于术后 1~2 天出现急剧腹痛，因此，术后 24~48 小时的腹痛应进行全面检查与评价。

4. 子宫穿孔的严重性 取决于穿孔的器械和发现的时间。有伤及邻近器官，并发 TURP 综合征，消化道、泌尿道损伤和大血管破裂，引起腹膜炎、瘘管、大出血和静脉空气栓塞等致命并发症的危险。其严重性与手术器械、穿孔来源以及是否及时发现、及时处理等有关。

（1）手术器械：扩宫器、电切镜、卵圆钳和刮匙

等的穿孔一般不会伤及腹腔脏器和血管，如发生在手术开始阶段，手术将被迫停止；发生在手术进行中，通过 B 超或腹腔镜即可诊断，如穿孔部位出血，可在腹腔镜下缝合或热凝出血点，而不必开腹探查。

（2）穿孔来源：如穿孔来源于电切电极或激光光纤，可伤及子宫的邻近器官，如肠管、膀胱、大血管和输尿管等，应立即腹腔镜甚至开腹探查。如穿孔来自滚球电极电凝时，电热损伤可波及膀胱、肠管等邻近脏器，术后数日出现血尿、腹泻、发热、疼痛等症状。严重的腹腔内脏器的灼伤，特别是肠损伤，多发生在子宫穿孔后电极仍然工作，故一旦发生穿孔应立即停止操作，未及时察觉的子宫穿孔，累及到肠管，急腹症会在 7~14 天出现，由于灼伤肠管组织坏死脱落，肠内容物溢入腹腔而引起。

5. 子宫穿孔的处理 子宫穿孔的处理关键在于早期识别与及时处理：首先仔细查找穿孔部位，由此来决定处理方案。

（1）子宫底部穿孔：子宫底部穿孔可见到腹膜、网膜或小肠，因子宫底肌肉肥厚，血管相对较少，出血少，故可用缩宫素、止血剂及抗生素后进行观察，流入腹腔的灌流液可经后穹窿穿刺抽出，一般无严重后果。

（2）子宫侧壁及峡部穿孔：比较危险，因可能伤及子宫血管，应立即开腹探查。穿孔情况不明者，应行腹腔镜检查，即使全身情况正常也要做，以观察是否有出血及其来源。穿孔处出血可在腹腔镜下用双极电凝止血，破孔较大者需缝合。

6. 子宫穿孔的预防

（1）宫腔镜和 / 或腹腔镜监护：B 超监护时，激光汽化或电切的高热使基底肌肉组织受热脱水，形成强回声，该强回声达浆膜层时预示继续在此处切割，将发生子宫穿孔。术时用腹腔镜观察子宫浆膜面的变化，如子宫局部透光增强或浆膜起水泡，预示子宫穿孔即将发生。应注意 B 超、腹腔镜监护有助于预防，但不能完全防止子宫穿孔。

（2）操作注意事项：夏恩兰针对预防子宫穿孔总结了如下经验：①应在术前做好子宫颈预处理，手术前放置宫颈扩张器，使子宫颈适度扩张及软化，降低扩张子宫颈及置镜的阻力与难度。术时在 B 超引导下用相应直径的宫腔镜在直视下看清子宫腔方向后，再在 B 超的引导下逐号缓慢扩张，并经常用宫腔镜检查是否有假道形成，视野不清不能通电。② TCRE 原则每个部位只切一刀，深达子宫

内膜的功能层,基底层及其下方 2~3mm 的肌肉组织,避免不必要的补切。③ EA 通电时滚球必须滚动,避免原地停留。④ TCRM 如肌瘤较大,电切环容易伤及肌瘤对侧肌壁,引起穿孔。术前应予药物预处理,缩小肌瘤体积、薄化内膜;术时注意缩宫素的应用,避免"掏挖式"切割瘤体;一次手术不能切净者剩余部分待日后突入子宫腔后再行 II 期手术。⑤ TCRS 子宫底部容易穿孔,腹腔镜监护有帮助。⑥ TCRA 因子宫腔狭小,最容易穿孔,用外径小的(7mm)电切镜细心操作,可减少其发生。

7. 子宫穿孔合并邻近脏器损伤

(1)肠管损伤:最为常见,占子宫穿孔的 2.25%,子宫后壁和子宫底的穿孔可能会伤及直肠或结肠。这种情况下,应考虑诊断性腹腔镜,尤其是扩张子宫颈后见到流血的患者。电极或激光光纤导致的肠道损伤必须在腹腔镜下仔细评价,请相关科室会诊,必要时开腹探查,彻底冲洗腹腔,并放置引流管。立即发现和修补穿孔可以避免肠段切除和再吻合。肠壁全层损伤术后当日及 4 天内可表现为加重的腹痛,腹胀和发热。然而,肠壁部分损伤导致的延迟穿孔平均术后 10 天才出现临床表现。这与宫腔镜术后患者自觉症状极少,主要是子宫痉挛和电切手术后的盆底区烧灼感有关。患者如果出现了上述症状应立即全面评价,包括全血细胞计数和 CT 以除外肠道损伤。

(2)膀胱、输尿管损伤:有尿液外溢时,诊断可以明确;若诊断不能明确时,必须行膀胱镜检查,直接看到破口或观察到靛胭脂流入阴道可以确认损伤的存在。因尿液无菌,小的破口可不必缝合,保留导尿管即可;大的破口应及时缝合,一般预后良好。必要时应咨询泌尿外科医师。

输尿管损伤最常见于子宫内膜切除术和困难肌瘤的切除。发现腹腔内漏尿可以立即明确损伤;如果损伤可疑,应立即请泌尿外科医师会诊,可能需要腹腔镜、膀胱镜、放置输尿管支架或修补。延迟的漏尿表现为腹痛,腹胀,腹水和血肌酐升高。应注意相关的临床症状。

(3)大血管损伤:子宫穿孔及大血管损伤,可致血腹,有伤及髂内动脉导致猝死者,伤及宫旁血管,出血迅速,形成血肿,可使子宫向对侧移位。损伤一旦确定,立即腹腔镜或开腹修补,同时请血管外科会诊。

应注意,腹腔镜检查可发现和确定脏器损伤情况,但并非完全可靠,尚不足以评估子宫穿孔可能

出现的后果,有时仍需开腹探查以检查脏器是否完整;处理相关损伤时应注意学科间协作。

8. 子宫穿孔的远期预后　经过宫腔镜手术的子宫有妊娠子宫破裂的危险,最常见于 TCRS 术后,其次为 TCRA、TCRM。值得注意的是有的患者并无术时子宫穿孔史,而妊娠晚期亦发生了子宫破裂,因此孕期应加强监测。

(二)出血

宫腔镜手术中的少量出血较为常见,也无明显不良后果。较多出血干扰手术视野,不利于手术的进行。如出血为穿孔损伤腹腔脏器所致,若诊治不及时甚至可能危及生命。

1. 发生因素　出血一般是损伤造成的。首先子宫颈坚韧、子宫颈粘连、扩张子宫颈困难、动作粗暴、未按顺序使用扩宫器扩宫等会导致子宫颈裂伤从而引起出血。其次行子宫黏膜下肌瘤切除术、子宫内膜息肉切除术、子宫纵隔切除术、子宫内膜切除术等手术时因切割过深伤及血管,也会引起出血。最后子宫穿孔累及肠管、输尿管、膀胱、大血管损伤时也会引起出血。

2. 出血的诊断

(1)首先是扩张子宫颈时遇到扩宫困难、阻力大,突然松弛继而流出鲜红血液,多为子宫颈裂伤所致的出血。

(2)其次宫腔镜下切除术时,镜下较易诊断,有活动性出血方可诊断。

(3)最后如果为子宫穿孔累及周围脏器的损伤导致的出血,应特别注意,有脏器损伤的相关症状及体征,特别是伴有血压进行性下降,脉搏加快等时应考虑腹腔内出血。

3. 出血的处理　首先如为子宫颈裂伤导致的出血,应立即停止操作,检查出血点,若出血点较小,则行子宫颈裂伤缝合,若出血点较大甚至已累及子宫穿孔损伤周围脏器,则需要开腹或腹腔镜探查。

其次少量出血一般可以通过提高膨宫介质压力以压迫子宫壁来止血,少量的出血都发生在膨宫介质压力消失后,一般 1 周后会干净。若活动性出血较多,应停止电切,对出血部位电凝止血。若出血较难控制,可给予子宫腔放置 Foley 尿管、Cook 球囊等压迫止血。

最后如果为子宫穿孔累及周围脏器损伤导致的出血,则需开腹或腹腔镜探查术,必要时给予开放静脉通路液体支持、吸氧、严密观察生命体征,必

要时输血等。

4. 出血的预防

(1) 对于绝经、子宫颈粘连、扩张子宫颈口较困难者,应小心操作,切忌蛮力操作,最好在 B 超监护下使用宫颈扩张器进行扩宫。

(2) 对于子宫黏膜下肌瘤、子宫内膜息肉、子宫纵隔切除术及子宫内膜切除术,应选择适当的器械,术中超声监护,小心操作,掌握切割深度,不可切割过深。①对于子宫黏膜下肌瘤或子宫内膜息肉,如蒂部较大,由于肌瘤底部创面较大及局部肌层收缩差,较易出血,故术中适可而止,一旦有活动性出血应积极电凝止血。②对于子宫纵隔,如子宫内膜较薄、子宫纵隔较大,保留 1cm 左右残余纵隔二次手术是可行的。③对于子宫内膜切除术,最好由经验丰富的医师进行,既要保证避免内膜残留过多又要保证避免切除过深,要每次一刀,最终深达子宫内膜的功能层、基底层及其下方 2~3mm 的肌肉组织,避免不必要的补刀。

(三) 感染

感染表现为术后下腹痛或盆腔痛、恶臭白带、体温 >38.0℃、白细胞升高、血沉加快。对于轻度感染,抗生素治疗效果好,对患者影响较小;对于重度感染或感染治疗不及时,可引起败血症、中毒性休克、由于感染引起的子宫腔粘连、腹腔脏器粘连、肠梗阻等。

1. 发生因素 宫腔镜手术发生感染极少见,但是同其他操作一样,如术前有生殖道感染、手术器械消毒不够、操作不规范、器械反复进出子宫腔等,均可引起感染。

2. 感染的处理 应选用广谱抗生素全身治疗,必要时行阴道分泌物培养及药敏试验,如合并出血、穿孔、肠道损伤等应及时治疗。

3. 感染的预防

(1) 应熟练掌握宫腔镜的适应证与禁忌证,对于术前有生殖道感染与性传播疾病的应先给予治疗后再行宫腔镜手术。

(2) 选择合适手术时机,一般为月经干净后 3~7 天,非特殊情况下应避免在阴道出血的情况下行宫腔镜手术。

(3) 术前充分阴道准备、严格器械消毒、严格无菌操作规范。

(4) 术后及时、针对性使用抗生素。

(5) 告知患者术后保持会阴清洁,预防感染。

(四) 术后妊娠、复发与恶变

1. 术后妊娠问题 宫腔镜术后如有残存内膜,就有妊娠的可能。Lo 报道 EA 后的妊娠率为 0.7%。对术后有周期性出血者应注意采取适当的避孕措施。夏恩兰回顾分析 TCRE 术后 32 例次的妊娠情况,妊娠发生率 2.39%(32/1341),4 例为宫外孕,占 12.5%(4/32)。因 TCRE 术后的月经模式多样,其诊断有赖于医患双方的警惕性。TCRE 术后妊娠的流产、植入性胎盘、胎儿生长受限、第三产程异常等并发症发生率增高,故应视为高危人群,加强监护。

2. 术后复发问题 有关 TCRE 术后复发的因素,Perez-Medina 等报道绝经前月经过多、药物治疗无效行 TCRE 的 286 例,术后随访 47 个月,75% 受益于此术。多篇报道总结影响 TCRE 预后的因素有随访时间、患者年龄、子宫腺肌病的存在、子宫内膜的切割深度不够和漏切等,再生、出血的内膜集中在"盲区"和"盲点","盲区"指子宫两侧壁的夹缝,"盲点"指两侧子宫角,故应于手术终了时加大膨宫压力,看清输卵管口,"盲点"子宫角可尽收眼底,再沿输卵管口检查"盲区"子宫侧壁,如有遗漏内膜,进行补切。纵观五年来各国报道,TCRE 和 EA 术成功的定义是治疗后月经量减少到正常量、少量、点滴量甚至无月经。其成功率约 90%~95%,随着时间的延长,复发或因症切除子宫者略有增加。复发者除外子宫内膜癌后,可行第 2 或第 3 次手术,最终 90% 的病例可避免子宫切除。TCRE 只要病例选择恰当,成功率几乎达到 100%,临床满意率每年轻微下降,再次手术率为 6.6%。

宫腔镜手术治疗(dysfunctional uterine bleeding, DUB)的成功率为 90%,但并不能保证完全切除子宫腔内膜,文献报道术后仍有发生子宫内膜癌的可能,多发生于有高危因素的患者,但多为散发的个案报道,其发生率尚不明确。有高危因素者以子宫全切为宜。应加强术前筛选和术后随访,尤其对围绝经期妇女和术后出血的患者,手术后应常规行子宫内膜切除标本的病理检查,一般不推荐术后雌激素替代治疗。

Lee 等的一项前瞻性研究比较了绝经后阴道出血的妇女进行宫腔镜下子宫内膜组织活检和诊断性刮宫对子宫病变的诊断,指出诊断性刮宫所获得的子宫内膜行病理检查并不可靠,宫腔镜指导下的子宫内膜组织病理检查应该作为诊断子宫内膜病变的金标准。Kisu 等使用灵活宫腔镜(flexible hysteroscopy)的窄带成像技术(narrow band imaging,NBI)诊断子宫内膜恶性病变的敏感度、特异度分别为 97.2%、90.6%，认为其是诊断子宫内膜不典型增生、子宫内膜癌的有效方法。但是宫腔镜检查能否造成子宫内膜癌细胞腹腔扩散以及扩散的内膜癌细胞是否影响内膜癌患者的生存，观点不一。顾广宇等进行 Meta 分析得出结论，宫腔镜可能增加子宫内膜癌肿瘤细胞的腹腔内播散。Chang 等的一项 Meta 分析指出，子宫内膜癌患者术前的宫腔镜检查可能增加肿瘤细胞在腹腔中的播散，风险与膨宫液的使用有关，与早期子宫内膜

癌无关，而对于疾病的预后差异无统计学意义。多数研究均认为，宫腔镜下子宫内膜组织的活检提高了子宫内膜癌诊断的准确性，且并没有增加癌细胞在腹腔中的播散。在宫腔镜检查诊断子宫内膜癌时，操作者尽量使用较低的膨宫压力，操作时间尽量缩短，可一定程度上减少子宫内膜癌细胞播散至腹腔的风险。

（冯力民）

参考文献

［1］KAYATAS S, MESECI E, TOSUN O A, et al. Experience of hysteroscopy indications and complications in 5, 474 cases. Clinical & Experimental Obstetrics & Gynecology, 2014, 41 (4): 451.

［2］MUNRO MG, CHRISTIANSON LA. Complications of Hysteroscopic and Uterine Resectoscopic Surgery. Clinical Obstetrics and Gynecology, 2015, 58 (4): 765-797.

［3］STANKOVA T, GANOVSKA A, STOIANOVA M, et al. Complications of diagnostic and operative hysteroscopy--review. Akush Ginekol (Sofiia). 2015, 54 (8): 21-27.

［4］JANSEN F W, VREDEVOOGD C B, ULZEN K V, et al. Complications of hysteroscopy: a prospective, multicenter study. Obstetrics & Gynecology, 2000, 96 (2): 266-270.

［5］赵辉, 杨保军, 冯力民. 宫腔镜电切术致 TURP 综合征 13 例分析. 中国妇产科临床杂志, 2016 (5): 413-415.

第十八章

宫腔镜技术的非宫腔内应用

一、前言

宫腔镜技术的非宫腔内疾病的临床应用逐渐引起了临床医生的重视。宫腔镜技术在无性生活人群的阴道内异物、阴道斜隔、阴道壁病变等阴道内疾病中的应用已经被广大医生接受；宫腔镜技术在无性生活人群的子宫颈息肉、子宫颈恶性肿瘤等子宫颈病变中的应用也逐渐被大家认识和重视；另外，宫腔镜在输卵管间质部妊娠（特别是病灶很小时）的应用有其独特的优势。宫腔镜技术在非宫腔内疾病的临床应用对于很多医生是生疏的，值得注意。

二、阴道内疾病的应用

（一）阴道斜隔综合征

该综合征是阴道斜隔、斜隔侧肾脏缺如或者发育不良和子宫畸形（一般是双子宫，少数是双子宫颈合并完全纵隔子宫）的三联征。对于已经有性生活女性的阴道斜隔一般是常规的裸眼下暴露阴道斜隔然后用电刀切开，解除斜隔后方子宫腔内的经血引流问题。对于没有性生活的青少年患者，应用宫腔镜行阴道斜隔切开的方法有诸多优势：不损伤处女膜、不损伤阴道壁、术中视野更好、术后没有疼痛等，详细的手术视频见视频 3-18-1。

视频 3-18-1
无损伤处女膜宫腔镜阴道斜隔电切开术

（二）阴道内异物

幼女阴道内异物不罕见，对于可疑患者需要应用宫腔镜行阴道内镜检查排除是否有阴道内异物和病变。应用具有 30° 光学视管的宫腔镜可以很好地窥见阴道四壁而避免对阴道内异物的漏诊（不建议应用 0° 光学视管）。

（三）阴道壁肿块

可以利用宫腔镜技术诊断甚至治疗没有性生活女性阴道壁的肿块。

（四）阴道后穹窿深部子宫内膜异位症出血电凝止血

这些部位的出血在裸眼下往往难以定位出血点，特别是常规止血方法失败的病例可以尝试用宫腔镜检查阴道寻找出血点并电凝止血（视频 3-18-2）。

视频 3-18-2
子宫内膜异位症阴道后穹窿大出血
宫腔镜电凝止血

三、子宫颈疾病的应用

（一）子宫颈管内手术后出血的处理

比较常见的是子宫颈冷刀锥切术后的子宫颈管出血，由于位置深，不容易找到出血点和电凝止血，而宫腔镜则可以发挥其进入子宫颈管的优势，容易找到出血点而电凝止血。

（二）子宫颈肿瘤的诊断和治疗

对于没有性生活女性的子宫颈肿瘤的诊断往往被延误，因此对于有不明原因阴道出血者，通过短期的治疗，如果无效且超声或者 MRI 检查提示子宫颈病变者，应该尽早用宫腔镜检查子宫颈。

四、输卵管间质部妊娠的应用

输卵管间质部妊娠一般采用腹腔镜或者经腹手术处理,但是对于输卵管妊娠病灶小而活性低者,可能在腹腔镜下被漏诊,同时也可能在宫腔镜下被漏诊,这种情况在宫腔镜下探查可疑侧输卵管间质部可以避免漏诊(视频 3-18-3)。

视频 3-18-3
宫腔镜左间质部妊娠清除术

（徐大宝）

参考文献

[1] 程春霞,薛敏,徐大宝. 宫腔镜诊治宫角妊娠 13 例临床分析. 实用妇产科杂志, 2009, 25 (6): 377-378.
[2] 钟晓英, UMME S, 钟婷婷,等. 宫腔镜在鉴别宫角妊娠和间质部妊娠中的应用价值. 中国内镜杂志, 2011, 17 (4): 396-399.
[3] 朱可安, JOHARY J, 徐大宝. 应用宫腔镜诊治幼女和少女妇科疾病. 国际妇产科学杂志, 2014 (05): 545-549.

第十九章 未来宫腔镜技术及器械的发展

一、前言

宫腔镜技术的发展不仅依赖于器械的变革,也受术者对技术和理念的认识程度的影响;而有些技术和理念的更新是不需要器械更新的,比如:子宫腔粘连的微型冷刀(一般指 5Fr 和 7Fr 器械)分离技术以及处理瘢痕的犁田技术是可以应用现有的设备和器械进行的,只是改变了传统的宫腔镜子宫腔粘连电切手术方式,推广了微型冷刀技术对子宫内膜的保护以及基本不需要扩宫的优势等;另一方面,宫腔镜技术和理念的更新往往需要设备和器械的进步和变革,比如:采用阴道内镜法置入宫腔镜的检查方法则需要更加细小的宫腔镜(如 Campo 宫腔镜更加适用于这种置镜方法),另外,为了减少电损伤风险和提高宫腔镜下切割效率,需要等离子宫腔镜设备和器械的问世。多数情况下技术和器械的发展是为了更好的宫腔镜治疗效果和更好的患者体验。

二、技术和理念的发展及器械的变革

对于宫腔镜技术和器械发展的现状和发展方向,笔者列举如下:

(一)宫腔镜的微型化

1. 为了适应诊室宫腔镜检查(office hysteroscopy)不能在麻醉状态下进行的目标,以及基于宫腔镜检查时患者的疼痛程度和宫腔镜体的外径大小呈正相关这个事实,大家普遍认为诊室宫腔镜检查时使用的宫腔镜体的外径一般要小于 5mm(最好小于 4.5mm),而 Campo 宫腔镜最细的头端只有2.9mm 且可移动提供连续灌流的外鞘外径只有4.3mm(图 3-19-1),因此非常适用诊室宫腔镜检查的要求。

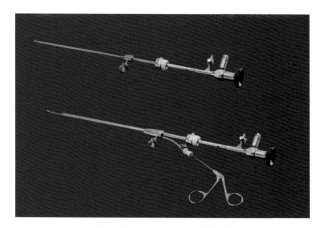

图 3-19-1　Campo 宫腔镜

2. 另一方面,对于幼女以及绝经后妇女的宫腔镜检查,微型化的宫腔镜(一般指具有 5Fr 工作通道且外径小于 5mm 的宫腔镜)具有更加容易进入子宫腔的优势。

3. 微型宫腔镜同样也在门诊宫腔镜手术和日间宫腔镜手术中处于非常重要的地位,因为这些手术往往没有时间做子宫颈准备;同时 5Fr 的双极电凝棒也给这些手术范围的扩大提供了硬件的支持。

(二)微型化宫腔镜的临床适用场景

1. 诊室宫腔镜(无麻醉的、阴道内镜法置镜)。

2. 门诊宫腔镜(可以有麻醉的)。

3. 日间宫腔镜(相对复杂和难度大的)。

4. 子宫腔狭小的情况(如子宫腔粘连)。

5. 切除 <1cm 子宫腔内肿块的(如 Ⅱ 型子宫肌瘤)。

6. 宫腔镜培训初级阶段的诊断宫腔镜。

7. 宫腔镜培训的治疗宫腔镜。

8. 更新的微型冷刀技术(含 5Fr 双极电凝棒)。

（三）宫腔镜器械的巨型化

1. 宫腔镜巨型化的手术器械（一般指器械外径大于 3mm，甚至 4mm）让很多宫腔镜手术变得更加安全、快速，且如果使用技巧得当，对子宫生育力的保护更好。图 3-19-2 所示为 4mm 宫腔镜器械及宫腔镜。

2. 巨型化宫腔镜器械的临床应用范围：①不全流产或胎盘残留（子宫小于孕 65 天时适应证最佳）；②黏膜下子宫肌瘤（配合电切更好）；③子宫内膜息肉；④子宫腔粘连（扩宫困难者需注意）；⑤宫内节育器残留或嵌顿；⑥子宫纵隔；⑦切口妊娠[术前给予高强度聚焦超声（high-intensity focused ultrasound，HIFU）或介入治疗最佳]，特别是妊娠物已经机化时。

（四）宫腔镜等离子技术将取代单极技术

由于宫腔镜等离子技术的问世和不断完善，等离子技术凭借其压倒性的优势将最终完全取代宫腔镜单极技术。这些优势包括：①由于电流不经过患者体内，不需要负极板，基本没有电损伤的可能；②由于等离子电切技术采用生理盐水液体作为膨宫液，这个膨宫液不会出现低钠血症，一般指南规定术中膨宫液差值不大于 2 000ml，而采用非电解质的膨宫液（比如 5% 甘露醇液体），其膨宫液的差值则不大于 1 000ml；③等离子电切的效果更好，对周围组织电热损伤更小等。

（五）宫腔镜冷刀技术和理念不断更新，并将取代大部分宫腔镜电切技术

宫腔镜冷刀技术虽然一直存在，但是一直没有引起足够的重视和发展，近年来由于宫腔镜 3mm 和 4mm 手术器械的面世，使得冷刀技术进一步发展并拓展了临床应用范围。宫腔镜冷刀技术不仅没有电和热损伤的风险，同时有使用生理盐水膨宫的相对安全性以及对子宫生育力的保护，进一步更新了冷刀技术的其他独特优势，比如可以有将肌瘤从瘤床内拖出来的功能等，这些优势和功能是传统宫腔镜电切技术所没有的。宫腔镜冷刀技术最近进一步发展了理念，比如在大部分冷切的基础上适当结合双极电凝棒电凝止血技术，将冷刀技术再一次拓展了应用范围。这些临床应用场景包括：①冷刀黏膜下肌瘤切除；②冷刀子宫纵隔切开术；③冷刀犁田式子宫腔粘连分离术；④子宫角妊娠物摘除清除术；⑤子宫内膜息肉摘除术等。

三、宫腔镜相关技术不断发展

（一）子宫内膜切除技术不断发展

目前常用的子宫内膜切除技术包括诺舒（NovaSure）（图 3-19-3）和改良的新一代 TB 型子宫内膜热球技术（图 3-19-4）。可以全面预防子宫腔粘连发生的"子宫支架"正在全国多中心临床研究中（视频 3-19-1）。

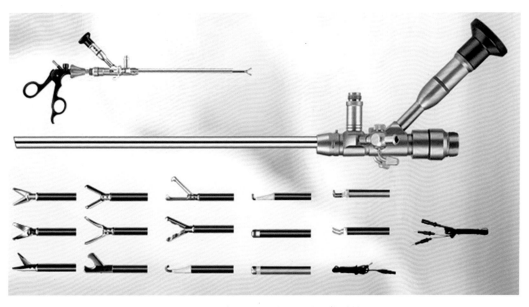

图 3-19-2　4mm 宫腔镜器械及宫腔镜

视频 3-19-1
预防宫腔粘连发生的子宫支架

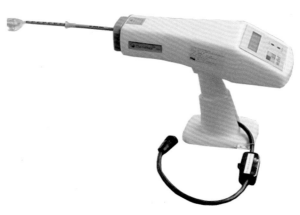

图 3-19-4　改良的新一代 TB 型子宫内膜热球技术

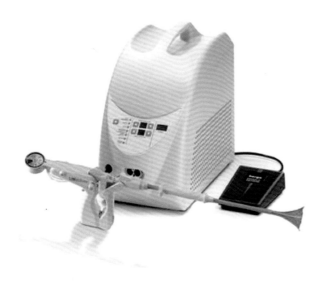

图 3-19-3　子宫内膜切除系统(诺舒)

(二) 子宫腔内组织粉碎取出技术不断出现,需要掌握其使用技巧

在需要保护生育力时,子宫内组织粉碎取出技术不要切割到子宫内膜和肌层,这点非常重要。这个技术的出现是为了能够快速地将子宫腔内的组织物取出。

(三) 新的宫腔镜手术术式不断涌现

新的宫腔镜手术术式有宫腔镜剖宫产子宫切口瘢痕缺陷矫形术,青少年阴道斜隔宫腔镜电切手术,各种冷刀和冷器械手术的拓展,子宫腺肌病宫腔镜手术,子宫内膜非典型增生和早期子宫内膜癌的宫腔镜保守手术等。

总之,宫腔镜技术和器械革新近年来得到了飞速的发展,掌握好其技术理念的优势是能够正确应用这些进步的关键环节。

(徐大宝)

参考文献

[1] KAYATAS S, MESECI E, TOSUN O A, et al. Experience of hysteroscopy indications and complications in 5, 474 cases. Clinical & Experimental Obstetrics & Gynecology, 2 014, 41 (4): 451.

[2] 周静, 陈静, 翁同芳, 等. 宫腔镜冷刀技术在宫内疾病治疗中的应用和优势. 中国内镜杂志, 2019, 25 (1): 103-107.

[3] ZHAO H, YANG BJ, LI HX, et al. Successful Pregnancies in Women with Diffuse Uterine Leiomyomatosis after Hysteroscopic Management Using the Hysteroscopy Endo Operative System. Journal of Minimally Invasive Gynecology, 2019, 26 (5). 960-967.

第二十章

宫腔镜手术模拟器的训练

一、妇科内镜手术培训评估体系

妇科内镜手术培训评估体系（Gynaecological Endoscopic Surgical Education and Assessment，GESEA）是欧洲妇科内镜学会（European Society for Gynaecological Endoscopy，ESGE）与欧洲妇科内镜培训学院联合开发的标准化内镜技术培训及技能评估体系。与传统的师徒式教学相比，在内镜培训中心使用 GESEA 妇科内镜手术培训评估体系，有助于年轻医生在进入手术室前迅速掌握内镜手术操作技能。

二、有全球影响力的标准化内镜培训

截至 2018 年 3 月，通过 GESEA 培训（图 3-20-1）及测试的学员已遍及全球超过 153 个国家及地区。GESEA 已成为德国、英国、西班牙、比利时等众多欧洲国家住院医师规范化培训的正式培训及考核

项目之一。

GESEA 包括 GESEA 腹腔镜科目和宫腔镜科目，GESEA 宫腔镜科目称为 GESEA HYSTT（宫腔镜协调性技能训练与测试），通过 GESEA HYSTT 系统，可测试衡量个人在特定的子宫环境内的宫腔镜协调性技能水平，其包含 3 个科目，科目 1 为视野定位，可练习使用摄像头，以及 30° 镜的技能；科目 2 为手眼协调，可以练习同时控制镜头与器械的技能。科目 3 为宫腔镜 VR 模拟器（图 3-20-2，VR 模拟器作为宫腔镜培训模块，可以用于带教及培训宫腔镜技能等，使得宫腔镜医生在虚拟的环境中掌握宫腔镜技能及处理并发症的能力，并且 VR 模拟器还提供报告，通过解读报告反馈，可以一步步完成从宫腔镜基本技能（操作基本规范，30° 镜及 5Fr. 器械的应用）到高级技能（电切镜处理多发肌瘤、纵隔子宫、子宫内膜增生等）的进阶操作。

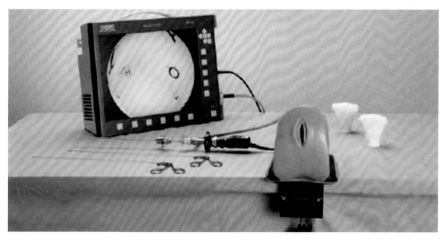

图 3-20-1　GESEA HYSTT 系统

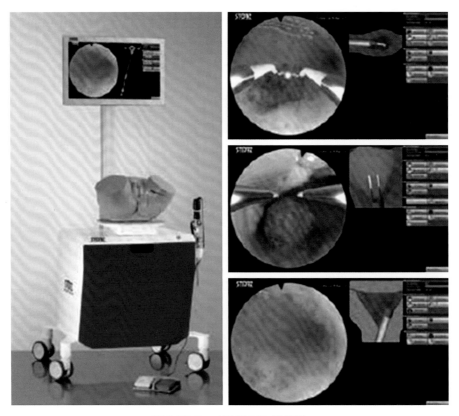

图 3-20-2　宫腔镜 VR 模拟器

（冯力民）

参考文献

［1］CAMPO R, WATTIEZ A, TANOS V, et al. Gynaecological endoscopic surgical education and assessment. A diploma programme in gynaecological endoscopic surgery. *Gynecol Surg*, 2016, 13: 133-137.

［2］王明, 赵一, 冯力民. 国内外宫腔镜培训现状. 中国计划生育和妇产科, 2015,(10): 16-19.

52检